如何让大脑保持年轻

——脑功能锻炼和强化记忆秘籍

原著　[加]弗雷泽·史密斯（Fraser Smith）
主译　严首春　赵恒芳　刘　凯

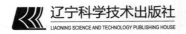 辽宁科学技术出版社
LIAONING SCIENCE AND TECHNOLOGY PUBLISHING HOUSE

Robert
ROSE

图书在版编目（CIP）数据

　　如何让大脑保持年轻：脑功能锻炼和强化记忆秘籍 /（加）弗雷泽·史密斯（Fraser Smith）原著；严首春，赵恒芳，刘凯主译.
－－ 沈阳：辽宁科学技术出版社，2020.1
　　ISBN 978-7-5591-1293-4

　　Ⅰ.①如… Ⅱ.①弗… ②严… ③赵… ④刘… Ⅲ.①脑科学－普及读物 Ⅳ.①R338.2-49

　　中国版本图书馆CIP数据核字(2019)第194738号

著作权登记号：06-2018-186

出版发行：辽宁科学技术出版社
　　　　　北京拂石医典图书有限公司
地　　址：北京海淀区车公庄西路华通大厦 B 座 15 层
联系电话：010-57252361/024-23284376
E－mail：fushimedbook@163.com
印 刷 者：中煤（北京）印务有限公司
经 销 者：各地新华书店

幅面尺寸：185mm×245mm
字　　数：560 千字
出版时间：2020 年 1 月第 1 版
印　张：22.5
印刷时间：2020 年 1 月第 1 次印刷

责任编辑：李俊卿　陈　颖
封面设计：咏　潇
版式设计：咏　潇
责任校对：梁晓洁
封面制作：咏　潇
责任印制：丁　艾

如有质量问题，请速与印务部联系　联系电话：010-57262361

定　　价：79.00 元

谨以此书献给我的家人，
你们的爱心和支持让我有动力完成此书，也是本书的价值所在。

引 言

从午夜到清晨6点，只要你打开电视，就会看到形形色色如何让身体变得更好的健身节目。驾车在大多数社区开上一圈，你就能看到不少健身俱乐部，各式形体锻炼、瑜伽、武术中心等。这确实不错，身体确实需要运动与锻炼。但是，随着年龄的增长，我们的身体还有另一个重要部位也需要运用、伸展和强化——这就是大脑，这个部位承载着记忆和思想、掌控着躯体的关键所在。通常，我们会理所当然地或简单地认为我们大脑的功能和可靠性不会随着身体的老去而衰退的太快。但这是个误解！关于认知能力（认知能力是指思考能力和大脑性能）这一课题，新兴的科学知识和不断积累的经验清楚表明：大脑会对所担负的工作做出回应。对大脑进行训练，就会改善大脑功能。

"用进废退"，这一俗语用于形容人类脑力资源非常合适，但从更深的角度来看又有许多细节值得探讨。随着年龄增长，我们必须避免落入仅仅重复很久以前我们就已经掌握的行为和技巧这一陷阱。要保持年轻的状态，就必须有年轻的行为——我们必须学会并演练各种新的技能，对事物形成新的理解，创建新的经验。新奇事物可以唤醒大脑，输入大脑所需的信号，使大脑运转达到最佳状态。

我们正处于网络时代，基于手机设计的脑功能训练越来越多。虽然有些计算机训练确实能达到改善脑力的效果，但训练效果在受训个体间不尽相同，总体受益情况尚不明确。我在本书中的观点是，任何类型的大脑功能训练都应当鼓励人们使用脑功能的各个方面，特别是那些未被发掘和休眠的方面。就是要在不同环境下从事并经历多种活动，还要使用你的手和大脑，去体验现实世界中实实在在的经历，而不是在计算机像素化的屏幕中去虚拟感受。

基于电脑设计的大脑训练确实是很不错的资源，但这本书给出了更全面系统的方法，超出了电脑的定制。我希望这本书能够给你一些"如何去做"的极其有用的指导，使你整个生命中的生活、工作、饮食、休闲和个人爱好都展现出最好的一面。

——Fraser Smith, BA, MATD, ND

于伊利诺伊州，伦巴第

大脑训练计划的4个步骤

❶ **训练内容不仅仅是记忆力**。大多数大脑训练手册重点关注的是因衰老和疾病所致记忆丧失的预防与治疗。本书不仅涵盖了这种类型的记忆训练，而且给出了大有裨益的方法，以保持并尽可能改善你思维的敏捷度、视觉的灵敏度、领会语言的能力、感知力和运动技能的不断成长。我们常常因为工作和嗜好过度使用大脑的某些区域，却忽略了大脑的其他区域。这样做不仅会造成许多潜能得不到开发，而且随着年龄增长这种机械重复的用脑方式与我们的真实需要会南辕北辙。通过脑力训练，更重要的是，使用我们智力的不同层面，更有可能保持我们的认知能力（思维能力）。

❷ **大脑功能丧失的预防与修复**。大脑训练另一个要优先考虑的目的，是对已丧失的大脑功能进行恢复。这本书不仅涵盖了脑功能复原策略，还搜集了用来预防脑功能丧失的方法，以及针对神经系统疾病所导致的脑功能丧失症进行有效修复的方法。

❸ **为大脑提供健康膳食**。其他的大脑训练手册谈到大脑健康与膳食的关系时，大多是事后诸葛亮，浅尝辄止。与之不同的是，这本书对膳食和营养采用了前瞻式、集中式论述，还详细列出了补脑食品清单、菜单规划和美味食谱。

❹ **一边增长知识，一边享受乐趣**。这本书中虽然有许多严肃且有深度的科学知识，但却做到了知识性和娱乐性并举。书里的游戏和其他智力书籍中的游戏一样有趣，而且这本书里的游戏集中在互动活动上，让你在做练习的过程中，能够评估自己的大脑健康状态，并见证大脑功能的"成长"。

译者序

　　2019年6月25日，由全国政协委员、央视著名主持人白岩松发起的《对白2019·让我们和更好的你聊聊》高校巡回演讲活动走进河南大学，在该校大礼堂开讲。在这场学术盛宴上，白岩松以武和平通过读书改变命运的故事引出"为什么要读书"的主题，并针对当前中国人的阅读状况提出了这样两个观点：一是他认为读书是成本最低、受益最大的一种投资；二是他认为浅阅读靠的是知识，而深阅读靠的是智慧，要更多用深阅读提高自己的智慧。

　　当时正在看直播的我，忽然想到了最近正在阅读的一本英文原著——Dr. Fraser Smith写的《The Complete Brain Exercise Book: Train Your Brain – Improve Memory, Language, Motor Skills and More》一书。

　　遇到自己喜欢的书就一口气读完，这是我多年养成的习惯。

　　这次也是一口气读完，但不同的是，我边读边在思考，为什么过去那些我喜欢的中国古典文学的优美篇章我只读了一遍就能记下来，还能复述一遍，而阅读其他专业领域的书籍，却达不到这个效果？

　　而Dr. Fraser Smith在这本书里开篇就问，已经养成阅读习惯的我们，有没有想过要去锻炼我们的大脑？上一次锻炼大脑是什么时候？有没有想过要去挑战自己、去试着阅读并理解一个复杂的问题？

　　可能正是这几个问题的提出，引发了我将这本书读下去的兴趣。

　　确实如此，科技的迅猛发展伴随着时代的飞速进步，如今的我们，阅读纸质书的机会越来越少了，很多的信息，不通过纸质书，我们可以便捷地获得。有了wifi，几乎随时随地，可以搜到你想要的一切信息。真是到了信息爆炸的时代。

　　然而，当忙碌了一天的我们，终于可以躺到床上，回味一天下来我们所接收过的信息时，却发现，能回忆起来且记忆深刻的，却寥寥无几。这是怎么回事？

　　记得在攻读硕士学位时，我们知道了德国心理学家艾宾浩斯（H.Ebbinghaus）提出的遗忘曲线的概念，他的研究发现，遗忘在学习之后立即开始，而且遗忘的进程并不是均匀的。最初遗忘速度很快，以后逐渐缓慢。学得的知识在一天后，如不抓紧复习,就只剩下原来的25%。随着时间的推移,遗忘的速度减慢，遗忘的数量也就减少。

人的大脑是一个记忆的宝库，人脑经历过的事物，思考过的问题，体验过的情感和情绪，练习过的动作，都可以成为人们记忆的内容。例如英文的学习中单词、短语和句子，甚至文章的内容都是通过记忆完成的。从"记"到"忆"是有个过程的，这其中包括了识记、保持、再认和回忆。

Dr. Fraser Smith在这本书里告诉我们，如何通过改变我们的阅读方式、工作和生活习惯，乃至调整我们的饮食结构，从而帮助我们，使我们的大脑保持良好的年轻状态。

如果热爱阅读的你，同时也对生物学和科学感兴趣，你会发现，Dr. Fraser Smith在这本书中关于大脑功能和衰老的解释也非常有趣。

这可能就是我在认真阅读完本书以后，愿意花时间把它翻译成中文，并把它介绍给你的原因。

希望你能喜欢。

是为序。

严首春
己亥年腊月初八于古长安樱花一路万科城燕园

目 录

第一部分
不只是记忆力

自然衰老

每个人都在不断衰老，这是生命的必经过程。我们年轻时，很容易对衰老视而不见。我们不断成长、改变、成熟，终有一天，我们会认识到我们的身体，正如我们看到的那样，并不会长生不老。

关于衰老，我们知道些什么？

随着我们逐渐衰老，虽然还能继续生成新的细胞，但细胞分裂不再像从前那样生机勃勃，问题便开始显现。

21世纪早期，我们对衰老原因的了解只有冰山一角。已明确的是，人体细胞分裂、产生健康新生细胞的能力是有限的，总有那么一天，再也无法"以旧换新"了。一旦老细胞遭遇到足够的磨损和伤害，功能就不再正常。唯一能做到无限复制永不止息的细胞，是癌细胞，至少科学家观察到的是这样的，而癌细胞丧失了所有的正常功能，其原本正常的生长调控机制完全被损坏了。

你可能会好奇："如果细胞拥有这样一个内置的终止阀门，那么人类如何能够不断传递基因和细胞信息，从而生生不息呢？"答案是——有性生殖使两个人的基因结合在一起，形成一个全新个体，重新站在起跑线上。当这件事情发生时，细胞的时钟归零，这一崭新的个体会随着生长进行很多的细胞分裂。在儿童时期，除了遭遇一些先天遗传疾病和幼年癌症这样的不幸事件，细胞总是生长迅速，顺风顺水。各种器官组织都快速生长——当然是按规律进行。随着逐渐衰老，虽然我们还能继续制造新的细胞，但细胞的分裂不再像从前那样生机勃勃，出现的问题也越来越多。

随着逐渐衰老，有一个特别因素限制了细胞的分裂。当细胞进行分裂时必须首先给自己的遗传物质（染色体，或你身体的基因蓝图）制造新副本，随后新、老两个副本排列整齐，再彼此分开，这样一个崭新的细胞就形成了。染色体排列整齐的"滑轮组"，被称作"端粒"。最开

> 在衰老过程中，我们虽然能继续制造新的细胞，但细胞分裂越来越没有活力，问题开始出现了。

始我们还年轻，端粒蛋白具有一定长度，随着时间推移端粒不断缩短。当我们垂垂老矣，端粒就会显著缩短，最后就"停工"了。

细胞受日常生活的影响

日常生活会对细胞自我复制的能力造成影响。当人体细胞暴露在多种毒素和活性化学物质的作用之下，其导致的损伤无法修复。人类DNA极易受此类伤害的影响。

日常因素在正常情况下可导致细胞损伤，氧（O_2）便是很好的例子。当氧分子以不稳定的形式存在时，就能和其他化学物质发生反应——看看锈迹斑斑的铁钉、铁门，就知道氧能做些什么了。氧对于人类生命极其关键，不断进入人体细胞内，供细胞所需。但是，氧也能与包括DNA在内的人体细胞成分发生反应，导致其损伤。对于这种损伤，人体虽然具备天然的防御力，但最终，还是难免会遭受氧和其他活性化学物质引起的损伤的打击。

随着DNA、各种细胞成分、重要的激素及体内其他化学物质受损和失衡，身体就会出现功能失调。但人体的适应性是很强的，虽然不再是满负荷，但人体器官仍能够继续运转，而且身体的其他部分在某种程度上能为衰退的器官代偿。然而，此类代偿作用——比如心衰患者的水钠潴留、脱水患者的尿液浓缩——不是没有代价的。最终，代偿能力消耗殆尽，退行性变不断加速，身体就再也无法承担我们称之为生命的神奇平衡。

脑的正常功能

人的生命和躯体功能全都依赖大脑。当大脑保持健康、有良好的营养供给且运转正常时，就能确保全身各个部分之间的联络。大脑还承载着我们的思维、记忆和创造力。为了弄清大脑是如何自然衰老的，首先要了解健康正常的大脑是如何运转的。随着人们对大脑的各种工作知道得越多以及对我们是如何使用大脑的不同区域来完成这些工作了解得越深，我们就更能理解大脑训练的必要性了。

脑的基础知识

大脑是一个由组织和神经构成的极其复杂的器官，控制着我们所做的一切，包括自主动作（比如走路）和不自主动作（比如呼吸）。脑的职责是，通过中枢神经系统（CNS）和周围神经系统（PNS）与身体的其他部位每时每刻进行联络。大脑还负责掌控我们的情感和思想，并且不断维护我们的长期记忆和短期记忆。

虽然科学家们一直在探索，但从很多方面上讲，大脑的奥秘仍是前沿课题，与衰老相关的疾病对神经病学家来说仍是挑战，完全弄清这些疾病仍然很难。另一方面，关于与衰老相关疾病有关的大脑结构与功能，不一定非要上一堂神经解剖课才能掌握。最重要的是，要了解大脑是如何正常运转的。这样，当我们老去时，便能察觉出大脑运转如何不正常了。

神经元的功能

成人大脑所含细胞数量在800亿到1000亿之间。每个细胞与其他细胞有100 000条联系。这些细胞被称为神经元，神经元沿着它的衬里（细胞膜）发出电化学信号（一股小小的电流），直至这一信号到达另一个细胞的分支末端。在那里，信号使某种化学物质释放出来，化学物质又附着到网络内的下一个神经元，使其发送新的信号。这些化学物质被称作神经递质。

神经元的功能

　　每个神经元都具备一个细胞体，维持着这个细胞的生命，也维持着包括轴突和树突在内的特定部位的生命。轴突负责向其他神经元（通常有数千个）发送信号。树突从其他神经元那里接收信号。两个神经元之间的联络处被称作突触，通过神经递质这种化学物质来完成突触联络。

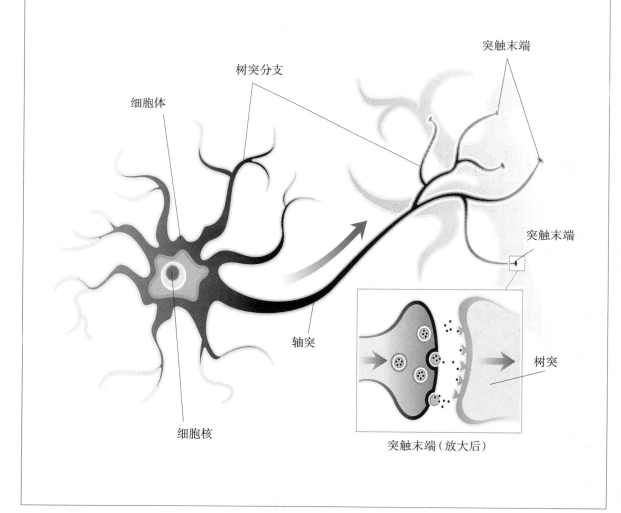

突触末端

树突分支

细胞体

突触末端

轴突

树突

细胞核

突触末端（放大后）

神经递质的种类

神经递质分兴奋性和抑制性两类。兴奋性神经递质起到促进神经元发送信号的作用，抑制性神经递质则抑制神经元发送信号。一些主要的兴奋性神经递质是单胺类化合物，包括肾上腺素、去甲肾上腺素、组胺、5-羟色胺和多巴胺。大脑中多巴胺产生的减少，是帕金森病的致病因素。主要的抑制性神经递质包括5-羟色胺和γ-氨基丁酸（GABA）。其他神经递质包括乙酰胆碱和多种氨基酸。

- 乙酰胆碱
- 氨基酸类：γ-氨基丁酸（GABA）；甘氨酸、谷氨酸、天冬氨酸
- 单胺类：肾上腺素、去甲肾上腺素、组胺、5-羟色胺和多巴胺
- 神经肽：催产素、内啡肽和血管加压素

脑的解剖

按照部位，大脑通常可划分为前脑、中脑和后脑。前脑由三个独特部分构成：大脑、丘脑和下丘脑。下丘脑与其他一些专门结构相连接，这些结构可产生情绪反应，从而构成边缘系统。中脑含有中脑顶盖和大脑被盖。后脑含有小脑、脑桥和延髓。脑干是维持身体基本生命系统（比如呼吸）的关键部位，包括中脑、脑桥和延髓。脑的所有这些部分通过一系列的网络系统和反馈回路实现互动。

前脑

大脑、丘脑和下丘脑构成了前脑。脑垂体与下丘脑相连，所分泌的激素可在躯体各个系统与大脑之间维持稳态。

大脑

大脑又称为大脑皮质，是脑体积最大的部分，与脑的高级功能相关，比如思维和动作。大脑由左、右两个半球构成，由胼胝体连接。

右半球通常与创造性、整体识别及模式识别有关，左半球则与逻辑推理有关。大脑皮层还拥有控制肌肉运动的神经细胞。人体许多运动冲动起源于此。大部分的大脑还被用于记忆。我们储存记忆的方式尚不明确。一些神经系统疾病，比如阿尔茨海默症，就是大脑的上述功能发生了异常。

脑

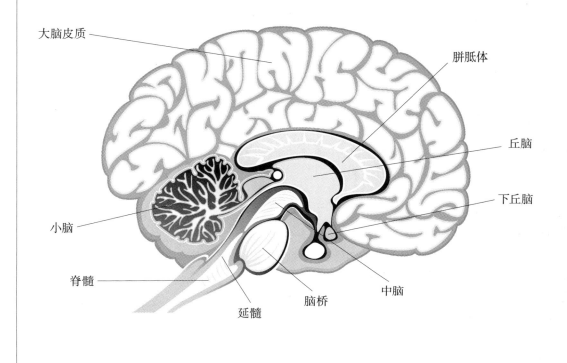

大脑皮质

胼胝体

丘脑

小脑

下丘脑

脊髓

中脑

延髓

脑桥

来自身体不同部位的信息，需要穿过丘脑而最终到达脑内部的其他中心。

丘脑

丘脑是对进入大脑的感觉信息进行处理的中心。来自于我们身体不同部位（如双手）的信息，需要穿过丘脑而最终到达脑内部的其他中心。脊髓可传输信号，神经元穿行其中，有些神经元长达3英尺（90cm），能将大脑的信号向下传送，也能将来自于感觉神经的信号向上传导到中枢神经系统。丘脑起到在人体内截获信息的转接中心作用。某些神经系统疾病，例如中风导致丘脑受损后，感觉就会变得混乱。

下丘脑

下丘脑负责产生激素。这些激素统领身体的体温、饥渴感、睡眠、情绪、性欲和其他激素的释放。下丘脑是人体多个腺体中的一

脑叶

大脑皮质又可进一步分成四部分：

- 额叶：与人类意识的"高级功能"相关，比如复杂的思考能力、对艺术的鉴赏力、制订计划、人际沟通的细致方面。
- 顶叶：与听觉、语言和躯体控制的某些方面相关。
- 枕叶：从眼睛那里接受感觉输入信号，将信号传送到大脑的其他部位进行解读。
- 颞叶：对听觉和语言具有重要意义。

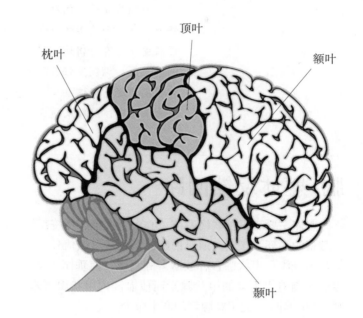

个，这些腺体（包括垂体在内）在整个内分泌系统中相互作用。这种相互作用程度广泛。例如，甲状腺在促甲状腺激素（TSH）的作用下分泌激素，TSH来自垂体，而垂体又在下丘脑的控制之下。某些神经系统疾病，比如下丘脑或垂体出现了肿瘤，可能会导致内分泌功能出现亢进或丧失，导致紊乱。

某些神经系统疾病，比如下丘脑或垂体出现了肿瘤，内分泌功能可能会丧失，或亢进，引起失衡。

边缘系统

边缘系统常指脑的情感部分，存在于大脑内部。边缘系统包括丘脑、下丘脑、杏仁核和海马回。杏仁核通过产生焦虑感和情感冲动，即或战斗或逃跑反应，对危险做出反应。下丘脑在学习方面起着极其关键的作用，有助于将"记忆"写入大脑。实际上，海马回能够再生出新的神经元，我们学得越快，再生数量就越多。

功能执行区

前额皮质是脑的功能执行区,负责计划、判断、做决定并分配任务。举一个简单的例子——想象一下你在厨房烹饪一道新菜肴,前额皮质富有逻辑地安排你的行动:首先整理好厨具,然后摆放好调料,最后调制烹饪各种食材。你不可能同时执行所有任务,所以前额皮质规划好这些任务,使你能够按顺序完成任务。在某些神经系统疾病中,前额皮质丧失了执行能力,思维就会变得混乱。

脑–躯体反馈回路

躯体主要有三种联络系统:心血管系统、免疫系统和内分泌系统,均由脑统领。脑管理着激素的循环,激素又通过回路向脑发送反馈信号。这是如何实现的?以甲状腺系统为例:下丘脑分泌促甲状腺素释放激素到垂体,使垂体产生更多的促甲状腺激素(TSH)。当甲状腺成功制造出更多的甲状腺素而使血液内甲状腺素水平升高时,垂体和下丘脑就都受到抑制,与此同时,使甲状腺素的产生减少。

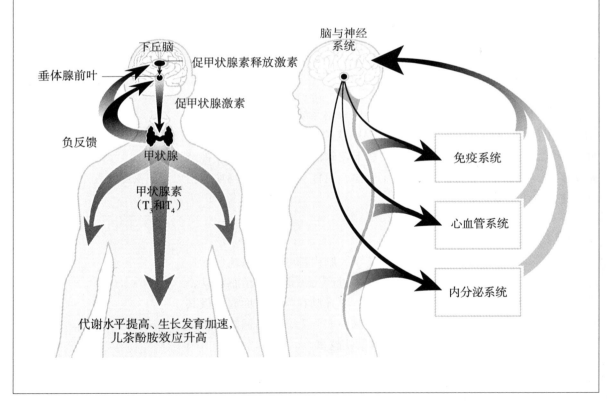

中脑

中脑是视觉信息和听觉信息的中继中心。中脑包括中脑顶盖和大脑被盖，后者包括黑质。多巴胺这种神经递质就是在黑质中产生的。黑质的作用是对躯体运动进行调控。例如帕金森症，因多巴胺分泌不足，而出现躯体动作变得僵硬、不连贯且困难。多巴胺还参与脑中的激励、快乐、欲望与奖励等系统。

后脑

后脑负责基本而重要的生命机能，比如呼吸、心跳、血压。后脑由脑桥、延髓和小脑组成。前两部分结构属于脑干，脑干与脊髓顶端相连。脑桥是延髓与脊髓的连接部，负责管控自主神经系统，包括摄食、体温和心率。人的脑干与其他许多种生物（包括所有的动物）类似。脑干参与管控心血管系统、呼吸系统、疼痛敏感度、警觉性、意识与知觉。某些神经系统疾病例如头部外伤，损伤脑干将会危及生命。

小脑

小脑属于后脑的一部分，但有很多结构特征与大脑相似：小脑有两个半球，还有皮质。小脑参与调控运动与协调性、姿势与平衡。在协调工作的学习、记忆与控制方面，小脑也发挥着基本作用。如舞蹈演员学会了一套复杂的舞蹈动作，小脑就参与了这一学习过程。小脑不但确保了运动系统的平稳运作，而且参与了脑的总体思维处理系统。在某些神经系统疾病中，比如韦尼克–科尔萨科夫综合征（因长期过度摄入酒精且维生素B_1不足引起），小脑丧失了对运动功能的控制。

小脑发挥着"辅助执行"的功能

小脑仿佛是位于脑后部的一个微型脑。虽然小脑并非最高级、最具抽象思维的部位，但若没有小脑，脑就无法运行下去。小脑可以对躯体运动模式及许多其他功能进行协调。不管你是正在学习自由体操常规动作的顶级运动员，还是驾驶汽车、完成工作的普通人，都要依靠小脑来执行并协调复杂的肌肉动作。小脑还将信息集于一处，帮助你决策并采取行动。当脑收到感觉信息，小脑将相关信息递呈到脑的更高级思维中枢（正如一位优秀的助手将重大工作事项按日程和优先级别呈递到总经理面前），之后脑的更高级中枢就能把信号快速发送到脑的其他部位。好消息是，小脑具备神经元重塑功能，因而能够对训练做出回应，从而变得更强壮、更灵活。

周围神经系统

周围神经系统（PNS）由脑和脊髓之外的神经和神经节构成。PNS的主要功能是将肢体和器官接入中枢神经系统（CNS），主要是往返于脑和肢体之间，起到联络与中继的重要作用。与CNS不同的是，PNS没有像颅骨、脊柱那样的骨骼防护，也没有血脑屏障的保护，所以容易受到毒素和机械伤害的损伤。

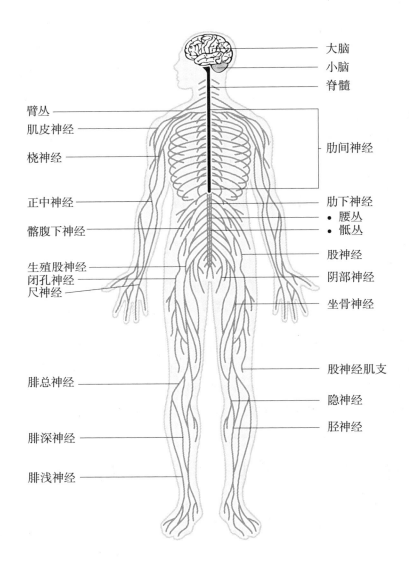

大脑
小脑
脊髓

臂丛
肌皮神经

桡神经

肋间神经

正中神经

肋下神经
• 腰丛
• 骶丛

髂腹下神经

股神经

生殖股神经
闭孔神经
尺神经

阴部神经

坐骨神经

股神经肌支

腓总神经

隐神经

胫神经

腓深神经

腓浅神经

神经病学主要术语

动脉粥样硬化：是一种疾病状态，其特征是中等大小的动脉内形成了斑块层，能阻塞血管或导致血凝块的出现。

动脉粥样硬化斑块：是指从血管内层外生出来的组织，由胆固醇、死亡的白细胞、蛋白质构成，最终形成钙化斑块。斑块能阻塞动脉，并使动脉壁僵硬。

中枢神经系统：是指由脑和脊髓构成的系统。该系统将感觉信息从感觉器官向脑传递，发生思考和学习，并对来自肌肉的信息进行控制。

慢性：是指病情迁延，有一定时间跨度。确切标准取决于病情持续时间（数月、数年或数十年），而不取决于是哪种疾病。

认知：是指对知识的获取和理解所涉及的思维过程。这些过程包括思考、认识、记忆、判断和解决问题。

痴呆：是指思考、记忆和行为控制退化至永久性残障状态的过程。痴呆的程度有轻有重。痴呆呈进行性，但其发展可以很缓慢。不可将痴呆与谵妄相混淆，谵妄是指地点定向力和人物定向力的短暂丧失，可发展到不可控地步，甚至出现暴力行为。

缺血：是指向某个组织的供血中断，因而出现供氧中断的现象。数分钟以上的缺血事件通常可导致细胞死亡。心脏的缺血事件通常称作心肌梗死；脑的缺血事件则为中风——当然又分多种类型。

神经病学：是指研究神经系统疾病的诊断和治疗的学科。

神经元重塑：是指大脑能够重新习得某些技能，或把信息和记忆重映射入或重新写入脑某些区域的现象。这是因为脑有能力生成新的细胞，或对现有的联络进行重塑——这通常发生在海马回。海马回对于学习和记忆来说极其关键，即使在老年也能活跃生长。

病理学：是研究疾病原因、过程和结果的学科。病理学的研究对象包括细胞、细胞成分（比如细胞核和DNA）、组织和器官，还包括疾病对躯体总体功能的影响。

创伤性脑损伤：指机械力对脑造成的损伤，可导致意识不清、意识丧失，人格、情绪和认知功能的长期改变。创伤性脑损伤并不是阿尔茨海默病那种退行性变化，但若不加以治疗，思维和情绪方面的异常会出现慢性、进行性加重。

脑功能受损

脑结构极其复杂，科学家对其了解越来越多。即使是像小脑这样相对较小的区域，其微结构和功能也与脑其他部位显著不同。假如脑的一个区域受损，就会发生多种可以预测的效应，包括一些令人吃惊的效应。

衰老与痴呆

脑的衰老会造成多种不同水平的功能受损。有一种显著的、不幸的、却常见的功能受损，就是痴呆。在痴呆状态下，人的思维、记忆、情绪和学习都受到严重影响。阿尔茨海默症就是一种众所周知的痴呆类型。这种疾病剥夺了患者的学习能力，最终擦除了患者最重要的记忆。大脑中与病变相隔绝的其他健康脑组织运转正常，但痴呆患者的总体认知能力（思维能力）显著降低。

轻度认知损害

轻微而普遍的脑衰老也见于年龄较大的成年人，被看作是生命中不可避免而必须接受的一部分。医生称之为"轻度认知损害"，大多数认为这不过是正常衰老过程的结果。

很多上了年纪的人丧失了认知能力，但并没有患上痴呆症，这种情况很常见。从20岁出头到50岁出头，学习、反射、回忆和决策等各方面都会随时间推移有一定程度的减慢。年轻人绝对有速度优势——看看他们玩耍的情况，就知道他们正处于体力和脑力的顶峰。

但是通过检查患者病历和研究结果，科学家已经证实，虽然年龄在增长，但人们依然能够保持自己的思维速度。事实上，人们通过高效思考，凭借经验和智慧，补偿思维速度的轻度减慢。不幸的是，许多上了年纪的人并未采取措施来帮助自己的大脑维持巅峰状态。这也是可以理解的：处于病痛之中的人很难从事那些能够提高自己学习能力的活动，存在运动障碍的人、被社会孤立的人也缺少我们都需要的外部刺激。但是，如果人脑缺少刺激，人们必定会发现思维敏捷程度有所下降——即使没有严重到像阿尔茨海默症这样的程度。

早衰

很多因素可导致早衰，包括脑的早衰。一个重要因素是营养状态，就是说要确保自己的身体得到所需营养。人体细胞的修复与再生取决于有没有现成的、合适的"建筑材料"。

> 我们身体里细胞的修复与再生，都取决于有无现成的、合适的"建筑材料"。

常见问题解答

问： 能抵御衰老的最好的营养品是什么？

答： 为了维持大脑功能，你需要有正确的膳食结构。就是说你需要消耗适量的蛋白质、脂肪酸、维生素和矿物质，以尽可能修复衰老中的细胞。除上述关键营养素（还有你身体需要的碳水化合物）外，植物性食物中还含有多种能够增进健康的化合物，比如生物黄酮类化合物，能改善大脑健康状态。

氧自由基的危险性

当你摄入的营养虽足以让你存活，但并非最佳，那身体就更容易遭受日常生活各种危险因素造成的损害。自由基就是很容易理解的一个例子（见左侧方框内）。

人体细胞及其成分（包括基因在内），易受自由基的损害。这一现象称作氧化应激，是无可争辩的事实。人体细胞内的"能量工厂"，就是称作线粒体的细胞器，因为使用氧产生能量，所以会有"附带"损伤。

抵御自由基

幸运的是，人体可以制造强有力的酶类，用作抵御自由基的"盾牌"。这些酶类能够使一些自由基降解，降低它们的毒性。维生素C和许多植物来源的化合物也起到牺牲分子的作用，它们能够消耗自由基，预防损害。当你营养不良和/或受到自由基发生器（见下框）的侵

你知道吗？

自由基

电子有助于在原子之间形成化学键。自由基是一种化合物，倾向于将电子从某个分子那里夺走，或把电子强加到某个分子那里。当分子（比如蛋白质分子）被反应自由基夺去一个电子时，供体分子就受到了破坏。某些类型的氧分子，就是大家所熟知的自由基。

扰时，氧化应激就在体内蔓延开来。

自由基从哪里产生

自由基天然存在于细胞内。一些生活行为和环境因素能够将额外的自由基引入身体内。这些化合物的代谢需求对人体造成压力，导致细胞损伤。

- 吸烟——会严重损伤血管系统和肺组织，使体内存储的抗氧化剂（比如维生素 C）耗竭
- 空气污染

- 食物和水中的毒素
- 过量使用某些药物
- 烧焦的食物，包括烧烤类食物

应激与衰老

应激是能够加速衰老的另一因素。实际上，应激是人体对生活事件做出的自然反应。大多数人很熟悉急性应激反应——通常称作或战斗或逃跑反应。当受到惊吓或威胁时，身体会立即进入紧张状态。血液流入肌肉，使你能够转身逃跑或迎上战斗，你的反射速度增快，心率飙升。

许多人也许没有意识到，当这一最初的兴奋状态消退之后，身体应回归正常状态。如果应激因子（即导致或战斗或逃跑反应的事件）并不持续存在，身体就该恢复正常。毕竟，被野兽追逐，或在高速路上错过近在咫尺的出口，这些事情都不会持续很久。

当人体经年累月处于应激状态，就会制造出大量皮质醇激素。

慢性应激

汉斯·谢耶博士是一位伟大的科学家，是应激研究之父。他在20世纪上叶提出了自己的理论，他发现人体在长久的应激之下，皮质醇的产量会增多。现代科学研究已经反复验证了这一点。过多皮质醇作用的结果是，免疫系统作用减弱，消化活动减慢，血压升高。若长此以往，应激就不再是可调节的了。

少量的应激是好的。事实上，我们应该接受生命的挑战。但应激时间过长，强度过高，比如持续处于有囚禁感的环境之中，应激激素就会损害我们的身体，导致早衰。

虽然我们无法轻易改换所处环境，但还是能做许多事情来改变我

们对应激的回应。集中注意力、放松身心等方法，都能帮我们调整好身心状态。与家人、朋友共度美好时光，身处自然环境中，均可恢复我们身心幸福感受。某些情况下，由心理学家或心理治疗师进行直接干预，比如认知行为疗法，能帮我们改写内心对事物的感受，学会用新的方式应对挑战。

使用它，还是废掉它

俗语"用进废退"用来形容大脑非常恰当。若你不操练、也不挑战这一重要器官，时间的侵蚀和衰老的印记就会迅速找到你。解决问题的能力、处理与思维的速度，都要走下坡路了。

另一个可怕的问题是，你会重复常规行为模式。大脑擅长学习，也擅长将储存好的行动反复重演。这让人们可以高效地从事某些事情，比如驾驶汽车或从事常规工作。但是，当你花数十年时间从事相同工作，享有相同爱好，造访相同地点，而不学习任何新鲜事物，大脑就会丧失曾经拥有的学习能力。

神经元重塑

神经元重塑，是指当大脑面对需求时，有能力改变、调整并重塑。中风患者能重新学会走路就是神经元重塑的最佳例证。令人惊奇的是，在治疗的帮助下，大脑的其他部分能够学会如何控制行走动作。神经元重塑还可以解释为何海马回在受到充分刺激的情况下，能够实现再生；海马回是大脑内的一个部位，负责控制记忆、联络和学习。

细胞越新，功能越好

幸运的是，脑具有创建新联系的神奇功能。以前，科学家认为人在儿童时期结束前发育出一定数量的脑细胞，之后随时间推移这些脑细胞会逐渐损失（减少）。有这样一种说法：人到老年时脑细胞会减少，所以老年人脑力的衰弱是必然的结局。我们当然无法重新设定时钟，也无法长出新的脑细胞。但是现代科学研究显示，时钟的重新设定、新脑细胞的生长，是确确实实可以发生的情况。人体的生长确实是有限的，但在生命的黄昏，人体能够而且正在长出新的脑细胞。

如果你花数十年时间从事相同工作，享有相同爱好，造访相同地点，而不学习任何新鲜事物，大脑就会丧失曾经拥有的学习能力。

人体细胞再生虽有限度，但即使我们不再年轻，也仍然能够造出新的脑细胞，而且的确做到了。

生活模式要转变

为在大脑内构建新的联结，需要处理对健康状态造成影响的躯体因素、心理因素和情感因素。高质量的睡眠是促进神经元重塑的必备要素。令人愉悦的社会交往也很必要——拥有鲜活靓丽生命的隐士简直凤毛麟角。同样，躯体运动锻炼也具有重要意义，不仅让人感受到良好状态，而且促进大脑释放生长因子，比如脑源性神经营养因子（BDNT）。

"亲神经性"这一术语的字面意思是"营养大脑的"。所有这些都促进新联结的形成，在不同脑细胞之间建立起网络，从而刺激新细胞的生长。

保持活跃

从某种程度上讲，虽然衰老是不可避免的，但衰老过程不一定是现在社会所"司空见惯"的模式；换言之，衰老不一定意味着大脑功能的丧失。活跃的老人虽然退休了，但只要仍然保持忙碌，且保持为人所需的状态，就能够维持年轻人的热忱和思维的敏锐。这样的人永远不会真正"退休"，也不会与生活脱节。

任何鼓舞人的、有成就感的、保持老年人头脑活跃的工作，都是有益的；有些职业会让人工作到80岁甚至更久。政客、艺术家、科

那些工作活跃、有所担当的人，才会拥有硕果累累的生命，甚至在90岁出头还有着令人叹为观止的旺盛精力。

学家、演员和教授正是这种人的代表，他们能够在其职业生涯中保持活跃的思维——特别是当工作强度不大，对躯体要求不高时；他们的工作时间顺其自然地超出平均退休年龄。那些工作活跃、有所担当的人，才会拥有硕果累累的生命，甚至在90岁出头还有着令人叹为观止的旺盛精力。

多元智能

　　面对大脑健康这个话题，多元智能是一个十分有用的概念。哈沃德·加德纳这位著名心理学家提出了这样一个理论：智能并非单一实体，而是多方面的总和。他最初提出了七个方面，此后人们又添加了其他方面，但这一概念的提出仍要归功于加德纳博士。

　　语言智能和数学智能与运动知觉智能（涉及运动、躯体协调和力量）不同，也和社交智能（涉及"对人的悟性"）有异。我们在智能的各个方面都有不同禀赋，这些方面彼此协作，帮助我们解决生活的难题。我们的智慧可以体现在不同方面，也通过这些方面拓展我们的头脑，这取决于我们的兴趣之所在、行动之取舍。

　　本页的表格列出了多元智能帮助你执行的七种任务类型的范例。

智能类型	范例
躯体/运动知觉	执行复杂的体操动作
人际	理解他人的观点，明白他人对某种情境的情绪反应
内省	洞察自己为何用某种方式感受某种情境
逻辑/数学	解决数学公式问题
音乐/韵律	创作歌曲
词汇/语言	清楚表达想法
视觉/空间	找出通往目的地的方向

你知道吗?

多元智能的评估

网上有很多自评工具，对多元智能进行测定，比如多元智能自评量表（九种智能自测—自我认知探索）了解了自己的强项和弱项，你就能选择合适的练习来强化多元智能中的某一方面。

学习过程不一定十分复杂，也并不费时。其实，学习只是使用脑，给自己安排新任务、面对新挑战而已。

扫描二维码，即可进行多元智能自测评估。

构建你的脑力

当创建大脑健身项目时，多元智能的想法极其重要。通过评估自身强项和弱项（见右侧方框），找到适合自己的练习方式，无论是脑力练习还是其他练习，从而在你天生不太擅长的领域构建脑力。通过延续并扩展你的智能，能促进神经元重塑，并延缓衰老。

如何通过练习来促进脑力

有时随着年龄增长，你开始对自己束手束脚了。你会说："学习一门新语言？这太晚了吧！"你可能会使用非此即彼的提法，说："我可不能回到大学，重新再来一次了！"幸运的是，学习过程不一定十分复杂，也并不费时。其实，学习只是使用脑，给自己安排新任务、面对新挑战而已。凭借这种方法，拓展你的智能，就可以保持敏捷的思维。有许多的方式训练大脑，你所要做的是有意愿和有计划。

重建？我们能够做到

还记得《无敌金刚》，钢铁般意志的李·梅杰斯主演的那部电影吗？有20世纪70年代电视技术的推波助澜，他得到了"重建"，真正做到了"更高、更快、更强"！有时，我们真希望能在脑力方面做到这一点，可以克服随年龄增长出现的迟钝和停滞的感受。这就仿佛我们正在费力搜寻塞满记忆和经验的巨大阁楼，而年轻人却可以更轻松地找到它。

随着年龄增长，大脑的处理速度会减慢，这千真万确！生物学、结构学上出现的问题均会导致这一情况发生。如果我们的日常生活、工作和休闲方式经年累月一成不变，也会使大脑处理速度减慢。在那些"定制化"事项上，我们确实可以做到快速高效。而当我们重复数十年来一直练习的脑力训练模式时，我们并没有给我们的脑一个合适的训练。

刺激生长

当我们操练脑之时，实际上我们在做些什么呢？为了回答这一问题，就必须学习心理学观点和有关学习的理论，了解脑是如何应对外来信息的。

自动响应

新信息以感觉输入的方式抵达脑。例如，现在你听到有人叫你的名字，并问了一个问题。脑中负责听觉信息的区域必须进行处理，之后按一定路线将消息发送到脑中负责控制高级推理的区域。

一旦脑对外来的信息进行了输入、处理，就会触发自动响应。例如，你就住在热门旅游景点的必经之路旁，经常有人停车向你询问通往景点停车场的路。你的大脑和你的嘴巴可以不假思索说出答案，仿佛反射一般："顺着这条街走到头，到红绿灯那里右拐，入口就在右手边。"在工作中，我们给人们的回答就会落入这一程式，比如，"先生，我们只负责部件，不负责人工"或是"我们只在春季开设这个课程"。

新数据的处理

　　当大脑遇到新情况或者外来刺激因素所"扮演的角色"不再与既往习得的技能或行为相关时,该问题会被递送到脑部更高级的学习思维中枢。大脑中的执行部门——前脑,特别是其中的前额皮质——必须决定如何回应。

　　新信息可能以脑力任务的形式出现,这需要我们利用空间思维,将视觉处理过程纳入其中。一个贴切的例子就是当你身处不是很熟悉的地方,又必须指出方向的时候,你需要仔细思考各个地标和邻近街坊的布局,这种工作可不像你指引别人前往你十分熟悉的地点那样毫不费力。相反,新信息要求大脑在长期记忆里进行检索。或者,大脑会要求进行听觉处理,比如说出以前曾听说的地点的名字。

短期记忆

　　在新信息的处理方面,短期记忆也发挥着作用。某些操作要求你保管好新信息,比如存放在即时意识内的电话号码。例如,想想上一次你向别人询问电话号码时,如果当时没有立即写下,很可能你必须重复念叨几遍,才能拨打这个号码。

　　我们还拥有一种称作"短期感觉记忆"的记忆类型,使我们能够回忆起数秒钟之前看到的影像、听到的声音和体验到的感受。

常见问题

问: 频繁的脑力训练真的能提升大脑的敏捷度吗?

答: 是的!你对大脑中以任务为导向的各个区域和彼此间联结操练越多,你的状态就越好。为实现上述区域与联结的构建,你需要常规接受具有挑战性的任务和全新的处境。这使你不得不使出大脑更大的容量,这远超此前依赖既往习得的手段所能调动的能力。但请记住,操练的数量是会"过犹不及"的。过度操练,特别是在计算机或智能手机上执行重复性训练,收效会越来越少。

制订头脑常规训练计划

大脑训练可分几类，比如感觉处理、运动技能学习，可帮助你刺激不同类型的大脑机能。开始时，可从几种类别中选择多种练习。这种系统训练模式能够调动大脑内部彼此独立的不同部位、不同机能，从而有效发挥作用。

在头脑中想象一下：你的常规训练类似于在健身房的健身动作。你不会只想加强你的手臂，而忽略当你举起重物时无法支撑身体的虚弱的腿。同样，只拥有强壮的腿部肌肉是不会让你成为一个出色的赛跑运动员的，除非你的心血管系统和呼吸系统也处于最佳状态。随着时间的推移，你需要各种各样的锻炼来强化身体的各个部分。

常见问题

问： 这些练习难道不会有点重叠吗？

答： 会有重叠。但不同的运动类别之间是有区别的。在日常生活中，大脑利用多条通路处理信息并形成动作。例如，肌肉的运动需要大量的感觉输入。同样，大脑的视觉和语言系统也紧密联系。因为在一个人演讲或授课的时候，页面或屏幕上的文字（或讲话者的面部表情）和语言的使用是结合在一起的。将这些练习分类，有助于你获得全面训练。

评估训练重点

将你的训练计划定位到最需要改进的方面，这是一个很好的策略。从以下九个方面中选择两个最需要练习的技能，并予以优先考虑。

技能	类别
思考和解决问题的速度	思考速度热身练习（24页）
方向性：注意房间或全套衣物的小玩意、颜色、细节，记住人们的长相	视觉空间智能练习（40页）
词汇、表达、语言	语言拓展练习（59页），语言习得练习（139页）
使用感觉（听觉、视觉、触觉、味觉和嗅觉）提供的信息来辨别事物	感觉处理练习（71页）
协调，学习新的身体技能	运动学习练习（86页）
记住名字、任务、细节	记忆力提升练习（108页）
睡眠，入睡，安宁的睡眠	睡眠和休息练习（121页）
运动与力量构建，柔韧性，给脑、心脏和身体的其他部分提供良好的供血	体育运动和休闲锻炼（126页）
对自我和他人有平和感，感到有能力去创造和奉献，感受被爱、被关怀	社会支持和情感健康练习（131页）

从"小事"做起

第一个星期，从每个类别做1～2项练习开始。这看起来并不多，但密集程度也是很惊人的，因为此类练习需要相当多的新的脑力活动。研究表明，反复练习一项技能可以使之强化。坚持（而不是过度训练）会得到好的结果。

增加更多练习

每一个星期，从某一个类别中添加2项新的活动，每周选择一个不同的类别。如果可能的话，试着选择一个重复性的活动（比如一个游戏）和一个体验活动（做一些新的事情），日程表举例如下：

第一周：两项新的感觉处理练习（71页）

第二周：两项新的运动学习练习（86页）

第三周：两项新的语言拓展练习（59页）或语言习得练习（139页）

第四周：两项新的思考速度热身练习（24页）

第五周：两项新的视觉空间智能练习（40页）

一周之内交替进行两种练习。例如：

周一：练习A   周五：练习A
周二：练习B   周六：练习B
周三：练习A   周日：休息
周四：练习B

一旦建立了一整套合理训练体系，就可以（持续）练习几周，并且让各项练习轮流进行。每隔几周再调换一下，练习可能会更完美，但关键点不是在练习中取得多么高的分数，而是让大脑摆脱枯燥的常规活动。

跟踪进度

可以考虑每月使用在线工具进行一次自我评估。有时可暂停某项脑力训练一个月时间，然后再做评估。这种评估会告诉你是否巩固了之前取得的成果，以及你的练习方案是否正带来长期改善。

有时评估结果会表明，你确实已经变得擅长某项特定工作，却未真正改善这项工作所暗含的大脑功能。例如，你可能在某个特定的记忆练习或者游戏中表现出色，但在绝大部分日常生活中却仍然健忘。这是所有大脑训练的关键性问题。但请不要气馁——继续努力。合理的做法是修改你的练习方案，并使用效果最好的那套方案。请记住，最佳策略是进行各种各样的脑力训练，并拥有真实而非虚拟的体验。

休息很重要!

紧张的脑力训练间歇，要给自己充足的时间休息恢复。研究结果表明，每周进行三次或更多次同一训练项目，很可能无效——甚至对你产生不利影响。或许你正在轻松地做某项练习，每周做三次以上，但每周一定要有一天休息不做任何活动，让脑休息，让它有时间去巩固所学，以及建立新的联结。

第二部分
脑力练习

思考速度热身练习

　　尽管许多科学家都在尝试，但思考速度仍很难衡量。一般来说，我们的大脑处理信息和做出决策的速度，从童年到成年在不断加速，然后保持稳定，直到中年。通常从中年开始衰退，衰退的速度和幅度在个体间不尽相同。

练习1: 快速计数

第一步
　　请查看右图，用最快的速度数出快乐和烦恼的表情。

第二步
　　再次查看右图，有多少张面孔明显大于其他?

第三步
　　再次查看右图，那些明显较大的面孔，有多少是笑脸，又有多少是怒脸?

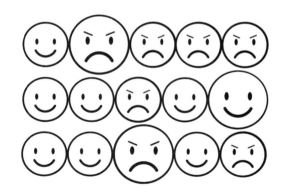

这个练习达到了什么目的呢?
　　你可能会被要求处理两种不同类型的视觉信息，并进行比较（大小和情绪）。这就要求，不仅要基于几何图形做出判断，还要理解它所表达的情绪。通过计数"明显较大"面孔中怒脸和笑脸各有多少，你就已经在从事亚类的创建工作了。

大脑为了快速工作，必须操作和协调各种各样的子中心，这正是大脑相当擅长的。参与某些活动项目有助于我们在不同大脑活动之间取得平衡，有利于提高某些方面的思维速度。但也有其他的影响因素，比如脑部血液循环，以及脑中灰质（神经元）和白质（神经元在大脑中相互联络的连接器）的数量。这就是为什么躯体健康和良好营养都很关键。

练习2: 心算

第一步

在购买生活用品时，查看两种类似商品的价格，并比较数量（重量或体积）或者记下包装上列出的内容。

第二步

看看你能多快心算出每个产品的单价（售价除以单位数）。

第三步

检查你的心算结果。你的计算结果和产品单价是否相符？单价列在产品的价格标签上（它通常以比价格更小的字体出现）？可不要作弊哦！首先看一下产品和大字体的价格——先不要看单价（如果需要的话，请后退一步，这样就看不见字体更小的单价了）。

随身携带一小片纸，一支钢笔或一支高尔夫铅笔，记录下你的答案。要是有人给你计时，那就更棒了。如果你把这个练习每周重复三次，为大脑提供"营养"，会是一个很好的购买新鲜农产品的理由。

这个练习达到了什么目的呢?

这种心算练习虽然很简单，但是很重要。我们大都不需要每天做这些计算——当需要这样做的时候，我们通常会拿出智能手机，使用计算器。使用计算器会削弱我们的算术能力。而这个练习可以增强我们的算术能力。

练习3: 区分不同类型

第一步

当你离开房间的时候，让朋友从你的储藏室里面拿出5种罐头或者包装食品（汤、水果罐头等），每一种各拿出2件，然后把这10件东西混在一起，放在桌上。

第二步

回到房间，把食物按类型分类，与此同时让朋友计时。

这个练习达到了什么目的呢?

在限时压力下对物品进行分类，增强对类似物体分类的能力。

练习4: 倒序拼读

第一步

当朋友向你大声说出一个名字的时候，请仔细听（例如，一位名人或者政治家的名字）。

第二步

在朋友为你计时的时候，大声地倒着拼读出这个人的姓名（如果你想自己做这个练习，找一个你在网络或报纸新闻上看到的第一个完整的名字，给自己计时，把目光移开，大声地把它倒着拼读出来）。

这个练习达到了什么目的呢?

当你做这个练习的时候，你必须先回忆起这个名字，然后用你的听觉记忆来倒着拼读它。如果你在脑海中想象出这个名字的拼读，那么你同时也在使用你的视觉记忆。

练习5: 解释说明

第一步

请找一个电子设备（比如DVD播放器、智能手机或数字音频播放器），它有一个你从未学过的功能：可能是自动记录功能，或是改变屏幕显示的一种方式。

第二步

请找到开启和使用这个功能的说明——它们可能打印或写在电子手册上面，也可能设在设备的帮助菜单中。

第三步

请仔细阅读说明书。

第四步

现在返回，重新读一下说明书。这一次，想象一下你要做什么，一步一步地（去想）。

第五步

返回，第三次读这些说明，这一次只需略读，要依靠所做事情在头脑中的（步骤）感觉像（图像）。如果你喜欢，可以用你的手来预演一下。

第六步

运用你头脑中的步骤感觉像（图像），来完成这项任务。只有在需要的时候才参考说明书。

这个练习达到了什么目的呢?

这不是一种记忆测试，更不是速度测试。这个练习通过让你处理感觉输入，以此建立一个心理模型来训练大脑。然后你需要把这个模型转变为躯体动作。你正在用你的短期记忆来解释书面文字，并操作说明中的信息。

练习6：说出颜色的名字

第一步

请创建一个包含五列和五行的图表。你可以用电脑和打印机创建一个，或者直接用钢笔或记号笔在纸上画出来。如果有朋友可以为你准备这个练习，那就更好了。

第二步

请在图表的每个方格中写下某种颜色的名称（粉色、橙色、蓝色、红色等）。对于大多数名称，用一种和它不同颜色的笔迹来写这个词。例如，用蓝色笔迹写下"橙色"这个词。

第三步

请把这个图表搁置2个星期，不去看它。

第四步

请查看图表，用最快的速度说出你看到的字迹颜色，而不是你写的词所指的颜色。

这个练习达到了什么目的呢?

在这个游戏中，大脑执行的功能须胜过来自其视觉中心突如其来的信息冲突。我们会不时地看到文字，比如在标牌上——"停车""小心""出售"或者"家庭招待会"。当你看到"蓝色"这个词的时候，你会想很快地说出这个词意。为了能说出这个词的字迹颜色，而不是词意本身，你必须首先感知它的（字迹）颜色并识别它的（字迹）名字，然后你的高级思维中枢会控制你想说出词意的冲动。

粉色				

练习7: 做一种感知归类（的练习）

第一步

请在房子里选择一个你可以独处的房间，花10分钟仔细观察周围。

第二步

请离开房间，到眼睛看得到、耳朵听得见的范围之外，这样你便不会看到或听到房间里面发生了什么。

第三步

请让家人或朋友移动房间里面的10件物品。这些变动要足够明显，到你可以很容易发现的程度（你不会注意到一盏灯被移动了1/2英寸或1厘米）。让家人或朋友在完成这些之后叫你回到房间。

第四步

请找出这些变动，给自己大约5分钟的时间。你可以在房间里随意地查看，或者把房间分成几个部分，一个一个地检查。再或者，你可以根据物品的类别（如地板、墙壁、家具、灯具、艺术品、桌子、柜子或书籍）来划分房间，并检查每一个部分，看看有什么变动。

这个练习达到了什么目的呢?

通过搜索有哪些变动，你可以将感知信息和你对房间的心理地图进行比较。这个练习同时挑战你的记忆力和大脑处理速度，这两个功能是自然相关的。

1. ＿＿＿＿＿＿＿＿＿＿＿＿＿＿   6. ＿＿＿＿＿＿＿＿＿＿＿＿＿＿

2. ＿＿＿＿＿＿＿＿＿＿＿＿＿＿   7. ＿＿＿＿＿＿＿＿＿＿＿＿＿＿

3. ＿＿＿＿＿＿＿＿＿＿＿＿＿＿   8. ＿＿＿＿＿＿＿＿＿＿＿＿＿＿

4. ＿＿＿＿＿＿＿＿＿＿＿＿＿＿   9. ＿＿＿＿＿＿＿＿＿＿＿＿＿＿

5. ＿＿＿＿＿＿＿＿＿＿＿＿＿＿   10. ＿＿＿＿＿＿＿＿＿＿＿＿＿

练习8: 推理和想象

第一步

当你开始解答下面这个脑筋急转弯题目的时候，请计时。你放袜子的抽屉里，有24只白袜子和30只黑袜子。因为你房间里的灯都熄灭了，所以你看不清袜子的颜色。你至少要拿出多少只袜子，才能确保有一双颜色配套的袜子呢？

第二步

请查看参考答案（第39页），看你的答案对不对。

这个练习达到了什么目的呢?

通过想象拼图的结果，你必须把袜子形象化，用推理来得出正确的答案。

练习9: 加起来

第一步

请在你的头脑中做以下计算（不使用笔，纸或计算器）：

从500开始，

加50，

加550，

加150，

加1000，

加75，

加275，

加25，

=

第二步

请写下你的答案。

第三步

请查看参考答案（第39页）。

这个练习达到了什么目的呢?

虽然你做的是简单的加法，但是你必须保持注意力，并使用短期记忆力，在每一步避免出现低级错误。

练习10：视角（观察力）#1

第一步

请查看下图。

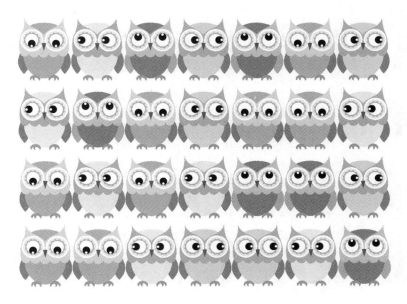

第二步

请从左到右，从上到下，按照你的视角说出这些眼睛所看的方向（上、下、左、右），与此同时让朋友帮你计时。

第三步

请重复这个练习，直到你可以在30秒之内准确无误地完成。

第四步

请继续练习，直到你可以在15秒之内准确无误地完成。

这个练习达到了什么目的呢?

这个练习需要你快速处理视觉信息，然后确定图片中眼睛所看的方向，并用语言表达出来（"向下""向上"等）。这一练习将视觉和空间识别与语言表达所涉及的思维联系起来。

练习11: 视角(观察力)#2

第一步

请查看下图。

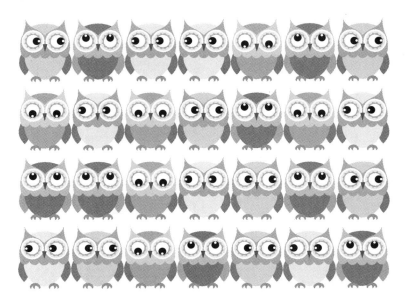

第二步

请从左到右，从上到下，按照猫头鹰的视角说出这些眼睛所看的方向（上、下、左、右），与此同时，让朋友帮你计时。

第三步

请重复这个练习，直到你可以在30秒之内准确无误地完成。

第四步

请继续练习，直到你可以在15秒之内准确无误地完成。

这个练习达到了什么目的呢?

和"练习10：视角#1"一样，这个练习需要快速处理视觉信息，然后确定图片中眼睛所看的空间方向，并用语言表达出来。这一练习将视觉和空间识别与语言表达所涉及的思维联系起来。这时，你必须转换视觉的角度，把自己放在图中猫头鹰的位置，这就要求你的大脑产生旋转图像。

练习12 视角（观察力）#3

第一步

请查看下图。

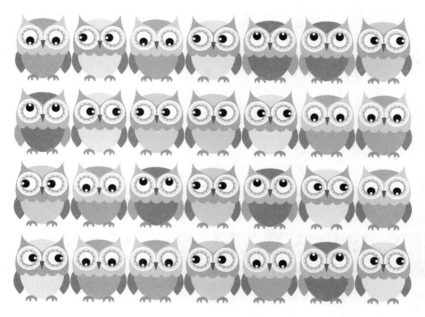

第二步

请从上到下，从左到右，按照你的视角说出这些眼睛所看的方向（上、下、左、右），同时指向相反的方向（例如，在说"向下"的时候，同时指向上方）。记得让朋友给你计时哦！

第三步

请重复这个练习，直到你可以在30秒之内准确无误地完成。

第四步

请继续练习，直到你可以在15秒之内准确无误地完成。

这个练习达到了什么目的呢?

这个练习和"练习10：视角#1"有几分类似，但它增加了精神运动成分。这项练习要求你将收集到的视觉和空间信息思考两遍，然后通过指向表达出这些信息。

练习13: 慢读

第一步

请仔细阅读下面的文字，你能发现有什么错误吗?

我家有有一只猫。

第二步

请写出你的答案。

第三步

请查看参考答案（第39页）。

这个练习达到了什么目的呢?

这个练习是让我们放慢速度，来思考所看到的每一个单词（字）和数字。大脑倾向于提前阅读，补充缺失或省略重复的条目，所以写下来你就会发现问题。

练习14: 尝试新的气味

第一步

当你再去上班的时候（无论是在办公室还是在家里），随身带上一瓶闻起来很舒服的精油或植物提取物（比如薰衣草、香草或柑橘）。

第二步

找一个不需要太多思考、重复性的日常工作（比如归档、阅读标准报告或叠衣服）。最好把这个练习融入到你一天的日常生活当中。在开始练习之前，取出精油深深地吸气闻。

第三步

当你练习时，请注意气味。请把你的注意力完全集中在你的体验上。除非你在读书，否则闭上双眼或许可以帮你更好地集中注意力。

这个练习达到了什么目的呢?

当我们做一些重复性的任务时，几乎不需要思考。然而，从气味中获得的新的感官输入，会唤醒你的大脑。

练习15：反（手）写字#1

第一步

请在你面前的桌子上放一支笔和一张纸。

第二步

如果你习惯用右手写字，那么请用左手拿起笔（反之亦然）。

第三步

请写出5个你可以拼写正确的单词。

这个练习达到了什么目的呢?

用你的非惯用手来书写，使你大脑另一侧的相应运动皮层与你惯用的大脑皮层相互作用。与此同时，你的大脑也会在你阅读时处理视觉信息并协调相应的手部运动。（反手）拼写一个你已经熟练掌握的单词可以确保你的大脑活动由对侧区域承担。

练习16：反（手）写字#2

第一步

请在你面前的桌子上放一支笔和一张纸。

第二步

请闭上双眼，如果你习惯用右手写字，那么请用左手拿起笔（反之亦然）。

第三步

请保持双眼紧闭，并写出5个你可以拼写正确的单词。

这个练习达到了什么目的呢?

这个练习基本达到了与"练习15：反（手）写字#1"相同的目的：你的大脑要采集来自手指和手的信息，从而引导手指在没有视觉提示的情况下写出字。

练习17: 记忆游戏#1

第一步

请打开两副牌，并将相同的牌（比如两张梅花A）组成一对。

第二步

请你挑出4对牌，把8张牌随意地放在桌子上，正面朝上。

第三步

请把牌翻过来，让它们正面朝下。

第四步

请随意从中翻开一张牌，然后立即试着从中找到和它能凑一对的那张牌，一次只能翻一张。

第五步

请继续找出相同的一对，看看你能做对多少。如果翻到了不一样的牌，再把它正面朝下放好，然后继续寻找可以和它凑成一对的那张。

这个练习达到了什么目的呢?

这个简单的练习，构建了你的短期记忆，或者叫"工作"记忆。对翻转卡片的良好观察有助于巩固短期记忆。

练习18: 记忆游戏#2

第一步

请打开两副牌，并将相同的牌（比如两张梅花A）组成一对。

第二步

请你挑出5对牌，把10张牌随意地放在桌子上，正面朝上。

第三步

请把牌翻过来，让它们正面朝下。

第四步

请随意从中翻开一张牌，然后立即试着从中找到和它可以凑成一对的那张牌，一次只能翻一张。

第五步

请继续找出相同的一对，看看你能做对多少。如果翻到了不一样的牌，再把它正面朝下放好，然后继续寻找可以和它凑成一对的那张。

第六步

随着你熟练程度的提高，继续在这个练习中增加更多张牌进行练习。

这个练习达到了什么目的呢?

就像"练习17: 记忆游戏#1"一样，这个练习有助于锻炼短期记忆。

练习19: 记忆游戏#3

第一步

请打开两副牌，并将相同的牌（比如两张梅花A）组成一对。

第二步

请你挑出5对牌，把10张牌随意地放在桌子上，正面朝上。

第三步

请把牌翻过来，让它们正面朝下。

第四步

请离开桌子5分钟。

第五步

请随意从中翻开一张牌，然后立即试着从中找到和它可以凑成一对的那张牌，一次只能翻一张。

第六步

请继续找出相同的一对，看看你能做对多少。如果翻到了不一样的牌，再把它正面朝下放好，然后继续寻找可以和它凑成一对的那张。

第七步

随着你熟练程度的提高，继续在这个练习中增加更多张牌，并像第四步中所做的那样，离开更长的时间。

这个练习达到了什么目的呢?

这个练习需要你更多地依赖长期记忆，而非短期记忆。

练习20：整理工作空间

第一步

请去你工作的地方，可以是你的实际工作地点，或是在家里用来支付账单、保管账目的房间。

第二步

请罗列出在这个区域内所需要做的事情。

_____   _____

_____   _____

_____   _____

第三步

对该区域内的各种表面、抽屉和物品进行分类，它们可以用来完成哪些任务呢？有些东西，比如电话，支持多种用途；其他的，例如计算器，则用于特定的工作。

第四步

请估算一下，当你需要使用某种东西时你是否可以轻而易举地找到它。你的文件柜或电脑的档案系统需要大修（或大整理）吗？如果需要，请建立一个简单的系统，帮助你可以轻松地找到文档。你可以将相同的整理原则用于计算机上的文件和文件夹，就像在文件归档系统中一样。把文件放在小文件夹内，再放到大文件夹内，然后放到抽屉里，这样就构建了符合逻辑的层次结构。例如，将一个抽屉用于"家庭业务"，一个大的挂起的文件夹可以标记成"抵押"，较小的文件夹则可能包含"付款记录"和"原始抵押协议"。

第五步

清理你的办公区域，整理或归纳周围的物品，尽量减少杂物。

这个练习达到了什么目的呢？

这个练习创建了一个结构化的实物环境，来帮助你的大脑以高效的方式规划任务并处理它们。营造一个感觉自然、"容易上手"的工作环境非常重要，但这个环境也应该是整洁有序的。保持简洁——如果你不忙，你都找不到发票或者备忘录放在哪里；那么当你忙起来的时候，想找到它们就会更加困难！

思考速度热身练习答案

练习8：推理和想象（第30页）

三只。你可能运气很好，第一次抓出的两只袜子就凑成了一对。但是，如果你抓的前两只袜子不是一对（一只是黑色的，另一只是白色的），那么当你再次抓出一只袜子的时候，它一定就可以和其中一只凑成一对。

练习9：加起来（第30页）

2625。

练习13：慢读（第34页）

"有"这个字在句子中出现了两次。

视觉空间智能练习

这些练习主要针对视觉空间智能的使用，这需要你的大脑去理解视觉感知输入，并且要对这些图像做出反应。在许多视觉空间操作（如训练或现实生活中）中反复使用的一种技能就是旋转某个图像——想象它在三个不同维度的位置。在结构、旋转或更复杂的路线（如下图箭头方向）中也可能涉及一定数量的记忆训练。有些人似乎天生就精于此道；而另一些人则觉得这样的训练让人晕头转向。如果你属于后者，这将是一个很好的锻炼机会。

练习1: 走哪条路

第一步

请查看右侧的图表。从上到下，从左到右，说出每个箭头指向的方向，并请朋友计时。

第二步

请反复练习，直到你可以在30秒之内完成，并保证不超过一个错误。

这个练习达到了什么目的呢?

这个练习要求快速处理视觉信息，并增加了将信息转化为语言表达的步骤（大声地说出方向）。

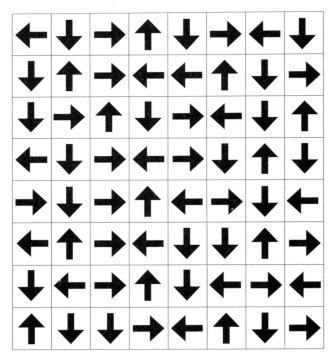

练习2: 井字游戏

第一步

请在纸上画一个3×3的网格。

第二步

和对手轮流做井字游戏。与传统的"X"和"O"不同，用"b"和"d"或者"p"和"q"，来标记方块（请参见下面的示例）。当一个玩家写错了字母（也就是说，写成了对手的字母）时，那么那个方块就属于对手了。落子无悔哟！

这个练习达到了什么目的呢?

就像传统的使用"X"和"O"的井字游戏一样，这个游戏需要你想象你或你的对手可能做出的动作——换言之，你在猜测可能的棋步。使用"X"和"O"以外的字母进行游戏，可以使那些以前做过井字游戏的人感觉更有新意，同时避免了没有思考地做这个游戏（没有思考地去游戏就违背了练习的初衷）。

b	d	d
b	b	d
	b	d

练习3: 回忆地图

第一步

请仔细研究打印出来的地图。

第二步

让朋友把地图上的一个街道的名字遮住，看你是否能够回忆起来。

第三步

请再次研究地图。

第四步

请在地图上选择一个起点和一个终点。在镇子里挑出一块不熟悉但又安全、适合出行的街区，并在纸上画出路线。

第五步

请仔细研究路线图。

第六步

请把路线图放在钱包或背包里收好。

第七步

请从起点出发，开始朝着终点的方向前进，不要参考地图或你画的路线图。

第八步

当你到达目的地或者开始感到迷失方向的时候，拿出地图和你的路线图（如果你在开车或者骑自行车，请先把车停到安全的地方）。请看一下你是否到达目的地。如果是，你是按照路线图去的，还是走了一条不同的路线？如果你还没有达到目的地，还有多远呢？

第九步

当你在这个练习中感到有所提高时，可以制订有更多转弯或更复杂的路线。

请注意

如果这个练习使你在开车时混乱，让你感到不安或焦虑，那就略过这项练习。毕竟没有什么是比交通安全更重要的。在做这件事的时候，安全比正确更重要——如果是出于安全、合法或自卫的考虑，当你需要改变已经计划好的路线时，那么请那样做。

这个练习达到了什么目的呢?

这个练习需要你记住地图上的布局和正确理解方向，当你沿着制订的路线前进时，你要处理进入的视觉信息，并将它与你研究路线时在脑中留下的地形图像联系起来。因为达到目的地需要转很多次弯，所以翻转思维的应用也很重要。

练习4: 用一只眼睛阅读

第一步

请找一篇阅读材料，让朋友做你的听众。

第二步

请遮住一只眼睛，放声朗读一段。

第三步

告诉你的朋友，你刚刚所朗读内容的中心思想。

这个练习达到了什么目的呢?

这个练习涉及标准的阅读理解，但只用一只眼睛来看文章，又增加了视觉输入的难度。对于那些双目健康的人来说，这种视角的变化是极富戏剧性的。从双目视觉到单目视觉的变化需要大脑去适应，这从某种意义上说，等于同时做两件事情。

练习5: 旋转测试

例题: 将图形顺时针旋转90° 后得到的是

原图

 A

 B ✓

 C

1. 将图形顺时针旋转180° 后得到的是

原图

 A

 B

 C

2. 将图形逆时针旋转90° 后得到的是

原图

 A

 B

 C

3. 图A经过旋转能得到图B吗?

A

B

这个练习达到了什么目的呢?

当你做这个练习的时候，你的大脑中会发生很多非常复杂的事情。大脑中负责新的视觉感官输入的区域必须加倍努力地工作，以便找到图像的角度和"方向性"。答案见第57页。

你知道吗?

空间旋转测试

"练习5：旋转测试"（第43页）使用各种复杂的输入到你的大脑——使用简单的输入不会对大脑产生足够的挑战。最棒的是，你无须注册一个价格昂贵的头脑测试网站来做这些练习。对大脑如何解释空间旋转的研究已经进行了几十年，有很多免费的网站，或者订阅一些免费的内容，可以帮助你增强空间旋转的思维能力。比如下面这个网站：https://www.33iq.com中的图形视觉专题。

练习6：挑选一个颜色

第一步

请准备好此项练习需要的材料。你需要新鲜的葡萄和五颜六色的塑料签子（用来在鸡尾酒中把水果串起来的那种）。

第二步

请将3根不同颜色的塑料签子插在葡萄上，让其以大致相同的角度向外散开（让它们看起来像一个可以把葡萄放在上面的三脚架），插入第4根塑料签，用区别于另外3个的颜色，穿过葡萄的顶部。

第三步

用塑料签子挑起葡萄。并仔细查看塑料签子的结构。

第四步

请再用一粒葡萄和塑料签子重复第一步到第三步，并区别于第一次的颜色顺序来排列塑料签子。

这个练习达到了什么目的呢？

这个练习可以帮助你的大脑理解手性或偏手性。这包括感知和理解围绕中心物体的彩色签子的三维方向。

练习7: 制作比萨

第一步

请准备你所需要的食材。你需要一个预先烤好的比萨饼皮（若你愿意，可以使用自制的），2杯（500ml）切碎的马苏里拉奶酪，1杯（250ml）准备好的比萨酱，8片意大利辣香肠，8片薄胡萝卜片，8个青椒和8个黑橄榄（你可以用其他的馅料替代，但它们的大小和形状要大致相同）。

第二步

将饼皮放进比萨盘或烤盘内，并放在你面前的桌子上。坐在它前面，把馅料放在手边。在余下的练习中，保持这种坐姿。

第三步

把酱汁涂在饼皮上。

第四步

请将奶酪均匀地撒在酱汁上面。

第五步

请想象一下把比萨切成8片，在脑海中，横着切一下，竖着切一下，然后沿着两个对角线再切一下，切成8片。先别急着动手！只是想想看。

第六步

设想一下，在比萨的上部放上一份意大利辣香肠片、胡萝卜片、青椒条和橄榄（如果比萨是一个时钟，你要把食材放在12点钟的那片上）。

第七步

请重复第六步的动作，在脑海中逆时针移动到下一片比萨。想象一下，每份馅料都在同一位置上，就像之前的那片一样。

第八步

请重复第七步，直到将8片比萨都撒上馅料。

第九步

请观察你的比萨，每片比萨是否大致对称？大小是否相似？

第十步

请再仔细看看你的比萨，每一片上的馅料是否都一样呢？

第十一步

请把比萨放在你的面前，然后按照饼皮包装上的说明烘烤，直到它变成金黄色，芝士冒泡。然后请享用你的练习成果吧。

这个练习达到了什么目的呢?

这个练习需要你在头脑中构建出切片的图像，并在一定的空间配置中安排馅料。因为在整个练习中你始终坐在同一个固定的位置上，你会发现最靠近你的那片（在6点钟的位置），是最难做的。这是一个关于旋转的例子，在理论上看起来很简单，但对一些人来说却是相当费力的。

练习8: 给你的杂货打包

第一步

请到商店去买一些可以健脑的食物(参见第157页),他们会给你大的棕色的纸质购物袋(大约是45cm深)装这些食物,或者你也可以用自己的购物袋。请至少买满满两大袋的食物,并确保这些食物的大小和形状各不相同。

第二步

当你回到家后,请把袋子放到桌子上。

第三步

请将其中一个袋子里的东西全都倒在桌子上。

第四步

请将另一个袋子里的食物尽可能有效地装到已经清空的袋子里。尽可能多地装,但不要溢出袋子的边缘或者将食物压扁。

第五步

当你每周去购物时,请重复这个练习,从而提高你的打包技能。它不仅可以减少白色污染,还可以带来一次又一次的心理挑战。最后,你一定可以比在商店里装袋的人效率更高。

这个练习达到了什么目的呢?

当你重新打包物品时,你需要使用视觉,并在一定的程度上需要触觉来确定物品的大小和方向。你对这些东西的几何形状的感知,以及你对袋子里容量和空间的估计,可以帮助你选择在哪里放置何种物品。这是一个三维视觉空间的难题。

练习9: 搭建模型

第一步

去玩具模型商店买一个拼装模型玩玩。如果你不是拼装模型爱好者,那么请买一个简单的。请选择一个你感兴趣的模型,比如汽车、火车、飞机、轮船或建筑物。

第二步

在家里,找一个安静的可以使你注意力集中的地方,把模型组件和黏合剂放在你的工作台上。

请注意

如果黏合剂释放出有毒气体,请确保通风,一定要有适当的休息,并多服用一些维生素C。如果你感到头晕,天旋地转或恶心,请立即停止搭建。

第三步

请按照包装盒上的说明,搭建模型。仔细阅读每个步骤,放下说明,然后按照记忆完成每一步。

这个练习达到了什么目的呢?

你可能从来没有做过模型,甚至你可能从孩提时代就没有过这样的经历。但无论如何,你的大脑都接受到了书面指令,并将其转化成一种头脑中的图像。然后,它将图像应用到制作三维物体的任务中。如果你能在做这个练习之前把每一步都预想出来,这个练习会使你更加受益。

练习10: 拼图

第一步

请把拼图碎片放在桌子上。

第二步

请观察盒子上拼图的原画。

第三步

找一个拼图边角的碎片(有两个相邻的平直边),并寻找和它相邻的部分。

第四步

首先完成拼图的外部框架,然后由此构建内部框架。

这个练习达到了什么目的呢?

每个人都很熟悉这个儿时的游戏,但它仍是对空间记忆和推理能力的极好锻炼。你可以同时利用盒子上的图画,相互关联的部分以及微小的图像细节把他们结合在一起。你的短期记忆包含了完整的拼图图像,利用你的能力仔细检查细节,并把它们拼接到位,这样它们就能与你头脑中的原图相匹配了。

练习十一：背地图

第一步

请找一张绘制详尽并包含国家名称的地图。

第二步

选一个你不熟悉的国家（一个不邻海的国家）。

第三步

请让朋友给你计时，用60秒的时间，熟悉一下你所选择国家的东、西、南、北方向，邻国的名字和方位。

第四步

请将地图翻过去，以确保你看不到它，等待60秒。

第五步

请在一张纸上写下你所选择的国家的名字，并圈起来。假定页面顶部（你写下名字的上方）为北方。

第六步

把与圈内国家相邻的国名写在正确的方位上。具体例子如下：

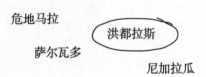

这个练习达到了什么目的呢?

这个练习要求你处理视觉信息，然后理解，回忆和表达出你在地图上所看到的国家之间的方位关系。

练习12：画图#1

第一步

拿一张纸和一支笔，去小公园，或者朋友家的院子——任意一个你不需要花很长时间就能到达的地方。这个地方不要太大，最好小到让你一目了然。

第二步

请用眼睛观察整个地形。

第三步

请在脑海中，把这个区域分成4个象限。

第四步

在这一带到处走走，观察每个象限的地标——大树、野餐桌、秋千、花坛等，并在心里记下它们的位置。它们是在每个象限的中心，还是偏某一侧的位置？

第五步

请停下脚步。不要回头看，在纸上画一幅地图，把它划分成4个象限，就像你在第三步中做的那样，并在每个象限中尽可能多地画出地标。

第六步

请重复之前的步骤，并刷新记忆。

第七步

请停下脚步，不要回头看，在地图上添加更多的细节。

第八步

请重复第六步和第七步，直到你认为你的地图足够完整了。

第九步

再绕着这个区域走一圈，把你看到的和你绘制的地图比较一下。你的地图是完整和准确的吗？

这个练习达到了什么目的呢？

这个练习需要一定数量的视觉信息记忆，但最根本的是需要你有敏锐的观察力。有些人的视觉信息是包罗万象的（就像室内设计师或者家居装修专家），但其他人看到的却凤毛麟角。

练习13: 画图#2

第一步

请拿一张纸和一支笔，开车去一个你不熟悉的地方。

第二步

选择一个起点，开始开车，转4个弯（向左或者向右，随你心情）。一边开车，一边注意街道的名称。

请注意

当你驾驶车辆时，一定要密切注意路况。不要在开车时写字或画画。

第三步

请把车停在一个安静的地方，以便你可以画图。

第四步

用你随身带的纸和笔，画出你的路线图，包括街道的名称和转弯的位置。

第五步

请用纸质地图或线上地图，比对一下你画的地图，你的地图是否像你想得那样完整?

这个练习达到了什么目的呢?

这个练习需要你回忆一系列的视觉空间任务和经验。对于那些有良好方向感的人来说，这种回忆可能会更容易一些。

练习14: 描述一幅画

第一步

请和朋友去参观一个艺术馆，任何规模都行。这个练习是一个和朋友出去玩儿的好理由。

第二步

找一副容易描述的画，里面包含一些人物或场景。写实画比抽象画更容易描述一些。

第三步

花30秒观察这幅画。

第四步

请背对这幅画，并向你的朋友详细地描述这幅画。

第五步

请重新观察这幅画。

第六步

再次背对这幅画，在你的描述中加入更多的细节（比如"王子在右侧腰际挎着宝剑"）。

这个练习达到了什么目的呢?

这个练习需要注重细节和更集中地使用视觉感知。艺术是一种交流的方式，艺术家在绘画中的每个细微之处都有他的用意。这是一种拓宽你视觉感知的好方法。

练习15：大家来找不同

第一步

带上你的笔记本和铅笔，找一家百货商店，那里有数不清的来自不同设计师所设计的衬衫。将男士衬衫用在这个练习中效果最好，因为它们乍一看几乎都一样。

第二步

请选择3个不同的品牌，以便你可以比较3个不同设计师的作品。确保你选择的品牌有不止一种风格或款式的衬衫。

第三步

请把设计师的名字写在你的笔记本上。

第四步

请用30秒来观察第一位设计师的衬衫。在他或她的名字下面记下衬衫的细节（比如领子的类型，纽扣、针脚等）。

第五步

请对第二位设计师的衬衫，重复做第四步的动作。

第六步

请对第三位设计师的衬衫，重复做第四步的动作。

第七步

打开笔记本，再次观察每一个品牌衬衫的同时，回顾一下你的笔记，你是否遗漏了一些细节？

这个练习达到了什么目的呢？

这个练习有助于提高你的视觉辨别能力，它要求你关注细节。有些人很容易掌握这种技能，而另一些人可能会对他们错过如此多东西而感到惊讶。

练习16：丰富你的色彩

第一步

请开始密切关注你每天穿的衣服。

第二步

请记录一星期中每天你所穿衣服的颜色（比如"星期一：蓝色和橙色""星期二：绿色、白色和蓝色"）。

第三步

请每天尝试一种你平时不穿的颜色，持续一周。你可以通过搭配更复杂的领带或者增加彩色围巾，搭配出色彩更为丰富的服装（如果你信不过自己的时尚或色彩品味，记得向你的好朋友征求一下意见哦）。

这个练习达到了什么目的呢？

当你在你的衣服上增添更多色彩的时候，你正在使用大脑中负责观看并解释颜色的那个部分。你可能已经做得很好了，并不需要过多地练习，但其他人可能需要更多鼓励才能做好。

你知道吗?

看图连点

还记得你在报摊上看到的那些益智类书籍吗（尤其是在机场）？它们价格低廉，携带方便，而且有很多好的脑力锻炼游戏。找找那些有迷宫游戏和看图连点游戏的书籍来建立你的视觉空间技能，你也可以在网络上找到许多可免费打印的版本。

练习17：说出动物的名字

第一步

请准备好你做这个练习所需要的物品。你需要一张不透明的纸，一把剪刀和一本以野生动物为主题的书，里面要有很多不同动物的大幅图片。

第二步

从纸上挖一个边长1英寸（2.5cm）的正方形孔。

第三步

请让朋友把纸放在书里任意一张图片的中央，然后把盖住的图片递给你。

第四步

请通过这个正方形孔看图，你能通过这个小正方形孔中的细节看出是什么动物吗？

第五步

如果不能，请把纸移到图片的另一个地方。现在你能认出来了吗？

第六步

请继续在图片上移动纸片，扫视这个动物，直到你能正确地认出它来。

这个练习达到了什么目的呢？

在这个练习中，你可以通过大脑的视觉和思考能力来填补图像缺失的部分。通过观察这些细小部分，你就能得到完整的图片。一小部分便可以使你联想到头脑中动物的形象（例如，如果你看到象牙的一部分，你可能就会把它和你对大象的印象联系起来）。这个练习也同样需要记忆力，因为你一次只能看一小块区域。你可以用各种各样的图片来玩这个游戏。动物是一个很好的选择，因为人们对很多动物非常熟悉，你也可以试着用家庭影集或风光相册来练习。

练习18: 视觉记忆#1

第一步

请仔细查看右侧的图片30秒。

第二步

请完全遮住图片。

第三步

请写下你记得的图片中的10处细节。

1. _____   6. _____

2. _____   7. _____

3. _____   8. _____

4. _____   9. _____

5. _____   10. _____

第四步

请揭开遮挡。看看你的记忆有多精准。

这个练习达到了什么目的呢?

视觉记忆是一种将极短期的感官记忆转化为对周围环境短期认识的能力。纯粹的感官记忆只会持续一秒钟，但它可以被转化为短期记忆。我们会联想或想象刚刚看到的东西。大脑的另一个部分也参与进来——它不再是单纯的感官体验。想要在这类练习中表现出色，你必须运用感知技能，并在查看图像时有意识地注意细节。

练习19：视觉记忆#2

第一步
请仔细查看右侧的图片30秒。

第二步
请完全遮住图片。

第三步
请写下你记得的图片中的10处细节。

1. _____ 6. _____

2. _____ 7. _____

3. _____ 8. _____

4. _____ 9. _____

5. _____ 10. _____

第四步
请揭开遮挡。看看你的记忆有多精准。

这个练习达到了什么目的呢?

这个练习比"练习18：视觉记忆#1"给了你更多的时间来观察图片，但这并不一定更容易解答。练习18中的图片是一组物体的特写镜头，主要是食物，但这张图片内容界定得不是十分清楚，而且有更细微的阴影，需要更仔细观察。

练习20: 查看你的盲点

第一步

请遮住你的右眼。只用你的左眼，盯着右侧的图片，并把注意力集中在它周围的圆圈上。

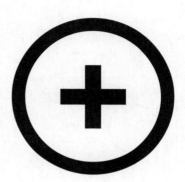

第二步

请向前和向后倾斜身体，使你的眼睛与图像的距离不断变化。请注意，在某个距离时，左边的"十"字似乎消失了。

这个练习达到了什么目的呢?

这个练习清楚地表明，我们所看到真实的视觉信息实际上是从不同来源组合在一起的。如果一只眼睛"失明"，你的大脑就会从另一只眼睛获取信息。但是图像是作为连续的、完整的信息而被感知的——直到你遮住一只眼睛，它才变得片面。

视觉空间智能练习答案

练习5: 旋转测试（第43页）

1. A
2. C
3. 不能。图A经过镜像处理才能得到图B。

练习21: 视觉保留测试

第一步

请观察右侧图片10秒钟，然后遮住它。

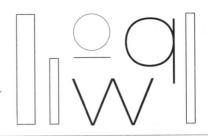

第二步

请等待30秒，然后查看下面的4个选项。哪个选项与第一步中的图片相符？

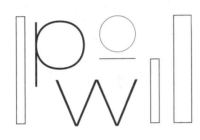
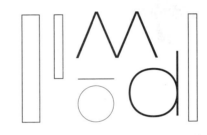

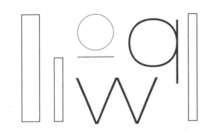
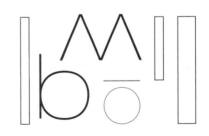

（出处：图片来源于Benton视觉保留测试，由 Arthur Benton博士开发。）

第三步

请揭开第一步中图片的遮挡，并将该图同你的选择进行比较。如果你选错了，你现在知道哪个与其是相同的了吗？

这个练习达到了什么目的呢?

这个练习测试你对复杂视觉结构的记忆，这需要你的大脑去理解原始图像的角度，旋转的和整体的几何形状，然后将它与选项中的4张图片进行比较（注：Benton视觉保留测试也被用来诊断疾病，有助于揭示可能由各种疾病引起的脑部问题，比如脑损伤。诊断方面的话题超出了本书论述的范围）。

语言拓展练习

我们整天都被文字包围着。我们交谈，我们倾听，我们的语言环境，无论是新闻节目还是广播，都让我们被滔滔不绝的演讲包围。为什么要练习语言？原因在于，我们典型的交流和聆听方式，虽然本身很神奇，更倾向于使用我们从小养成的思维方式。做更多的有针对性的广泛的语言练习，会让我们大脑中一些重要的中枢神经兴奋起来，从而更加努力地工作。此外，学习新的语言可以刺激脑的重要结构，比如大脑的内存——海马回。

对于那些经常写作或阅读的读者（如教师、作家、编辑、教授等），这里的一些练习可能没那么重要。但对我们大多数人来说，这是一个很好的锻炼。

练习1: 阅读和总结

第一步

在一本书或者杂志中选择一篇大约一页长的文章。这本书或杂志可以是印刷版的，也可以在网页上或是在平板电脑上呈现。这篇文章内容可以是真实的，也可以是虚构的，任何主题都可以。

第二步

请阅读这篇文章。

第三步

请再次阅读这篇文章。

第四步

请将书、杂志、浏览器或平板电脑合上，这样你就再看不到文章了。

第五步

请写一段关于你所阅读内容的摘要。

第六步

请把你所写的摘要放在一边，至少1小时。

第七步

重读这篇文章，并评估一下你的摘要是否很好地抓住了文章的要点。

第八步

如果你乐意的话，请让朋友阅读你的摘要，然后再看原文，并对两者进行比较。

这个练习达到了什么目的呢?

当你写摘要的时候，你要用一种全新的方式来讲述这个故事，它运用了你的语言技能。这项练习不仅能使大脑的多个中枢对阅读产生作用，还能利用大脑的记忆和更高级别的中枢（比如前额皮质）来解释故事并理解事物的意义。

练习2: 阅读和总结

第一步

从杂志上或在线新闻网站上选择一篇评论文章。《中国新闻周刊》《环球网》《搜狐新闻》《凤凰资讯》都是不错的选择。

第二步

请阅读这篇文章。

第三步

合上杂志或关闭浏览器，以便你看不到文章。静待20分钟。

第四步

把这篇文章的主要结论写下来，比如"根据作者的观点，页岩油是不可再生资源，这是因为页岩井的寿命很短，而且需要不断融资来开采新的页岩井。"

这个练习达到了什么目的呢?

通过阅读，总结一篇评论文章的要点，可以练习你对书面语言的理解和你需要重申结论的语言技巧。这也需要使用一些短期记忆，并有助于脑这个区域功能的提高。

练习3: 学习外语单词

第一步

浏览一个你感兴趣的外文网站，或读一本外语书；选择你不会说的一门语言。

第二步

查看文章，找出你想学习的5个单词。

第三步

请使用字典，或者在线搜索，研究这5个单词的含义和发音。

第四步

练习发音，并记住它们的含义。

第五步

请把单词和它们的含义写下来。把笔记放在一边，静待24小时。

第六步

第二天，试着回忆，并说出这5个单词。

第七步

把你所记得的和之前所写下的内容进行比较。

这个练习达到了什么目的呢?

这个练习包括学习新的词汇信息，其由大脑的语言中枢负责。当你学习新的单词时，你的大脑会建立新的模式和新的联结。

练习4: 学习一个外语短语

第一步

浏览一个你感兴趣的外文网站，或读一本外语书；选择你不会说的一门语言。

第二步

阅读文章，挑一个适合一般情况或请求的短语——即一个日常用语，比如"你今晚还好吗"或者"这附近好吃的餐厅在哪儿"。

第三步

请使用字典，或者在线搜索，研究短语中每个单词的含义和发音。

第四步

练习短语的发音，并记住它们的含义。

第五步

请把这个短语教给其他人，或者同已经会讲这门外语的朋友一起使用这个短语。

这个练习达到了什么目的呢?

这个练习与"练习3：学习外语单词"一样，需要用到脑类似的技能和中心。但除此之外，它迫使你把这些单词联系在一起，形成短语中更为复杂的语义。

练习5: 学习五个同义词

第一步

选择一个单词——一个突然出现在你脑海里的单词，或者随便从报纸和杂志上选一个单词。

第二步

使用印刷版或在线词典，给你选择的单词找出5个同义词（有相似含义的词）。

第三步

把这个词和它的5个同义词写下来。试着在接下来的几周内用这些词来交谈。

★_____

1._____

2._____

3._____

4._____

5._____

这个练习达到了什么目的呢?

这是一种扩展你词汇量的方法，将关于单词含义的新知识铭刻在你的长期记忆中。

练习6: 学习5个反义词

第一步

选择一个单词——一个突然出现在你脑海里的单词，或者随便从报纸和杂志上选一个单词。

第二步

使用印刷版或在线词典，为你选择的单词找出5个反义词（有相反含义的词）。

第三步

把这个词和它的5个反义词写下来。试着在接下来的几周内用这些词来交谈。

★_____
1._____
2._____
3._____
4._____
5._____

这个练习达到了什么目的呢?

就如同"练习5: 学习5个同义词"一样，这个练习也扩展了你的词汇量。在这种情况下，通过比较具有相反含义的单词可以帮助你学习和记住单词。

练习7: 创建新的词汇表

第一步

找一本印刷版字典（如果你没有的话，当地的图书馆一定会有一本大部头的）。

第二步

请随意翻开一页。

第三步

请浏览该页面上的单词，直到遇到你不认识的为止。

第四步

阅读并记住单词的含义和发音。

第五步

和朋友分享这个新学到的单词。

这个练习达到了什么目的呢?

这个练习有利于扩展词汇量。练习中会更多地用到左脑。

练习8：演一出戏

第一步

提前计划在电视或网络上观看一场体育比赛。选一项你熟悉了解的运动。

第二步

请朋友协助你，他最好也是这项运动的粉丝。

第三步

当比赛开始时，请坐在电视机前，并打电话给朋友。

第四步

请将音量调小些，这样你才听不见播音员的解说。

第五步

随着比赛的开始，请你来充当解说员。尽可能详细地向你的朋友描述比赛实况。不要担心有所遗漏——你不可能面面俱到。请持续解说长达20分钟。

这个练习达到了什么目的呢?

透过屏幕观看比赛并通过电话为某人解说，需要你接收视觉信息，解读它，并迅速将其转化为描述性语言。快节奏的比赛，比如曲棍球或足球，要比那些慢节奏的比赛如棒球或高尔夫需要更强的语言灵活性——但两者的实况转播对你都大有裨益。

练习9：使用你的双手

第一步

请打电话给你的家人或朋友，给他们讲述一个故事。

第二步

回忆一个你很熟悉的故事，比如发生在你身上的，或者你亲眼目睹的事情，大概需要花几分钟时间来讲述。

第三步

请把这个故事讲给你的听众，尽可能多地使用你的双手。在你讲述的同时，做手势，勾勒轮廓，并指出要点。

这个练习达到了什么目的呢?

当你说话的时候，用双手来协调身体活动和语言活动。这个练习刺激了两个彼此独立的大脑控制中心，即控制运动的额叶皮层和控制语言的左额叶，使其彼此协作。

练习10：歌谣时间

第一步

请随意写下5个单词。

1. ....
2. ....
3. ....
4. ....
5. ....

第二步

再写出另外5个同它们押韵的单词。

....
....
....
....
....

这个练习达到了什么目的呢？

这是一个简单的语言热身练习，但它需要在脑海中扫描你的词汇表，并使用你的大脑把发音相似的单词表达出来，从而形成单词列表。

练习11：写诗

第一步

想出你想表达的一个想法或一种情感。

第二步

研究诗歌的风格，然后决定你想要尝试的风格。在互联网上有很多优秀的资源，可以提供诗歌创作的方式，比如，中国诗歌网（www.zgshige.cn）。图书馆则是另一个巨大的资源——你可以找一本诗集来看，试着模仿你最喜欢的风格。

第三步

写下你的诗歌。

第四步

将这首诗放在你看不到的地方，等待24小时。

第五步

请把你写的诗拿出来，重读一遍。

第六步

找一个平时支持你的人来读这首诗，并让其告诉你这首诗对他或她意味着什么。

这个练习达到了什么目的呢？

这个练习是锻炼大脑语言中枢的好方法。当你写诗的时候，你必须把文字整合到一个特定的结构中，这样才能使大脑遵循规则行事。它还能激发你用文字创造性地表达你的想法。

练习12: 写一则小故事

第一步

请选择一个你感兴趣的话题，情境或历史事件。

第二步

请阅读一部短篇小说的细节。可以利用书籍和网站，比如豆瓣阅读（read.douban.com）。

第三步

留出一些不受打扰的时间，开始写你的故事。

第四步

花点时间去完成你的工作。即使那些日子徒劳无功，也不要放弃，要坚持下去。

第五步

当你完成创作、编辑和校对工作时，请一个值得信赖的朋友阅读一下，然后和你的朋友一起讨论对它的感受。

第六步

把这个故事放在一边，等上1周，然后重读一遍。带着你朋友对这个故事的印象，看看你是否能以全新的视角重新审视它。如果1星期太短（作家有时需要与他的作品保持距离），那就花2星期。

这个练习达到了什么目的呢?

创作故事既是一种创造性的尝试，又是一种锻炼你语言技能的方法。在这个练习中，你用语言来表述你所创作故事中的人物的动作、思想、情感和对话。你需要把语言按一定的顺序排列——按时间顺序或其他顺序，而且你得字斟句酌。以这种方式工作，你的大脑可以建立一整套语言智能系统。

练习13：找错

第一步

研究一下逻辑谬论的本质。关于论证和非形式逻辑的书籍有很多。还有一些有用的网站，例如https://www.33iq.com中的逻辑谬论专题。

第二步

一旦你熟悉了逻辑谬论的类型，就可以开始练习了。买一份报纸，找一篇读者来信来看。这种方法比阅读网上的新闻报道更有效，因为网上的新闻充斥着逻辑谬论，以及侮辱性和煽动性的言论（它们读起来倒是多姿多彩，但实际帮助不大）。

第三步

请阅读这篇稿件，并分析作者的论点。是否存在逻辑上的谬误，比如偏向个人喜好、偏向群体喜好或替别人作伪证。

第四步

当你复习的时候，请标记出谬论的位置。

第五步

当你更熟练这个练习的时候，请收听一则电视新闻或专题辩论节目，在那里演讲者有充足时间来阐述他们的观点。对这些论点，进行实时批评回顾。你也可以用这种评论来分析报纸社论和联合专栏作家的论点。

这个练习达到了什么目的呢?

这对于你的语言技能来说是一项艰巨但很有裨益的锻炼。你必须理解这些词汇的含义，将词义结合在一起，通过从这些词汇抽象出来的概念进行思考。这既需要推理能力，又与大脑的语言能力密不可分。

练习14: 注意方言

第一步

在优酷或其他视频播放软件上观看一段演讲视频，演讲者可能是一个名人，口音和你大不相同。

第二步

如果需要，请回放这段视频，重复演讲者所说的内容，并记下和你的发音大相径庭的两到三个词。

第三步

把这些词大声说出来，听听你自己的发音。感受一下，你能否准确察觉出你的发音与演讲者之间有哪些不同。

第四步

请使用来自你自己国家不同地区的演讲者的视频片段来重复这个练习。他们虽然没有外国口音，但可能会说一种地方方言，虽然理解起来并不难，但又和你的口音不一样。

这个练习达到了什么目的呢?

这个练习增强了大脑理解语言的细微差别的能力——你与他人在语言上的细微差别。我们会下意识地做这件事，而且无论我们来自何处，通常可以凭直觉告诉自己，某人是否是本地人。这是一个强化听力的练习，同时它也能提高你的观察力。

你知道吗?

增强方言意识

如果你希望提高自己对语言差异的识别能力，而有时你会不知不觉忘掉这种想法，那么建议花几分钟，观看方言辅导网站（比如www.fangyanwang.cn）或者优酷上的视频。听不同地区方言的发音和词汇的使用方法，其实非常有趣。

练习15：绕口令

第一步

请在书中或网络上找一段绕口令。网站 http://rkl.intowz.com上，有多种绕口令练习资料，有整页的绕口令可以尝试。

第二步

请每天尝试一个新的绕口令，坚持1周，然后练习说出来。例如，试试下面这个绕口令："时时要健脑，活到老练到老，不是看大小，练习才是好。"

第三步

等你说绕口令的准确性有了显著提高，就可选择越来越难的绕口令。当从前让你为难的绕口令可以脱口而出时，选择更长一些的绕口令，或那些里面有你发音比较困难的音素（即声音/单词片段）的绕口令。

这个练习达到了什么目的呢？

背诵绕口令是一种在阅读和处理页面或屏幕上单词的同时，提高大脑说话能力的方法。

练习16：创作隐喻

第一步

如果你不了解什么是隐喻，那就先学习一下这个术语吧。这是一种修辞手法，把两个词或短语联系起来，以便进行比较，但这个句子并不是真实的，只是一个比喻。举个例子："脑力练习是大脑健身房的项目。"你的大脑并没有真的去健身房，但两者都是锻炼的形式，所以很容易拿它们做比较。

第二步

请选择一个情境、地点或熟悉的故事，然后再想一个在一些重要细节上相似的例子，创作一个隐喻。

第三步

请在一周内，每天创作一个新的隐喻。

第四步

请和你信赖的朋友一起分享你做的隐喻，看看这些隐喻意义如何。

这个练习达到了什么目的呢？

在这个练习中，你不仅使用了语言技能，而且使用了大脑中进行比较和分析的部分。当你仔细思考这些词的含义时，你就练习了你的语言技能。

练习17: 创作明喻

第一步

如果你不了解什么是明喻，那就先学习一下这个术语吧。它是使用"好像"或"如同"两个词或短语的比较。例如："脑力锻炼就像举重。"

第二步

请选择一个情景、地点或熟悉的故事，然后再想一个在一些重要细节上相似的例子，创作一个明喻。

第三步

请在一周内，每天创作一个新的明喻。

第四步

请和你信赖的朋友一起分享你创作的明喻，看看它们是否有意义。

这个练习达到了什么目的呢?

正如"练习16：创作隐喻"一样，这个练习可以挑战你的词汇量和你对描述性语言的使用。

练习18: 押头韵

第一步

如果你不了解什么是头韵，那就学习一下这个术语。它是一系列单词，其中大部分单词以相同的字母或发音开头。

第二步

用一个由头韵词组成的句子来描述某件事。例如："Besides boosting brain function, a brain-busting workout bestows other big, beautiful benefits."

第三步

请在一周内，每天用头韵造一个新的句子。

第四步

请和你信赖的朋友一起分享你做的头韵，看看它们是否有意义。

这个练习达到了什么目的呢?

这个有趣的练习能增加你的词汇量，增强你对单词发音的感觉。

练习19: 练习使用its/it's

第一步

复习、记忆"its"（物主代词，或"属于它的"）和"it's"（it is "它是"的缩写形式）的区别。

第二步

请不要参照上面的定义，用"its（它的）"和"it's（它是）"来造5个句子。

第三步

检查一下，看看你做的是否正确。

这个练习达到了什么目的呢?

这可能是一个短小的练习，但这个语法练习是一个很好的机会，让你记住一个许多人用得不太好的语法规则。

练习20: 不要说"嗯"

第一步

请思考一个你要发表演讲的话题。把这个演讲限制在3分钟以内。

第二步

请将这个演讲落实在笔端。从你为什么认为这个话题很重要开始，进而陈述你的立场。接下来，给出3个能够支持你立场的理由，然后总结并重申你的观点作为结论。

第三步

请通读一遍你写好的演讲稿。

第四步

请把这个演讲背诵给你的助理或将它录下来（这样以后你就能听到自己的声音了）。从满分10分算起，每当你说"嗯"或"啊"又或者停顿超过2秒的时候，就扣掉1分。看一下你的分数是多少?

这个练习达到了什么目的呢?

这是对语言流畅性的头脑练习——而且比大多数人预想的要难。当我们说话的时候，我们自然会停下来，我们经常会结结巴巴，使用一些像"嗯"和"啊"之类的词。所以说，能够做一次流利、清晰的演讲是相当具有挑战性的。

感觉处理练习

感官系统是唤醒脑的关键。我们依靠感官输入来触发我们的许多想法和动作。婴儿依赖于触觉，把视觉作为一种工具，使自己适应周遭的环境。作为成年人，我们有时会发现自己身处的环境中几乎没有任何机会来丰富我们的感官，有的只是一些重复乏味的感官输入。

练习1: 听海

第一步

假如你不住在海边，那就买一张海洋音乐唱片。市场上有很多这样的商品。大多数都包含安静的音乐和轻柔的海浪声。如果你运气好，住在海边的话，那就找一个安静的海滩，坐在岸边。

第二步

请闭上双眼，倾听海浪的声音，专注于它们的韵律。

第三步

体会一下你的呼吸和海浪之间的关系。让你的呼吸有着海浪般的韵律和节奏（尽管不可能完全步调一致）。

第四步

请专注于你的呼吸15分钟。

这个练习达到了什么目的呢?

这个练习会引发一种冥想状态。关键在于海浪的重复性和让你安心的声音。流水有一种让人平静和回归本真的作用，所以倾听海浪声是为你的大脑创造一种丰富感官体验的绝佳途径。

练习2：学学绘画

第一步

在当地的文娱活动中心报名参加一个绘画初级班，或者买一本适合初学者的绘画教材。

第二步

请购买你所需要的物品。

第三步

请在你家里营造一个地方，在那儿你可以随意画画，不必担心弄脏弄乱，也可以很好地摆放你的工具。如果你要在室外作画，那就打包一个可以装得下你所有家伙什儿的箱子。

第四步

开始绘画吧。练习，练习，再练习。

这个练习达到了什么目的呢?

许多人把绘画当作业余爱好，还常常在晚年才想起来。这是有充分理由的。绘画是一种感官丰富，并且有创造性的尝试。它还需要一定程度的协调和技巧（这取决于你所追求的是哪种风格）。颜色的使用，包括色调的选择和混合，是感官信息的来源之一。在画布、纸张或者其他材料表面上使用颜料，是另一种感官信息来源。你创造的形状或图像会刺激你的头脑。这正是大脑所渴望的丰富的感官"养料"。

你知道吗?

陶艺是脑力劳动

另一种锻炼大脑、增强感官的爱好，就是陶艺啦。有很多场合可以实现这种创造性的追求：当地的工作室和文娱中心都有这样的课程。触摸和摆弄黏土是一种有趣的丰富的感官体验。你将学习一项新的技能，这对保持大脑活跃和防止思维僵化至关重要。

练习3: 享受芳香疗法

第一步

向浴缸里注入温水，水温要适当，可以使你放松，又不要太热。请不要把浴缸注满，水深刚好能够没过你就可以了。

第二步

请在水中加入几滴可以使人放松的精油。薰衣草和柑橘类精油最能起到放松的作用了。

请注意

如果你是敏感型皮肤的话，一定要选择一款适合你皮肤的精油。

第三步

进入浴缸，泡上15分钟。放慢节奏，让你的呼吸平静下来。

第四步

集中精神，去感受精油的味道。看看是否能唤起你什么记忆，如果有的话，会让你想起什么?

这个练习达到了什么目的呢?

这种感官体验的好处是众所周知的。在水里的感觉是很强大的，因为每个人在生命刚开始的时候都漂浮在子宫里，即使成年后，仍可记起子宫里的体验。在这个练习中，加入植物的香气是十分重要的，因为嗅觉（闻气味的能力）可将信息带到大脑中靠近情感中枢的位置。从气味中获得的感官信息可以更快地达到这些情感中枢，快于达到对信息进行理解或思考的大脑皮层的更高级中枢的速度。坐在舒适的浴缸里闻一闻能让人平静的气味，对你的感官来说是一种丰富的体验，它能刺激大脑的情感中枢。

练习4：放松按摩

第一步

请预约一名按摩师，其工作环境应专业、干净、放松。

第二步

让按摩师给你做一个放松的按摩。

第三步

当你享受按摩的同时，把注意力集中于方方面面的体验感受。按摩师在按身体的哪个部位？按摩颈部和腰部的感觉有何不同？按摩师用的力量有多大？有哪里一碰就会疼？（如果有的话，别犹豫，马上告诉他。）按摩师是否使用芳香疗法或用音乐进一步使你放松？你能否放空自己，不去思考？

这个练习达到了什么目的呢？

毫无疑问，放松按摩会让你神清气爽。神经系统天生就渴望触摸。通过满足这种需求，你可以给脑提供大量的感官信息，如果你不经常体验这种感官输入，你可能会欠缺这些信息哟。还有，按摩也是一种很好的减压方式。

练习5：保健按摩

第一步

请预约一名按摩师，其工作环境应专业、干净、放松。

第二步

请按摩师为你做一个包含多种技巧的保健按摩。这可能也包括放松技巧，但它将结合其他各种按摩技巧，比如肌肉拉伸，将轻柔的震动施加于关节或紧张的肌肉区域，或肌肤滚压法——以达到治疗效果。

第三步

请注意不同按摩技巧的细节。如果按摩师动作力度很大，将肌肉分开一些，或者采用肌肤滚压法，把皮肤提捏起来，感觉如何？它让你想到了什么？按摩后感觉如何？行动自如吗？放松了吗？心情愉悦吗？累吗？

这个练习达到了什么目的呢？

正如你在"练习4：放松按摩"中学到的，人类的神经系统需要触摸才能茁壮成长。通过满足这一需求，就能给予大脑和神经系统足够的支持。此例中，有更多种类的感官输入需要探索。肌肉的拉伸或滚压皮肤会向脑发送大量刺激信息。

练习6: 沉溺于水中指压

第一步

　　"Watsu"一词是"水中指压"的缩写。指压是一种用温和的压力刺激穴位的治疗按摩。水中指压是在温暖的盐水中完成的，因为它能使病人几乎无重力地漂浮。

第二步

　　请打电话询问医师水中指压治疗费用如何，以及培训和设备情况。如果你行动不便，可以问问他们是否提供接送服务。如果你不会游泳，那就问一下，医师能否提供漂浮设备，他要如何在治疗的同时确保你的安全。假如你觉得还算满意，就约个时间见面吧。

第三步

　　体验治疗，你是如何自由浮在水中？又是如何漂在水面上？柔和的波浪模式是令你精力充沛还是昏昏欲睡？在治疗的过程中，你脑子里想的是什么？是否有这样一瞬间，你的思维舒缓下来，可以忘记这忙碌的一天里下一个站在哪？当治疗结束时，你的情绪好吗？

第四步

　　治疗结束后，等一会再开车回家（最好是让你的朋友来接你）。有些人认为水中指压引人向上，而另一些人则觉得它让人迷失方向，甚至使人麻痹。

这个练习达到了什么目的呢?

　　水中运动是一种感官享受。如你所知，漂浮在水中是一种很强的感官体验。现在加上了治疗触摸和漂浮感觉，就能刺激多种感觉通路。人们通常会从这种疗法中获得巨大的好处，包括放松感的增强、疼痛的减轻、僵硬的缓解、各种埋怨得以疏解。

你知道吗?

水中指压的基础知识

　　在水中指压的治疗过程中，医师指导病人进行一系列温和的动作，如摇晃和漂浮，并当病人在水中漂浮过程中使用一种穴位按压法。许多病人能够入睡，或者达到一种深度放松的状态。

练习7: 试试针灸

第一步

学点针灸知识。这是中医常用的做法。它是把无菌的、很细很锋利的针插入身体特定的穴位。这些穴位沿着与特定功能/或器官相关的经脉排列。针灸穴位通常位于多根神经附近，可以很容易地向脑传递强有力的信号。

第二步

找一个有资质的针灸医生。这个人必须是得到国家或省级主管部门的许可，这一部门负责向你所在地区的卫生保健专业人员颁发执照。一些整脊治疗师、理疗医师、骨病医师和中医师，都能进行针灸治疗。

第三步

请求咨询和治疗。

第四步

体验治疗。与你的医师进行详细的沟通，确保他或她充分了解你在整个治疗过程当中的感受。

这个练习达到了什么目的呢?

针灸是一种感官疗法，但又不止于此。针灸是一种有效而复杂的治疗方法，已经沿用了数千年之久。它向你的身体引入了强有力的感觉信息，并通过脊髓将信息传递给你的大脑。

练习8: 体验穴位按压法

第一步

了解穴位按压法的来龙去脉。它来自中医，类似针灸，但是用按压代替针来刺激身体的特定穴位。指压是这种疗法在日本衍生出的一种形式。穴位按压法并不像针灸一样需要得到严格的许可，它不存在治疗用针的安全问题。

第二步

在你所在的地区找一位穴位按摩专家。找一家口碑较好的诊所——线上的好评和口口相传的推荐是衡量质量最好的标准。首先，你需要和在另一诊所工作的按摩师聊聊，比如脊椎指压按摩师、骨病医生或中医师。

第三步

请求咨询和治疗。

第四步

体验治疗。在治疗前、治疗期间和治疗后与你的医生沟通。分享你对治疗的感受以及你的需求。

这个练习达到了什么目的呢?

穴位按压法会带来非常丰富的感官体验。当穴位，尤其是敏感的穴位，被拇指或其他手指按压，你的大脑便会接收到大量的感官输入。大脑、肌肉和组织内部的触觉、压力和伸展的特定感受器将给大脑带来丰富的信息。

练习9：足疗放松

第一步

了解足底按摩的技巧与好处。这是通过手刺激脚上的穴位进行治疗。它可以让人放松，许多使用它的人，还觉得它能强身健体。

第二步

找到一个合适的足疗师。首先，找一个技术高超的按摩师，并且其取得了全国或省级相关单位的许可。询问他或她是否接受过正规的足疗培训。

第三步

请求咨询和治疗。

第四步

体验治疗。它是否使你脚上劳累过度的肌肉得到放松？你是否有一种放松的感觉？一定要确保足疗师知道你的病史，比如关节炎、血液循环问题或脚部神经问题。

这个练习达到了什么目的呢？

足部神经的分布非常密集，脑中相当一部分区域负责来自足部的感觉输入（手和脸也是如此，他们从脑得到额外的关注）。足疗会刺激你脚上的某些部位，不仅能缓解紧张和疼痛，还能向你的感觉皮层传递大量信息（大脑中负责读取身体各个部位发生了什么事情的区域）。

练习10: 感觉加工

第一步

如果你没有电动牙刷的话，请买一支。如果你曾经多次补牙，在尝试这个练习之前，请先咨询一下你的牙医。

第二步

请阅读牙刷的使用说明。

第三步

请按照说明书刷牙。刷头使用微小的振动而不是摩擦来"刷"牙齿。你会发现，你只需要在牙龈线和牙齿表面轻轻刷一下，而不是像你用手动牙刷时那样来回刷。

这个练习达到了什么目的呢?

电动牙刷对于许多人来说是一种新的尝试（也是一种有效的口腔清洁工具）。通过一种新的工具和方法刷牙，并体验随之而来的全新感觉，给你的大脑带来新的输入，可不是普通的输入哟。这不仅是一种很好的脑力锻炼，同时也能让你的笑容更加自信。

练习11: 穿不同的面料

第一步

看看你衣橱里的衣服，它们是用什么面料做的？主要是棉的，羊毛的还是合成材料的？

第二步

请仔细观察面料的质地，用手感受一下。表面光滑吗？是羊毛制成的吗？它们像烫过的棉花一样平整吗？

第三步

在你的衣橱里找一种不常穿的面料。你可能需要出去买一些不一样的东西。举个例子，如果你穿的大多是棉质的衣服，那么试试羊毛质地的衣服带来的感觉，岂不很好？

第四步

穿这种不太熟悉的面料一整天。确保它与你的肌肤相接触。关注这种面料穿在身上的感觉。

这个练习达到了什么目的呢?

皮肤的触觉是非常敏感的，可以分辨出细微的差别。我们常常穿着同样的衣服，用相同材料做的衣服——在我们的生活中，我们的感觉也总是一样的。这个练习是一种将新的感觉引入皮肤、神经和大脑的方法。当接触到相同的刺激物时，触觉会变得迟钝，而一种新的面料的引入能够以一种积极的方式刺激你的大脑和神经系统。

练习12: 听仔细

第一步

请盘点一下你平常听的音乐风格。

第二步

考虑一种你平常不听的音乐风格。确保你愿意接受它。换言之，这种音乐应该有不同风格，但又不会与你的喜好冲突，也不会与你的家庭环境冲突（如果你有孩子，他们也应该能够听得进去）。

第三步

请买一张专辑，或者找一个播放这一不同风格音乐的广播电台。

第四步

请在一个星期的时间里，每天听几首这种风格的歌曲。

第五步

一周后，与其回到你平常的音乐风格，不如找另一种风格继续探索。

这个练习达到了什么目的呢?

音乐犹如一场感官盛宴，有和声、旋律（如声音或乐器独奏）、节奏和歌词结合在一起。我们都有自己喜欢的风格，时间久了，我们就开始被动地听歌，只听一些熟悉的音乐类型。当你选择一种不同风格的音乐时，你的大脑会产生新奇感，这是刺激和学习的重要方法。

练习13：冷静下来

第一步

在一把舒适的椅子前的地板上，并排放两条大毛巾。

第二步

在其中一条毛巾上放一个小盆，容量约6加仑（23L），其形状应该能让你的双脚舒适地放进去。

第三步

在盆里装满冰水。最好是用一个水壶，分几次去装，因为装满水的盆会很重，而且不易搬动。

第四步

把计时器设置为1分钟。把你的脚泡入冰水中，开始计时。

第五步

请把你的脚从冰水里拿出来，放在旁边的毛巾上休息3~5分钟，直到你的脚恢复正常的血液循环（如果没有恢复，或者让你感到不适，请不要继续这个练习）。

第六步

请重复第四步和第五步（重申一次，如果你感到不适，请终止这项练习）。

第七步

请把你的脚从冰水里拿出来，并擦干。

这个练习达到了什么目的呢?

这个练习实际上是一种水疗法，利用水和温度来刺激你的身体，改善血液循环。寒冷刺激的直接接触，浸入冷水中的感觉，以及室温和冷水温度的交替，都为你的大脑提供了强烈的感觉信号。

请注意

如果你有任何疾病或健康问题，不允许把脚浸泡在冷水中，那么请不要尝试这种方法。

练习14: 赤脚行走

第一步

找一天在清晨出去走走，请确保温度在零摄氏度以上（凉爽宜人）。

第二步

选择一块草地，比如你家院子前的草坪或者附近的绿地，那里干净、安全，没有动物的粪便、碎玻璃或尖锐的东西。

第三步

天蒙蒙亮，草上还留着露水，你便可以前往那里了。

第四步

请脱掉你的鞋和袜子，赤脚在草地上走5分钟。改变你的脚与地面接触的方式。站稳双脚，让自己意识到你的脚底是如何与草和土地接触的。然后在这个区域正常行走一会儿。你也可以试试踮着脚尖走路，然后再换成用脚跟走路。

这个练习达到了什么目的呢?

你的脚的表面与大脑的相应区域间连接紧密（更多信息请参见第78页的足疗放松）。它们含有大量的神经和感觉受体，可以获取有关环境的信息。赤脚走路是一种很自然的体验，它能带给你丰富的感官刺激。

练习15：品尝新食物

第一步

想想食物的种类和你通常吃的菜。

第二步

列一份不属于你平时饮食的食谱。如果你需要创意，可以参考餐饮指南，美食网站，或是报纸上的美食专栏。在那里你会找到餐馆的评论和推荐，涵盖了各式各样的异域美食。

第三步

选择一家有你想尝试的不同菜肴的餐厅，唯一需要注意的是确保它符合你的饮食习惯——饮食限制、辛辣耐受度等。

第四步

去餐厅饱餐一顿吧。

这个练习达到了什么目的呢？

味觉和嗅觉的感知是原始而强大的，但它们经常会因为日复一日品尝相同的食物而变得迟钝。而当你吃到不同食物的时候——比如一盘含有不同的香料、味道或配料的菜，或者用不同的烹饪方法——你会得到很多新的感官信息。

练习16：去动物园

第一步

请在你所在的地区找一个动物园，计划去玩一次。

第二步

选择动物园里人不那么多的日子。避开大量的宣传，比如周六为非动物园会员免费参观的日子，否则你将浪费大量的时间在停车场，而不是在里面游玩。

第三步

探索！当你从一个展馆到另一个展馆的时候，请密切注意你周围出现的新的景象和声音。有不同的气味吗？动物的栖息地是哪里？与你在照片中看到的相比，这些动物是不是看起来格外的亲切和生动？

这个练习达到了什么目的呢？

这个练习提供了一种生动的、逼真的、新奇的体验，包含多种感官刺激。我们的思维和感官渴望这种类型信息的输入。一个标准的动物园为你提供了一个机会，让你可以看到不同种类的动物，这些动物被圈养在模仿它们生活的自然环境而建造的家园里。虽然这是一个由人类维护的人工环境，但动物园可以让你与动物和大自然更加亲密。

练习17：体验艺术

第一步

请在你所在的地区，找一间画廊。

第二步

在一个清静的日子里参观画廊，这样你可以免受打扰。

第三步

如果你发觉很难专注于艺术作品，那就跟随一位经验丰富的讲解员一同参观吧。切记：请勿动手。这种感官练习是针对眼睛的，而不是手。你可不想在如此美好的午后警铃大作，来破坏你的感官体验吧。

这个练习达到了什么目的呢?

这是一次视觉感官之旅，你可以吸收艺术家们用来交流思想和感受的颜色、几何图形、灯光和其他技巧。伟大的艺术作品不仅能展示出绘画技巧，而且是一种交流方式，能刺激大脑视觉输入区域。

练习18：在黑暗中穿衣服

第一步

请把你要穿的衣服放在一个熟悉的地方。你要很清楚这个房间的布局。

第二步

请紧闭双眼，换上新衣服。不许偷看哟，除非你真的一件衣服都找不到，或者感觉快要跌倒了。

请注意

如果你的平衡能力很差或者很容易跌倒的话，那么请不要做这个练习。

这个练习达到了什么目的呢?

闭上双眼穿衣服，你需要依靠触觉和你的四肢在空间中定位——而不是依靠视觉信号的输入。找衣服和穿衣服时，你的手指能够接收到大量的信息。关键是要放慢速度，细心，再细心。

练习19：乘坐游乐项目

第一步

找一个有良好安全记录和声誉的游乐场。当你在度假的时候，这将是一个很有趣的练习。

第二步

请选择5种不同的乘坐游乐项目，提供各种感官体验。这可能包括：不同的音乐，不同的运动方向，不同构造的汽车或座椅，等等。

第三步

继续乘坐。当你体验它们的时候，试着闭上双眼，然后睁开眼睛。当你闭上眼睛的时候，乘坐的感觉会不一样吗？试着听别人在乘坐中所发出的声音，把这些声音和你乘坐时出现的声音做比较。

这个练习达到了什么目的呢?

这是一项非常强有力的感官练习。它能利用运动、速度和旋转的感觉，以及对视觉和声音的感知，刺激你的大脑。云霄飞车和其他一些游乐项目可能并不适合所有人，但它们可能是对日常生活中限制大脑的感官习惯的强有力的突破。

请注意

请在你身体条件允许的情况下做这个练习，如果你有任何的禁忌证，比如心脏问题，请避免这样的乘坐游乐练习。

运动学习练习

运动锻炼不仅仅是锻炼肌肉，而且给了大脑很多事情去做。大脑和身体的同步协作是很重要的，这需要锻炼。

在婴儿时期运动对于我们的神经发育至关重要。即便是在子宫里，怀孕最初的几周我们也很活跃。运动不仅是复杂的肌肉和关节舞蹈，更是脑活动的交响乐。一些脑细胞会控制大块的肌肉，而另一些则抑制这些信号以防止抽筋或肌肉痉挛。

学习和协调肌肉运动需要小脑。当我们移动时，我们会处理大量的感官信息。我们的大脑不断地接收关于我们的身体包括四肢、躯干和头部在三维空间中的信息。我们很少意识到，我们的肌肉必须相互协调，这样相互拮抗的肌肉群（例如，屈膝的肌肉和伸膝的肌肉）知道什么时候放松，什么时候用力。运动锻炼不仅仅是锻炼肌肉，而且给了大脑很多事情去做。大脑和身体的同步协作是很重要的，这需要锻炼。

你知道吗？

在子宫内学习

在子宫内的第11周，胎儿便可以吮吸拇指。有些动作甚至开始得更早！

练习1: 交叉爬行#1

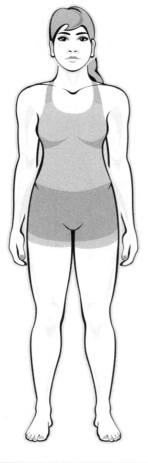

第一步

双脚直立站稳，两肩分开，双臂放在身体两侧。

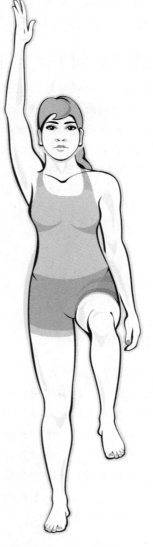

第二步

将你的右臂举过头顶，同时抬起你的左腿，屈膝，并尽可能抬高。

第三步

使用你的核心肌群来支撑身体和保持平衡。同时还原你的右臂和左腿到起始位置。当左脚回到地板上时，用相反的肢体重复第二步的动作（你的左臂和右腿一起移动）。

第四步

重复做50次第二步和第三步的动作。在你运动的同时，找到适合自己的节奏。

这个练习达到了什么目的呢?

这个练习可以刺激你的脑和脊髓，因为正是它们控制你的肌肉协调。这些动作让你重复你刚开始学习爬和学习走路的时候所做的动作。回顾这些发展运动可以帮助你的大脑在一个稳定的身体轴心上加强侧向运动的协调性。

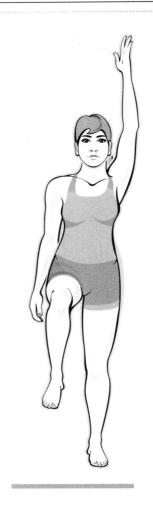

你知道吗?

爬行是至关重要的

婴儿时期，我们的神经系统开始通过爬行运动来控制我们的身体。婴儿的目光锁定在某个物品上，然后身体向它移动。最初，爬行包括一个同时发生的初级运动，在这个运动中，对侧的手臂和腿保持同步，而躯干和腹部的核心肌群保持身体的稳定。当婴儿第一次尝试这个动作时，他们的腹部会贴着地面滑动，但当他们有了力气时，他们便使腹部离开地面，加快速度，在地板上快速移动。这种交叉爬行运动是学习走路的重要历程，因为一条腿必须学会在另一条腿摆动时保持稳定。这是一种原始的运动，许多动物都会这样做，有些动物，比如爬行动物，把交叉爬行作为它们最主要的运动动作。

练习2: 交叉爬行#2

第一步

请将四肢着地。一定要穿舒适的衣服，跪在不会伤害膝盖的地方。保持头部自然中立，目视肩部稍前方的位置，不要伸长脖子哟。

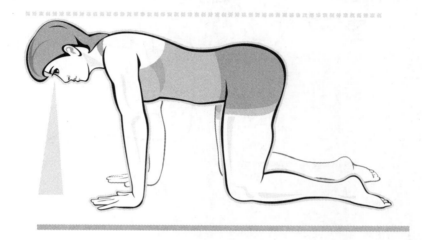

第二步

请向前举起右臂，并同时把左腿伸向后方，使其平行于地面。保持背部与地面平行，使你的核心肌群收紧以支撑你的身体。

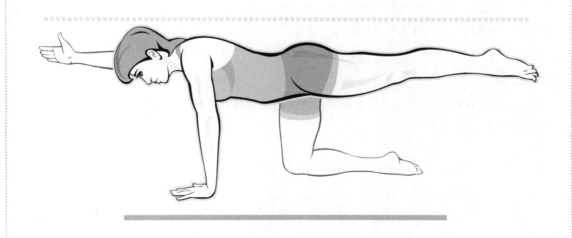

第三步

请同时将你的右臂与左膝还原到初始位置。然后用对侧肢体，重复第二步（你的左臂和右腿一起运动）。

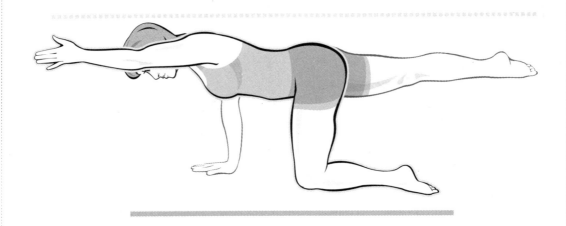

第四步

请重复做20次第二步和第三步的动作（每侧各10次）。在你运动的同时，找到适合自己的节奏。

这个练习达到了什么目的呢?

与"练习1：交叉爬行#1"一样，这一练习也唤醒神经系统。这套动作将你的躯干保持于水平位置，这和你婴儿时期所掌握的爬行动作更为相似。

请注意

如果你的膝盖有问题，或者上下不便，请不要做这个练习。那样的话，你可以坚持"练习1：交叉爬行#1"。

练习3: 交叉爬行#3

第一步

请四肢着地。一定要穿舒适的衣服，跪在不会伤害膝盖的地方。空旷的草地是个不错的选择，因为你需要一定的空间。你可能更想在自己的庭院里做这个练习，不然你还要向其他人解释你在做什么。如果你没有向他们说明你的脑部锻炼计划，他们没准会来草地上帮你寻找丢失的东西。

第二步

将你的目光集中在离你30英尺（9m）远的物体上。让助手为你计时。

第三步

请爬向这个物体，同时目光锁定在目标物体上面。

第四步

转过身去，爬回到你的出发点。

第五步

请重复第三步和第四步，持续3分钟。

这个练习达到了什么目的呢?

就像之前的爬行练习一样，你正在重温小时候所做的发育运动。在这个运动和神经系统活动中，你的眼睛会引导你的方向，使它几乎和婴儿时期的爬行体验别无二致。

请注意

如果你的膝盖有问题，或者上下不便，请不要做这个练习。那样的话，请坚持"练习1：交叉爬行#1"。

练习4：交替运动

第一步

舒服地坐在椅子上，双手放在大腿上。

第二步

翻动左手，手掌朝上。

第三步

请移动你的右手，让它悬停在你的左手掌上方。让助手给你计时。

第四步

请用你的右手掌轻拍你的左手掌，然后将右手翻过来，用右手背轻拍你的左手掌（保持你的左手在大腿上不动）。

第五步

请重复第四步，并持续30秒，在你运动的同时，找到适合自己的节奏。

第六步

请在另一侧，重复第一步到第五步。让你的右手，手掌朝上，在大腿上休息，而用你的左手轻拍。

这个练习达到了什么目的呢?

在这个练习中，你可以锻炼脑部的小脑区域。这项任务需要协调的交替运动。事实上，医生们使用这种方法和它的变化形式来测试患者的小脑功能。

练习5: 肌肉感知

第一步
舒服地坐在椅子上，将双手放在膝盖上。

第二步
请闭上双眼。

第三步
想象一下自己的右肱二头肌。

第四步
慢慢收缩你的右肱二头肌。收紧它，但不要弯曲你的手臂。尽量放松周围的肌肉，通过把你的注意力放在右肱二头肌上，你会发现这样做就更容易了。

第五步
保持右肱二头肌的张力10秒钟。

第六步
请慢慢放松。

第七步
用你的左肱二头肌，重复第三步到第六步。

第八步
请用你的右肱三头肌，重复第三步到第六步。

第九步
请用你的左肱三头肌，重复第三步到第六步。

这个练习达到了什么目的呢?

当你在这个练习中分别收紧每一块肌肉时，你是在练习对肌肉的精神控制，并单独向它们施以收缩指令。与此同时，你要让周围的肌肉尽可能放松。在我们的日常生活中，我们经常在没必要的时候同时激活许多肌肉，这样做通常是因为我们习惯于重复模式。每次只运动一块肌肉的练习，而不是对整个肌肉群进行笨拙的训练，有助于重新建立受控的精细动作。

练习6：脚跟和脚趾

第一步

穿过一个房间，用脚后跟走路并保持平衡。如果你的平衡能力不好，请将双脚分开，来增强稳定性。

第二步

转身走回房间，踮脚保持平衡。

第三步

将第一步和第二步重复3次。

这个练习达到了什么目的呢？

这个练习可以让你分别控制不同的肌群，并测试你通常用来走路的肌肉强度。这在一定程度上也是一种平衡练习。如果你患有关节炎或平衡力很差，你可以扶着床边或沙发，再或者就干脆不要做这个练习啦。

练习7：学习新的泳姿

第一步

去游泳池，直到你觉得完全适应了再下水。如果你不是一个游泳好手，浅水区就足够了（安全做法是，一定要选择有救生员的公共泳池）。

第二步

尝试一种新的、不太熟悉的泳姿。举个例子，如果你通常用自由泳，那就试试仰泳。

第三步

用这种泳姿游泳，直到你想出水。不要游到精疲力竭的程度，一定要确保你能回到泳池边。

第四步

每次去游泳池锻炼，都用这个泳姿，并增加你游泳的距离。

第五步

请注意：从何时起这种泳姿变得熟练到你已经不需要动脑子想？用了多久它才能成为一种自然而然的运动？

这个练习达到了什么目的呢？

尝试一种全新的或不太熟悉的泳姿，会让大脑学习一种全新的运动模式。在水里，你不会轻易扭伤或伤到关节，所以这是一种很好的低强度的锻炼。你需要的只是做一个自信的游泳健将。

练习8：混合起来

第一步

选择一个你可以调整，又不影响安全的日常生活习惯。大多数个人卫生活动和清洁活动都符合这一标准，但照顾老人和幼儿的常规工作还是不变为好。

第二步

请改变你所选择的生活习惯的顺序。举个例子，如果你通常的顺序是刮脸、刷牙、用牙线清洁牙齿，然后梳头发，那么现在你可以先梳头发、刮脸、用牙线清洁牙齿，然后刷牙。

第三步

第二天，请重复第二步中你所选择的顺序。

第四步

每一天，都在日常生活中重复这个新的顺序，直到它变得自然而然。

第五步

再次改变你日常生活的顺序，以一种全新的、不同的顺序去执行这些步骤。每天重复这个新的顺序，直到它变得自然而然。

这个练习达到了什么目的呢？

当你改变日常习惯的顺序时，是让大脑更努力工作、变得更聪明的最直接的方法。许多日常活动都是由精心设计的动作组成的，这些动作已经重复了千百遍。当你一生中，毫无变化的一直重复同样的顺序时，你会错过一种通过建立新的联结来训练大脑的行之有效的方法。

练习9: 向上还是向下

第一步

舒服地坐在椅子上，将双手放在膝盖上面。

第二步

请闭上双眼。

第三步

让朋友把你的大脚趾向上或向下弯曲，然后你告诉朋友，脚趾弯曲的方向。朋友告诉你，你的回答是否正确。

第四步

用另一只脚的大脚趾来重复第三步的动作。

第五步

如果你对第三步和第四步中脚趾弯曲的方向判断错误，请重复这些步骤，直到你能正确判断出两只脚大脚趾弯曲的方向为止。如果你每只脚尝试了三次之后，仍然不能准确判断出脚趾的正确方向，那么你可能永远都无法成功地接收到这类特殊的感官信息了（见下面的方框）。

这个练习达到了什么目的呢?

这更多的是一种感官训练。但它关注的是你需要什么样的感官信息才能正确使用你的肌肉。这个练习看似简单，但是对那些患有糖尿病或其他足部麻木或疼痛疾病的人来说，却很有挑战性。

你知道吗?

麻木的脚趾

当你在做"练习9：向上还是向下"的时候，请专注在你的感觉上。如果你发现在这个练习中你无法感觉到脚趾的方向，请立即告知你的医生。缺乏位置感觉很可能是神经损伤的前兆。

练习10：学习手语

第一步

请访问一个手语教学网站。从中国手语学习教程（Shouyu.z12345.com）开始吧。

第二步

观看一段教学视频，演示一个简单的单词。

第三步

请跟随视频，学习手语。

第四步

请在没有视频的帮助下，独立完成这个手语。

第五步

请回看这段视频，看看你做的是否正确。

第六步

继续练习，直到你可以凭借记忆完成这个手语。

第七步

请通过重复第一步到第六步，再学习两个常见的手语。

这个练习达到了什么目的呢?

学习手语可以将你大脑中的许多区域和路径联系在一起。你必须学习新的动作，使用视觉提示，把所有这些都与你对语言的理解串联起来。当你学习这种新的交流方式时，它将会在你的大脑中增加更多的路径，使大脑变得更加聪明。

练习11: 快速的变化

第一步

请把你的右手伸向脑后，然后触摸你的左肩。

第二步

请用你的左手，轻拍左膝2次。

第三步

如果你正坐着，请站起来。把左脚放在右腿膝盖上，然后从小腿内侧移到脚踝。

第四步

请双脚着地，然后抬起右腿，弯曲膝盖。

第五步

请双脚着地，然后一直蹲在地上。

第六步

请站起来，做一次跳爆竹。

第七步

请站直，就像有一根绳子正在拉着你的头顶那样，目视前方。

第八步

请收紧下巴，用力贴向胸前。

第九步

抬头看天花板。

第十步

请重新站好，但可以换个比较放松的姿势。

第十一步

原地跑15秒。

这个练习达到了什么目的呢?

这个练习仅仅是一种让你的神经系统协调你的四肢和眼睛的感官信息的方法。这样一来，大脑、神经系统和肌肉就能集中注意力。通过快速连续地从一个动作切换到另一个动作，你的大脑必须处理感官信息，并迅速地向你的肌肉发出指令。有针对性的冥想练习固然重要，如游泳和太极在运动养生方法中很重要，但是像这样的快速训练也同样重要，它能为你的大脑带来不同的体验。

练习12：跳舞，跳舞，跳舞

第一步

请访问一个为特定舞步提供详细指导的网站，例如中国舞蹈网：www.chinadance.cn。

第二步

请选择一段你不会跳的舞蹈（请确保它在你的能力范围之内，不会伤到自己）。

第三步

仔细研究指导说明，并想象着自己做这些舞步。

第四步

一个动作接一个动作地练习，直到每个动作都达到标准为止。

第五步

试着循序渐进地完成这些舞步，从头到尾，只有在迫不得已的情况下再去参考指导说明。

第六步

请在不参考说明的情况下，完成所有舞步。

第七步

尽可能流畅地重复5次完整的舞步。每次重复之间不要休息。

这个练习达到了什么目的呢?

通过尝试一种新的舞蹈，你的大脑会学习一种新的运动模式。大脑的许多部分参与其中：发起运动的部分、帮助改进运动的部分和协调运动的部分。此外，这个练习对你的社交生活也有很大帮助。

练习13：下厨做些新菜肴

第一步

浏览一本新的烹饪书（比如本书中的食谱），或使用一个美食网站（如www.xiachufang.com），找一种你从未尝试过的烹饪方法。它可能复杂到将火鸡剔骨，或者简单如塞葡萄叶。选择那些需要灵活的手工且步骤纷繁的烹饪技巧。确保你能胜任——如果你没有良好的刀工和沉稳的握力，你应该不会想去尝试新奇的切割技术。

第二步

请按照指示，来完成这项任务。在你动手去做每一个新的步骤之前（例如，将两种成分混合在一起），先在头脑里设想一遍将如何去做。

第三步

选择其他的技巧来尝试。从第179页开始，就可以去实践这些美妙的可以提升脑力的食谱。有非常丰富的美味可以烹饪和享受。

这个练习达到了什么目的呢?

执行一项不熟悉的躯体任务——尤其是涉及手眼协调的任务，会促使你的大脑在额叶皮层（遵循指令）和前额皮质（提前计划）的控制下使用肌肉。食物的质感和香气也同样令人愉悦和兴奋。

练习14: 试试瑜伽

第一步

找一本专业的瑜伽指导书或碟片，学点瑜伽动作吧。也可以在互联网上找找瑜伽常规动作和教学指导的视频（例如：www.huilanyujia.com/index.html）。

第二步

选个你能轻松做到的瑜伽姿势，符合你的适应度和柔韧性的那种。

第三步

仔细研究书面指导和口头指令，将这个姿势分解，看看双手、双脚、躯干、头部等部位的特定姿势。

第四步

弄清楚身体不同部位的正确姿势以后，连贯尝试一下你学到的每个细节，仔细执行实际动作。

请注意

不要弄疼自己；如果姿势和动作还没完全弄清，不可强行推进瑜伽练习。可以向一位优秀的瑜伽老师一对一学习，老师会讲解动作，帮你将姿势摆放到位，还不会用力过猛，所以这是事半功倍的做法。

这个练习达到了什么目的呢?

瑜伽是着眼于意识和呼吸的特殊类型训练。瑜伽可激活大脑，2012年有一项研究发现，大脑灰质，即参与信息处理的细胞，在常规瑜伽练习时增多了。大脑灰质可规划身体部位，可洞察身体其他部位并了解其空间位置，通过对大脑灰质的强化训练，灰质得到了强化。对躯体的规划训练确实使细胞生长增速！

你知道吗?

瑜伽练习注意事项

瑜伽本来是一种放松练习，但若无经年累月的练习不可能达到较高的技术水平。如果你只是个初学者，要小心从事，以免过度拉伸肌肉关节。花时间找一位见多识广、符合资质的瑜伽老师，是最划算的做法，这会帮你尽享这项身心锻炼带来的好处。

训练15：注意你的呼吸

第一步

找一个舒适安静之处，坐下，放松。

第二步

注意自己的呼吸。

第三步

把一只手放在自己肚子上（把手放在腹部）。

第四步

缓慢吸气，使气沉丹田，鼓起横膈（横膈是指双肺下的肌肉，负责吸气、呼气）。这个动作会使你的手随肚皮向外移动。

第五步

缓慢呼气，手随之向下回落。随着每次吸入和呼出，能看到自己横膈的辛苦工作。

第六步

重复第二步至第五步，共重复5遍。

这个练习达到了什么目的呢?

这个练习帮你练习一下通常不被充分利用的横膈肌。姿势不良，久坐不动，都会使人呼吸变浅，总是使用胸式呼吸。深呼吸是更好、更健康的吐故纳新方式。深呼吸还有助于激活各种呼吸肌。运用膈肌进行深呼吸，会将大量氧气带入血流，这对大脑健康具有重要意义。

练习16：打太极拳

第一步

学学这种古老的身心修炼。太极拳是一种古老的躯体及呼吸训练模式，还涉及冥想的实践。它与中医传统理论密切相关，纳入了柔和的动作模式，不会对关节和心脏带来较大负担。中医传统理论旨在保持身体的能量平衡，带人进入自身内部的平和，与外部世界的和谐。在本地资源或网上资源中查找一下资料吧，比如：www.taijidashi.com。

第二步

在你生活的区域找一间工作室或一家休闲中心，参加太极拳的入门课程。

第三步

若有特殊需求，请和教练谈谈，了解课程涉及哪些内容。

第四步

去上课，练习太极拳动作。

这个练习达到了什么目的呢?

众所周知，太极拳可提升练习者的身体良好感受。太极拳老少皆宜，而且由于能够提升运动和呼吸的自由度，所以尤其能使老人受益。一些有关太极拳的前期科学研究表明：太极拳能改善记忆力和神经元重塑（见第15页）。这很有道理，因为运动确实能够激活大脑生长，而太极拳正是与运动有关。

练习17: 学习缝纫

第一步

找一位缝纫老师，比如一位见多识广的亲戚，在衣料店或工艺店认识的老师。找不到也没关系，有许多很优秀的书籍和影像资料，可给你基础指导。

第二步

选择一种图案，按图索骥配好材料。这个训练应该很有挑战性，但也不要太过复杂，好玩就行。

第三步

让老师帮助你，按照图案去做，完成衣料缝纫。

这个练习达到了什么目的呢?

在训练精细动作、手眼协调方面，缝纫具有神奇功效。为取得所看所感之间的协调一致，需要大脑进行微调，并控制细微活动。穿针走线对脑和手来说尤其是挑战，因为这需要协调良好的肌肉管控。对于大多数人来说，缝纫曾经是日常活动，但现在并非如此。不过现在仍有很多裁缝。除了作为兴趣爱好，缝纫工作能把几代人联结在一起，而且是很经济的做法。免去给干洗店的缝补费用，岂不很好!

你知道吗?

喜爱编织的脑

对大脑感觉区域进行强化，其中一个办法就是把编织衣物当成爱好。编织时，需要传送双手双眼得到的感觉信息，并允许感觉信息来引领双手肌肉的活动。编织的好处不止这些，你还可以穿上你自己的作品，获得创造美妙事物的满足感。

第18课: 试试普拉提课程

第一步

　　研究一点普拉提，阅读资料或是与教练谈谈都可以。基础知识：普拉提涉及训练中躯体位置、速度和力量等躯体核心强化要素的精细控制，这里的躯体核心以腹部肌肉为核心。这一神奇的训练体系由约瑟夫·普拉提在20世纪最初几十年间创制。普拉提早年在德国生活，后来移居美国，之后开始用自己的方法训练舞蹈演员和运动员。他的工作声名鹊起，名声在外，如今普拉提课程遍布全球。

第二步

　　参加一个由普拉提持证教练带领的入门级课程（见下面方框里的内容）。你也可以参加集体课程或是一对一的培训。

这个练习达到了什么目的呢?

　　普拉提是一项不可思议的躯体强化训练，但它所能提供的内容远不止这些。普拉提能够激活大脑对躯体运动的意识，确保你拥有能够支撑其他肌肉的强有力的核心肌群。随着年龄增长，我们往往会忽略核心肌群，就这样在办公室、在家中、在车里久坐，我们真的丧失了孩童时将动作整合在一处的能力。我们忽略核心肌群的另一个原因，是过度关注有氧训练或称非核心肌群训练。普拉提构建了核心肌群支撑体系，并有意识地教导躯体精细运动等内容。

你知道吗?

有资质的老师

　　普拉提老师、瑜伽教练或其他形式的身心训练老师如果没有资质，缺少经验，或不了解人体解剖，就容易导致损伤。有资质的优秀老师会花时间研究他要教授给学生的动作，并对其进行微调。有些老师所持有的不过是健身证书。任何情况下，都不可让你的教练任意为你加量，以至于到了不太对劲、不太舒服的地步。

训练19: 完美姿势

第一步

站在穿衣镜前。最好使用三面镜,这样你能同一时间看到多个角度(比如服装商店更衣室内的镜子)。

第二步

检查一下你的姿势。你的肩膀是否塌向前方?你是否头部前倾、下巴上扬?你的腰背是否没有挺直?要记住,人体并非一条直线——而是自然的曲线,比如脊柱就是S曲线。所以,军姿般笔直的背部不是好的姿势。

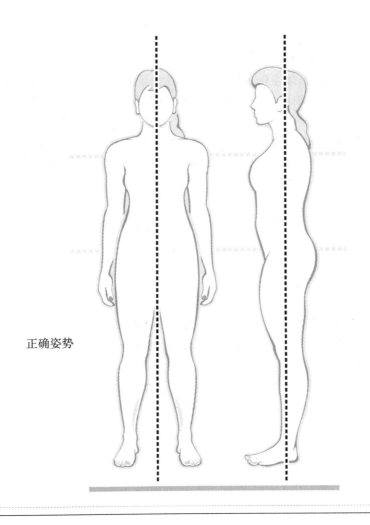

正确姿势

第三步

将双脚立定于地面，两脚间隔约一手掌宽。

第四步

将双手放在骶部，即位于下腰部，恰好在尾骨上方的三角骨那里。骶部的起始部通常就在你的牛仔裤后兜的内角。当你站直时，请摸一摸这个区域。骶骨是不是蜷缩在身体下面？骶骨的下半段是不是朝着身体的前面倾斜？这是不好的迹象，会让你的双肩下垂，使你无法保持良好的姿势。

第五步

向后方轻推骶骨，使骶骨所指的方向略微朝向身体后方。此时，骶骨能被双手触摸到的部分就更长了，而且你能感受到脊柱的下半部分的曲度恢复了。

第六步

现在你有了扎实的站姿，请深吸一口气，再呼气。

第七步

双肩放平。使双肩稍稍向后扩展，但不可过度。

第八步

略微收收下巴，不要收得过度以免使咽喉感到紧张不适。极轻微地点点头。

第九步

让头部略微向后，使头部的重量均匀地处于双肩之间，而双肩位置稳定自然，与后腰的重心匹配。打个比方你就明白这个姿势了，如果在头顶有根线可以把你提起来，那么重心的垂线恰好通过双脚。

第十步

再次深吸一口气，呼气。

这个练习达到了什么目的呢？

重力的作用、懒散的生活态度、劣质椅子床垫、年龄的增长……在这些东西经年累月的作用下，我们的体态都出现了问题。这项练习有助于恢复身体的正常结构和功能，让身体部位都各归其位，这样整个身体就能高效运转了。这项练习还可使大脑更顺畅地控制身体的运动、关节和肌肉，使它们各司其职。

请注意

如果你做过手术或受过创伤，或者你的姿势无法达到这一标准，那么尝试这项练习前，一定要事先和自己的医师咨询一下这项练习。你还可以与整脊治疗师或理疗师一起探讨一下你的姿势。

记忆力提升练习

对于我们的生活，记忆力有着至关重要的作用。记忆力的作用模式仍然是人类不断探索的课题。对于记忆形成过程中的某些机制（准确说来并非确切的记忆储存机制），人们已有很好的了解。记忆训练有助于优化记忆策略，因而是大有裨益的：记忆训练赋予大脑线索与辅助，在记忆形成和记忆回溯上成为值得信赖的工具。

训练1: 拣出一张牌

第一步
打开52张一副的扑克牌，洗牌。

第二步
为自己抽出3张牌，正面朝下放好。

第三步
捡起每张牌，看一下，然后重新正面朝下放好。

第四步
等待10秒钟。

第五步
大声说出每张牌的点数。

第六步
翻开这3张牌，看看你说对了没有。

第七步
重复第一步至第六步，将第四步的等待时间延长至20秒钟。

这个练习达到了什么目的呢?
在这项练习之中，你测试了自己的短期记忆。等待10秒或20秒后说出牌的点数，你等于是把某个图像（以及识别出的图像含义）从感官传送到大脑的内存之中。

练习2：列出你的"五虎上将"

第一步

　　挑选你感兴趣、对你来说有重要意义的题目，而且里面的项目是可以排列位次的。你可以列出你最喜欢的5位电影演员、5家饭店，或者5位历史上的励志人物——这是你的"五虎上将"。

第二步

　　在选定的题目上，创制一份你的"五虎上将"列表。

第三步

　　写下这份列表，记住它。

1. _____
2. _____
3. _____
4. _____
5. _____

第四步

　　把这张列表放在一边，24小时内不看它。

第五步

　　第二天，试着回忆一下你的"五虎上将"列表。然后核对一下你写好的列表：你是否记住了表格中的每个项目？

这个练习达到了什么目的呢?

　　这项练习不仅训练回忆能力，而且是构建记忆的工具——尤其是在从短期记忆到长期记忆的最初转化方面，可发挥出独特效果。你可以创建多个"五虎上将"列表，这能帮助你记住重要事项。"五"是个容易记忆管理的小数字。为了不断构建记忆，可以每天重复这项练习，每次都制作一份新的列表。你可以有多个"五虎上将"题目，让它们轮番上场，看看你的记忆如何。

练习3: 重构每一天

第一步

每天结束的时候，找个安静角落坐一会儿。可以放松一下，不要过于疲劳。

第二步

回想这一天发生了哪些事情。

第三步

找出这一天发生的重要事情、重要节段: 你去了哪里? 发生了哪些重要事情? 在哪些事情你倾注了情感? 你花费大量时间来做哪些事情?

第四步

将这些按顺序排列（最好是在头脑中排序，但也可以写成列表——要是表格对你更有帮助）。

第五步

将这个表格念给自己听，要按照正确的时间顺序。可以默念，也可以大声念出来。

这个练习达到了什么目的呢?

这是一项记忆训练，同时也是一个有用的工具，帮助你将不同事项按顺序列在表单之中。将每天发生的不同事件按顺序在头脑中排列，这有助于你记住顺序，正如整理纸盒箱会帮助你记忆在箱内何处可找到物品一样。这项练习会帮助你的大脑将信息从短期记忆转至长期记忆，这个过程涉及脑的多个区域，特别是海马回（海马回是负责创建长期记忆的脑组织）。

你知道吗?

短期记忆与感觉记忆

短期记忆事实上是稍纵即逝的——仅仅数秒钟，但仍比来自感官的信息在头脑中留下的印记要长，后者被称作感觉记忆。比如，关掉光源后在几秒内仍能看到强光，就是一种感觉记忆。

练习4: 记住新的地点

第一步

去一个你不太熟悉的地方，比如城市里从来没有造访过的街区、相邻的城镇、热门的度假景点或新的购物中心。

第二步

在这个新的地方走走。观察周围事物的同时，你也编一个与这一经历相关的故事吧。如果你去的是商场，可以告诉自己并非偶然光顾，而是有意为之（比如去买几双新鞋）。

第三步

描述一下你所造访的地方的情况，以及这次远足期间你碰到了哪些重要人物。要关注那些非同寻常的细节。

第四步

把故事讲述给你的家人或朋友，多讲几遍；内容要包括你记住的所有细节。

这个练习达到了什么目的呢?

通过使用这一叙述性、故事性手段，可帮你记住新的经历和新的地点。这一练习有助于你将记忆纳入一个框架之内，从而在其他时点回忆起来。

你知道吗?

戏剧有助于记忆

人们通常能够记住引人入胜的电影情节。训练要求你围绕某个活动编写故事，能帮你记住故事发生背景的许多细节。大脑似乎是通过这种方式来收集经历，形成记忆。

练习5：记住某项工作

第一步

选择一项你想学会的新工作。可以是房屋维修，工艺品制作，也可以是艺术品创作。

第二步

为了完成这项新任务，需要执行许多步骤，现在学会这些步骤。可以按照说明书，看光碟，或者让朋友演示给你看。

第三步

回想一下这项新任务所涉及的各个步骤，先不用执行。

第四步

执行这些步骤，把这项任务的所有步骤完整做一遍，直到完成为止。执行步骤过程中，把每一步都向自己讲解一下。

第五步

把这项任务详细讲给亲朋好友听，包括你完成全套步骤过程中发现的所有细节。

这个练习达到了什么目的呢？

此项练习的基础是叙述性记忆技术，在"练习4：记住新的地点"，你已经学习过这种技术。当不断重复传达信息给自己或他人时，脑就会成功地构建记忆。当学生们分组讨论，彼此教导时，即可取得事半功倍的效果，原因正在于此。

练习6：按记忆购物

第一步

列出你需要购买的20种物品清单，包括不是每周都常规购买的物品，还包括会带来些许新鲜感的东西（比如"水果——香蕉或橘子"）。

第二步

仔细查看一下列出的清单，然后放在一边，不去参照它。

第三步

接下来2～6小时内就去购物吧，不要再查看你的购物清单。

第四步

回家，取出清单，和你购买的物品比对一下。你是否已经买到了清单上的每件物品？

这个练习达到了什么目的呢？

这项练习达到了将短期记忆强化为长期记忆的目的。这种强化过程需要不断重复，也要占用一定时间，但我们确实知道，当你听到或学到某些新东西的数分钟之内以及数小时之后，某种结构性变化就发生在脑中了。你可以对此类练习做一些变化，使其保持挑战性。可按照货架分门别类地列出你的购物清单，比如农产品、面包、乳制品等，并记住每个货架上都有什么物品。你也可以在列出清单一整天之后再购物——更长的间隔时间会加大任务的难度。

练习7: 记住新的国家

第一步

拿出你家的地球仪, 或在网上找几幅世界地图。

第二步

从一块不太熟悉的大陆上挑出10个国家 (像法国、瑞士这样的欧洲国家对大多数人来说可不是什么挑战)。

第三步

写下你挑选的大陆和国家列表。

1. ....
2. ....
3. ....
4. ....
5. ....
6. ....
7. ....
8. ....
9. ....
10. ....

第四步

仔细查看这份清单至少3次, 研究下它们的名字, 读出或默念这块大陆和这些国家的名字。把清单放在一边, 等待24小时。

第五步

第二天, 试着默写出这份清单, 可不要偷看, 也不要尝试别的辅助工具。

第六步

取出最初的清单, 和你刚刚写下的比对一下。你能够记住多少个国家?

这个练习达到了什么目的呢?

这项脑的记忆练习学习体系采用的是描述性信息 (比如说出某事物), 并将信息编码存入长期记忆中。形成记忆在某种程度上要有新突触的形成 (突触就是大脑细胞之间的化学连接)。

练习8: 记住10个国家首都

第一步

找出你家的地球仪（可能早已布满灰尘了），或打开网页，找出全世界范围内10个国家首都清单。

第二步

挑出10个你不太熟悉的国家首都（像法国巴黎那样的首都可不是什么挑战）。

第三步

写下你挑选的国家及其首都的清单。

1. _____   _____
2. _____   _____
3. _____   _____
4. _____   _____
5. _____   _____
6. _____   _____
7. _____   _____
8. _____   _____
9. _____   _____
10. _____   _____

第四步

仔细查看这份清单至少3次，研究下它们的名字，读出或默念这些首都的名字。把清单放在一边，等待24小时。

第五步

第二天，试着默写出这份清单，可不要偷看，也不要尝试别的辅助工具。

第六步

取出最初的清单，和你刚刚写下的比对一下。你能够记住多少个首都?

这个练习达到了什么目的呢?

和"练习7：记住新的国家"一样，这项练习也要求你处理不太熟悉的信息，并将信息转入长期记忆中。

练习9：名称的联想

第一步

你下一次碰到新面孔时，请试试这项练习。这里的"新面孔"可以是你在双方都时常光顾的地方碰到的，并且以后还会再见。当你第一次听到某个人的名字时，你会说"见到你真高兴，王先生"，或是"你经常来这家咖啡店吗，王先生"。

第二步

创建联想模式，来帮助你记住人名。你可将这些新名字、新面孔与你熟知的某个人物相联系，也可以想出一个与人名押韵的词语。你还可以将人名与这个人的背景相联系（比如来自上海的王大海）。

第三步

下一次再见到这个人时，试着回忆起你已经建立起来的联想。称呼他的名字来打招呼。如果不幸你忘了他的名字，可以再问一下，然后重复第一步至第三步的步骤。

这个练习达到了什么目的呢?

这项练习使用了大有裨益的技术，对记忆的构建进行强化。通过创建思维的联想，可将口头信息（名字）固化到长期记忆中。这就形成了信息联系，它可以帮助你以后检索出这些信息。

练习10：创建记忆符

第一步

想出一个你想要记住的清单，可以是小组成员的名字，或是一道菜肴中各种食材的名称。

第二步

写下人名或食材名称，记下每个词的首字母。

第三步

试着用这些首字母拼出一个单词，这就形成了一个记忆符。如果你无法组成一个好词，可以用另一个术语或昵称替代清单内一个原有名称，这帮助你组成一个容易记忆的词汇。

第四步

随后几天内，大声说出这个记忆符，可以对自己说。如果你能有好方法把记忆符嵌入谈话之中，也可以对别人说。

第五步

在你的日程表上做个记号，以便在1周之后检查下你的记忆效果。

第六步

现在1周过去了，看看你通过使用记忆符，是否成功记住了各种食材的名称。

这个练习达到了什么目的呢?

记忆符有利于将信息转入长期记忆内，可以帮助那些难以保留新信息的人。如果记忆符能得到反复演练，而且足够新鲜有趣，大脑就能将其想起、解码并创制成你希望记住的物品清单。其实，你是在将信息"组块化"为更加容易管控的片段，通过使用某种形象（通常是指记忆符某一好玩有趣的方面）来形成如影随形的记忆联想。

你知道吗?

著名的记忆符

记忆符是常用记忆工具。记忆符可以是某份清单上各个物品首字母所组成的单词。例如：RoyGBiv听起来像个人名，其实却是帮你记住彩虹颜色的记忆符：红（red）、橙(orange)、黄(yellow)、绿（green）、蓝(blue)、靛(indigo)、紫(violet)。另一个有名的记忆符是HOMES，可帮助你记忆五大湖的名字：休伦(Huron)、安大略(Ontario)、密歇根(Michigan)、伊利（Erie）、苏必利尔（Superior）。

练习11: 遵循头脑导图

第一步

在不太熟悉的城镇里找一个目的地。这个目的地不要太远，既不会让你走丢，也不会让你总是担心迷失方向。换言之，不要找市中心的繁华路段。你不用转上四五个街角，也不用走太远，就能抵达那里。

第二步

为了抵达目的地，请你想清楚行走路线的方向。

第三步

设身处地地想象一下起点的街景，之后是第一个拐角的情况。沿途有哪些地标？第一个拐角位于哪几条街道的交叉点？

第四步

按这种方式，继续在头脑中逐步构建你的导图。四五个拐角之后就该停下了，这已经足够远了。

第五步

现在根据你头脑中的导图开车前往目的地。即使你错过了路标，也不要沮丧。在安全处停车，看一眼地图，或是GPS工具。现在离目的地还有多远？

这个练习达到了什么目的呢?

这项练习是一种长期记忆训练，迫使你回忆起你早已知道的当地地理信息，以及头脑中的方向。这项练习还对你的视觉–空间智能提出了要求。

练习12: 保持情境意识

第一步

前往一个全新地点，比如最近开张的商店或饭店。

第二步

观察此处的细节。出入口在什么位置？员工做些什么？他们在哪里生产？又在哪里保管产品？顾客们在哪里等候服务？布置得如何？空间设计如何？

第三步

现在回家。回家后1小时内，写下你对这个新地点所有记忆的清单。

第四步

手拿记忆清单返回这个新地点。你是否准确记住各个细节？现在你注意到了哪些此前并未觉察的事情？

这个练习达到了什么目的呢?

这项练习让你操练情境意识，提高观察能力和记忆能力，将周边正在发生着的事情细节融入记忆内。时不时地进行此项技能训练，会帮你注意到周边环境内的更多事物、更丰富的细节，更好地记忆地点与事件。

情境意识

在家中、车里、工作单位和社会中，我们执行任务时有多么习以为常，我们对环境警觉性就在多大程度上逐渐受到削弱。情景意识（SA）是一种主观能动反应，是人对自己所处特定环境的感觉认知，是对周围发生的一切具有清楚的、不断更新的认识和理解。简而言之就是要知道自己现在在哪里、正在做什么、应该怎样做。

练习13：记住地址

第一步

查看一下你电子邮箱的收件箱，还有你的联络人列表。

第二步

写下一个邮箱地址（若可以，写下一个私人地址），记住这个地址。

第三步

接下来一周的每一天里，回忆你前一天记住的这个邮箱地址，并按第二步记住一个新的邮箱地址。

第四步

周末，回忆一下你已经记住的7个邮箱地址。

这个练习达到了什么目的呢?

这项练习训练你的回忆能力。使用私人邮箱地址，让这项训练更富挑战性，因为大多数商用邮箱命名方式简单，比如首字母加上名称中的最后一个单词，并不难记。注意：如果你不使用电子邮箱，可以用电话号码替代邮箱地址来进行此项练习。

练习14: 给10种食物命名

第一步

找本字典，纸质版或电子版的都行，查一查你不会说的一种语言中10种不同食物的名称。

第二步

写下这些单词的列表和译文———一列是外语单词，另一列是译文。

1. ....
2. ....
3. ....
4. ....
5. ....
6. ....
7. ....
8. ....
9. ....
10. ....

第三步

每天通读列表，共3天。试着在日常生活中使用这些单词，当你烹饪或品尝这些食物，或在超市看见它们，就用这种外语说出名字吧。

第四步

3天之后，每隔几天就看一下这张清单。每次请遮挡译文，看看你能否记住每种食物的意思。

这个练习达到了什么目的呢?

有些记忆的形成方式，是将新的含义扩展至或添加到旧有词汇中。这项练习正是如此，它把新记忆与日常生活结合，将新的单词与你已经理解其意义的原有单词联系起来。

练习15：总结剧情

第一步

找一部没看过的电视剧，看一下。找到一段会重播，或是你能另找时间重新播放的剧情。

第二步

剧情观看结束后，有1小时的休息时间。

第三步

写下你刚看完的剧情概要。用12～15个要点概述主要情节。把概要放在一边，等待24小时。

第四步

第二天，在脑子里过一遍剧情情节，还有你写的概要。

第五步

取出你写好的概要，再次读一下。你的记忆是否准确？

第六步

再次观看电视剧，或粗略过一遍。你的原版概要是否有遗漏？

这个练习达到了什么目的呢?

此项练习鼓励大脑在剧情背景下回忆重要事件。当你为各项事件或想法分配重要级别时，你的大脑也按此级别进行记录。审核你的书面概要，并与自己的记忆内容做比较，然后再与实际剧情进行对比，这种方式可以很好地反映出你记忆的准确程度。

第三部分
脑放松练习

....

睡眠和休息练习

虽然大脑从未完全处于休眠状态，但确实需要一段时间进行自我巩固修复，以正常发挥功能。如果你不能正常睡眠，那么脑功能就不会始终保持正常。根据睡眠基金会的数据，北美的人均睡眠时间约比最佳健康所需睡眠时间短1小时——某些情况下，甚至短得更多。值夜班、彻夜玩手机或打游戏、喝咖啡以及其他易引起兴奋的饮品，都会干扰我们的睡眠，延迟我们的入睡速度。如果无法深度睡眠，大脑就不能充分发挥自己的学习能力，也无法实现重新自我启动。

睡眠和休息练习，虽然看起来不过是让人再次充电而已，但却是"脑健康"问题的核心。

....
若总是睡不着，大脑终将无法正常工作。
....

你知道吗?

生长激素

生长激素是身体重要的修复激素，有助于维持肌肉力量，正是在深度睡眠期间分泌出来的。

练习1: 开始准备休息

第一步

确定自己什么时间段睡觉，然后尽可能得坚持在这一时间段睡眠。

第二步

上床睡觉前3小时内，避免饮用或食用含咖啡因的饮料和食物，包括可乐、咖啡、茶和巧克力。若你对咖啡因敏感，在上床睡觉前6小时要避免此类食物或饮料。这段时间内任何零食都必须量少且容易消化。

第三步

上床睡觉前2小时，停止工作，也不要看新闻或是想任何烦心事。在上床睡觉前2小时内，不要吃任何零食。

第四步

上床睡觉前1小时，关掉电视机和所有电子设备。就是说，完全不上网，没有社交联络，不玩电子游戏，不看网络视频。

第五步

上床睡觉前的最后1小时，要做些放松活动。使用具有舒缓作用的芳香精油或浴盐，来个温暖而芳香四溢的盆浴。常规做好口腔卫生，饮用足够量的水，使你在整个夜间处于保水状态。读读简单明了令人愉悦的小说或杂志。内容不要令人不安，但也别太引人入胜，以免你整夜辗转反侧。

第六步

入睡前，回想下白天的事。想想那些困扰着你的问题，试着找找原因，特别是那些可能出自你过错的问题。必要时在头脑中记录一下，或是笔头记录，来调整你的行为举止，也包括向某人道歉。原谅那些在白天惹了你的人，不再想他们。

第七步

告诉和你一起生活的人: 你爱他们。

第八步

像你通常做的那样在默想、祷告或信仰告白中结束一天。

第九步

现在可以安心去睡觉了。

这个练习达到了什么目的呢?

睡眠剥夺的是记忆损失和认知障碍的重要原因。这项练习所使用的方法使你更容易准时入睡，体验高质量睡眠。

营造一处睡眠的避风港

你的身心都准备入睡，但要是睡觉的地点不合适，就不能获得足以保持大脑健康的歇息。为营造合适的睡眠环境，请遵照如下步骤：

1. 请仔细检查你的床垫。它是否有足够的支撑力？舒服吗？

2. 请仔细检查你的枕头。枕头是否给了你足够的支撑？舒服吗？你是否需要一个颈椎枕来支撑脖子和脊柱，好让自己更舒服些？

3. 请检查你的被褥。是否足够暖和？是否太热？是否让皮肤感到瘙痒？

4. 请检查你卧室内的空气质量。空气流通是否充分？是否有过多灰尘？有霉菌吗？

5. 在夜间关灯后请检查你的卧室。窗外是否有人工光源侵入你黑暗的房间？如果有，你是否应该挂上遮光板、窗帘或帷幔？

6. 在夜间听听卧室里的噪声水平。安静吗？你能听到房子里的噪声吗？能够减小这些噪声吗？是否有来自外面的噪声，你能够消除这些噪声的影响吗？

7. 请检查你卧室里的电子设备。许多常见小物件能发光或产生噪声，这会干扰睡眠。想一想上床前你可以关掉哪些小物件。你真正无法避免的，或许只有闹钟，可能还有电话。

8. 针对前几步发现的问题，调整下你的卧室格局。

练习2: 日间小睡

第一步

找出一些你想要读懂的书面材料，比如一套说明书。挑一个可以打瞌睡又不会给自己和他人造成不便的时间。

第二步

拿起这份材料，如果是对某件事情的总体说明，就仔细读上10分钟。如果是一套说明书，就通读一遍。然后放下这份书面材料。

第三步

将闹钟设置为25分钟，然后躺下。要是没有现成的床铺，可以将头或身体倚靠在沙发或舒适的躺椅上放松一会儿，睡着一小会儿就行。

第四步

闹钟响过之后，稍等几分钟再醒过来。

第五步

现在回到你睡前阅读的内容。这次研读材料之后短暂的休息，是否改善了你的记忆？如果没有，这次小睡是否至少给你充了次电，让你继续学习？

这个练习达到了什么目的呢?

日间小睡让你的大脑快速充电，在解决问题、释放压力方面效果巨大。你需要试试看，这对有些人来说很奏效，但有些人小睡之后状态更差了。

你知道吗?

举世闻名的瞌睡者

有些举世闻名的领袖，比如约翰·F·肯尼迪，埃莉诺·罗斯福和温斯顿·丘吉尔，都是日间小睡的身体力行者。他们利用短暂的日间小睡时间，使头脑在一大堆繁杂事物与压力前保持创造力与活力。

练习3: 休息5分钟

第一步

在紧张工作中找出须臾片刻，使你可以从纷繁扰攘中抽身而去。

第二步

让自己身处世外桃源般的安静所在，没有言谈、噪声、电视、收音机、互联网等。

第三步

放松一下，想一想具有积极意义的事情，比如你正在期待的事情，或美好的记忆。也可以做一些默想类的阅读，但不用太深入。

第四步

返回到日常事务之中。

第五步

让这种做法成为你每日的习惯。当感到疲劳、焦虑或心神不宁时，就试试这个办法吧。如果某一天特别忙碌，可以多次进行这项练习。

这个练习达到了什么目的呢?

这项练习可避免你整日超负荷运转。我们的身体和大脑都需要定期放松，这样才能更好工作。其目的在于暂停工作、解压、放松，恢复精力之后，再返回日常事务之中。

练习4: 鼻孔的交替呼吸

第一步

找舒适安静的地方坐下，保持良好姿势。

第二步

感受自己的呼吸。是否很浅？速度快吗？是不是胸部隆起而腹部凹下？

第三步

使用右手大拇指按住右鼻孔，用左侧鼻孔缓慢吸气。

第四步

放开右侧鼻孔。使用左手大拇指按住左侧鼻孔，用右侧鼻孔缓慢呼气。

第五步

现在按相反顺序重复做上述步骤，先用右侧鼻孔吸气（用左手拇指按住左侧鼻孔），然后用左侧鼻孔呼气（用右手拇指按住右侧鼻孔）。

这个练习达到了什么目的呢?

这是一项放松练习，源自冥想训练。交替式呼吸会交替刺激两侧大脑半球，右鼻孔呼吸会刺激左侧大脑半球，而左鼻孔呼吸会刺激右侧大脑半球。支持这一理论的科学证据尚不充分，但有一件事确定无疑，即交替使用鼻孔呼吸确实是一种放松方式。

体育运动与休闲锻炼

如果你不从事躯体运动或趣味活动，或者你都想不起来上次体育锻炼是在什么时候了，那就到了做出改变的时候了。身体锻炼和新的脑力活动都能刺激并提升脑的整体学习状态。

练习1: 放风筝去

第一步

到商店去买个风筝吧，跟朋友借个也行。

第二步

读读风筝的组装与使用说明书。把风筝组装起来。

第三步

在微风吹拂的日子，找一个合适的地方放飞风筝。一定要确保周围没有高压电线。

第四步

将风筝高高飞入空中，尽享喜悦之情。

这个练习达到了什么目的呢?

放风筝能使人放松，身处自然之中，也是人的身心所渴求的。重新学学你孩童时的拿手好戏，尤其是这种依然充满乐趣、能为你生活增添姿彩的活动，难道不是敞开你的大脑，迎接新的知识与技能的好方法吗? 仿佛昨日的年轻重现。

练习2: 溜达一下

第一步

找个合适的时间四处走走。在你的日程表上提前安排好。

第二步

选一条使人愉悦的路线。可以穿过市中心适合溜达的步行街。要找一个适合步行而非逛街的路线！在那里你不必穿过不适合步行的大块街区。另一方式是，路线可以选在美丽且安全的公园，或适合步行的住宅小区。

第三步

穿适合步行的鞋。鞋底要软硬适中。把平底拖鞋放在家里或留在游泳池旁吧。

这个练习达到了什么目的呢?

步行是一项非常好的练习。人体需要通过移动来刺激神经系统，你能从这种训练中获益，即使你每周只步行三四次，每次仅30分钟，也可以达到目的。

你知道吗?

为什么步行有益

在现代社会中，步行有助于人类减少久坐不动的时间——比如坐在汽车里、躺椅上、桌子前的时间。步行时你会遇到沿途不同地形带来的新鲜视觉形象、听觉信号、气味与感受，所以步行还能向脑输送感觉信号。

练习3: 尝试园艺

第一步

找个合适的地方，尝试一下园艺。可以在你的后院、阳台，或是公共花园。

第二步

找出你想栽种的植物。可以是观赏植物、花卉、蔬菜，还有草药。

第三步

推算一下，你想栽种多少植物。需要一小片易于维护的地块，还是占据了你后院很大面积的花园？（提示：若你从来没尝试过园艺，还是从小范围开始起步吧）。

第四步

阅读有关园艺的书籍或网站，学习一下如何照料植物。

第五步

用合适的土壤布置你的花园，去掉石块和杂草。

第六步

在园艺中心买些植物种子或幼苗。向店家了解一下植物照料说明。

第七步

现在开始栽种。确保植物有足够的生长空间，同时栽种到合适的深度。通常植物种子包装袋上的标签有此类信息。尽量用环保的方式解决问题。

第八步

每天照看一下园中植物，以免其遭受虫害，再浇些水。尽量用环保的方式解决一切问题。

这个练习达到了什么目的呢?

在这项练习中发生了许多事情。户外劳作——处理植株、泥土和水，以及体力劳动（可根据你的体力和熟练程度而定），对你的身体和大脑都有好处。同时，你还学会了新技能，这也能刺激你的大脑。植物与泥土的芬芳刺激着你的嗅觉神经。额叶皮质和前额皮质都会参与进来，助你整理、规划与照看花园。来到户外，身处阳光之中，在自然的怀里，对身体和头脑都大有裨益。

练习4: 去骑自行车

第一步

如果你还没有自行车，那就去找一辆适合你体型和熟练程度的自行车。许多初学者首选现代自行车，因其有宽大的轮胎，稳定性好。

第二步

买下这辆自行车。读读说明书，了解这辆自行车及其养护方法（全靠好的打气筒）。如果你已经有一辆自行车，确保车况良好。

第三步

买一个优质头盔和其他护具。

第四步

准备去骑行吧。找一条安全的线路，不需穿过太多人行道，也不用穿过车流。要是有自行车专用道，就再好不过了。

第五步

舒展下肌肉，然后坐上自行车。重点体验一下腘绳肌（沿大腿后方向下走行至腘窝）和股四头肌（沿大腿前方向下走行）。当你用力骑行时，这两块肌肉都在卖力工作。

第六步

现在尽享骑行的乐趣吧。

这个练习达到了什么目的呢?

骑自行车是一项很好的训练，这种运动和步行以及其他活动一样，向脑内传送了重要的感觉信息。为了你启动并协调连贯的动作，脑必须处理来自骨关节、肌肉和皮肤的感觉信息。优美的风景和新鲜的空气也十分引人入胜。如果你学会自行车维修技术，那你又掌握了一项全新技术，这对你的学习能力是一种挑战。若你并不精通此道，那么可以略掉这个维修步骤，在附近找一个信得过的维修店。

练习5：去航行

第一步

找一家航行俱乐部，或其在当地的联系人。

第二步

找找航行课程。选择一家有职业资质的航行学校，那里有经验丰富的老师，可以确保你的安全。选出你想学习的课程（见下框）。

第三步

准备好所有安全装置。虽然防晒霜也是你需要的，但个人漂浮装置（大家熟知的救生衣）才是你最重要的投资。要全程穿着救生衣。如果船体倾斜，你不幸落水，型号适当的救生衣会救你一命，也能让别人更容易营救你。

第四步

去航行吧。尽享阳光、微风、海浪。喝水量要充足，要擦防晒霜，随身多带一些内外衣裤。要穿上救生衣，依常识而行。要始终与经验丰富的水手一道。记住，对航船负责的是船长，而不是你。如果船员粗心大意、缺乏经验，就另找一条船吧。如果你争强好胜，可以享受比赛带来的乐趣（若你是初学者，可申请从事船上的简单工作）。如果你只是想度过愉快的下午时光，不妨坐上机动快艇巡航。

这个练习达到了什么目的呢？

这是要求你学习新技术的另一项精彩的体力练习。航行能给你的大脑机会：在同一时间吸取多种感觉输入信号如海浪的波动、天空的湛蓝、微风轻抚肌肤的感受、船上忙碌的声音与身影。航行不仅需要躯体运动，还在船员间营造轻松友好的氛围。

你知道吗?

船只的选择

确保你学习航行所使用的船型符合你的身体条件。如果你有关节炎，或者游泳技术不熟练，就不要选用小艇（小型船只很容易翻）。如果你倾向选择较为稳定的船只，可以注册学习平底船航行课程——这些课程通常在24～30英尺（7～9m）的较大型船只上进行，船底设有稳定翼。

社会支持和情感健康练习

人们彼此需要。无论对于生活质量或大脑的功能健康而言，情感健康都有十分重要的作用。当我们在情感上和社交中都得到了很好的抚慰，我们的脑就能得到更大程度的激活，可以保留更多的脑细胞。生活中我们需要彼此，向亲朋好友伸出双手，获得帮助或给予支持，都会提高我们大脑的健康状态和生活质量。

不良情绪，无论是过往伤害的病态存留，还是生活带给我们的不良投射，都损耗着甚至耗光我们的心理能量。抛开不良情绪——亲友的良好支持可促进这一过程，其既能改善你的大脑健康，也能提升自我感受的良好程度。

你知道吗?

何时寻求咨询

如果在你生命中，恐惧是个大问题，请看看心理医生。咨询是很好的方式，可以解决不时出现恐惧的问题。

训练1: 战胜恐惧

第一步

找一个安静的地方，在这里可以沉思而不受打扰。关掉所有干扰，比如电视机和手机。

第二步

想想那些让你感到恐惧的事，比如财务问题，你的家庭安全或者世界大事。可以是有理由让你害怕的事，也可以是无缘无故的恐惧（注：你所审视的恐惧，应该与现实中迫在眉睫的危险无关，也不应该是明眼人都能看出的某种危险或十分可疑的人物——对这些人或事感到恐惧是有道理的，对生存是十分必要的）。

第三步

在头脑中，将你已经发现的恐惧与你对恐惧做出的反应区分开来。对你自己说，恐惧嘛，就让它自生自灭好了，没有它，我也活得好好的!

第四步

想想你生命中力量的源泉在哪里，比如你深爱着的那个人或你的信念。把你的注意力集中在这些积极的想法上。

第五步

请做如下告白："我要让恐惧走开。这不是真实的我。我是勇士。我强壮有力。"

这个练习达到了什么目的呢?

此项练习可以帮助你清楚认识到可能侵蚀你幸福感受的潜意识中的恐惧。长此以往，这种恐惧会更改你的思维模式，形成消极的思维模式和行为模式。若能直面这些忧虑，就能活化你至关重要的头脑资源、躯体资源和情感资源。

练习2: 去掉 "苦毒"

第一步

找一个安静、舒适、不受打扰的地方，在这里你可以深思默想。关掉所有干扰你的东西如电视、手机等。

第二步

想想过去发生的那些困扰你、现在还放不下的事情。例如，可能某人没有邀请你出席某个重要场合，或公开让你难堪。事情过了多年，你仍然耿耿于怀，对自己所受的伤害念念不忘。"苦毒"一词来自拉丁语，意思是"反复感受着某件事情"。因为你仍然陷在受到伤害的情感中，所以一直对伤害过你的人心怀怨恨。

请注意

不可将人体的这种小打小闹等同于虐待成性之类严重的伤害；为治愈受虐待所致伤害，所需理论知识和治疗手段不在本练习涵盖范围之内。如果你的病态动怒源自伤害事件，请咨询有执业资质的精神科医师、心理学家或心理咨询师，他们能给予指导，进行治疗。

第三步

想想那个伤害过你或冒犯过你的人。到底是什么惹到你了呢？为什么惹到你呢？

第四步

现在，想想你陷入"苦毒"的状态有多深。你的某些举动或期望是否使你陷得更深呢？可能你希望某人对你好一些，但他们从来没有善待过你。也许你并不想陷入这样的状况，也许这种状况并非你的错误所致。但问问自己陷入"苦毒"有多深这个问题，是很好的做法。

第五步

对你自己说：不管对方的错误有多大，在他/她的生命中一定有某种迷失或错误，才招致他/她的这种行为。诚心希望对方平安，愿"苦毒"离开自己。

第六步

现在，立即把自己的注意力转至积极的方面。想想那些爱你的人，你可以帮助的人，或给你留下美好记忆的人。不要再用过往的伤害及冒犯作茧自缚。

第七步

这种伤害并不会轻松消失。所以当你"苦毒"的感受卷土重来时，请重复做这项练习，将想法向积极的方向引导。

这个练习达到了什么目的呢?

这是一项有效摆脱过往带来的痛苦、仇恨和恼怒的练习。这些不良情绪会深植于心底，白白损耗大量能量。如果你有放不下的恼怒，可以去看看咨询师或心理医生。某些"苦毒"导致的伤害太深，必须通过那些富于同情的倾听以及专业化的疏导才能解决。有时人们会认为寻求帮助是脆弱的表现，这种想法恰好与事实相反——寻求帮助才是你智慧的体现。

练习3：积极情境形象化

第一步

找一个安静、舒适的地方，在这里你可以放松且不受干扰。关掉所有干扰你的东西如电视、手机等。

第二步

闭上眼睛。

第三步

想想你去过的一处风景名胜，或是一段令人愉悦的记忆。

第四步

在头脑中重构出那个场景或情境。重点关注你脑海中记住的细节。例如，在宝石般清澈湛蓝的海浪抚摸下，旖旎的加勒比海滩；绝妙的生日聚会里你品尝过的最美味的糕点。

第五步

闭着眼睛，花几分钟时间重温这段回忆。试着在头脑中勾勒出当时的情境、发生的事件。

这个练习达到了什么目的呢？

这项练习是一种头脑旅行，利用了存储在脑部视觉处理区内的记忆内容。形象化练习的类型很多。上文所述这种方法简单易行，可帮助你回忆感觉十分美妙的内容。随着这些情感的舒缓释放，会发生多种神经化学和激素变化。大脑有能力学习如何适应特定模式——焦虑模式、忧郁模式或安宁模式。这种形象化练习是使大脑感觉到幸福的好方法。

练习4：说出告白

第一步

从励志文学中或从网站上，找出一段你喜欢的告白。例如，这段告白可以是："我值得赋予爱，也值得拥有爱"，或"我有能力面对今天的挑战，并在这一过程中帮助他人"。

第二步

找一个安静、舒适的地方，在那里花几分钟时间不受干扰地默想。

第三步

重复这段告白。不要强迫自己，也不要将自己的感受束缚在某种模式之中。简单重复词句，感受其带来的洗礼。即使你脑袋里的某些部分告诉你不要理会这种告白，也请忽略它并继续平静地重复这一告白。

这个练习达到了什么目的呢？

告白与形象化，二者十分类似，均有助于让脑保持在良好状态，而且及时教你做出调整，与新理念、新行动相匹配。显而易见的是，告白需要以真理为基础。当告白是励志的且有建设性意义，此时告白最有效。

练习5：练习感恩

第一步

想想感恩的本质是什么。对那些对于自己有意义、有价值的事物，我们表示感恩。这些是我们生活中的美好所在，包括健康、支持、家庭、朋友和我们周围美丽的大自然。

第二步

将感恩视作一种行动。这种行动的精髓，就是看重美好事物。我们经常盯着坏事情，把我们无法改变的坏事看得很重。感恩，就是要将焦点放在我们生活中积极向上的力量那里。

第三步

写下你生命中"好事情"的清单。想想那些你感觉有价值的事情。

第四步

重新读读这些事项，想一下，你的生活中如果没有这些好事情，将会怎样。对每件好事情，说声"谢谢"。

这个练习达到了什么目的呢？

保持感恩的心，这会带来正面的感受与思想，将你的关注点从消极方面转向积极方面。这样做还使你能够处理好身边的人与事。感恩的心态能够强化"压力缓解反应"，这是指你能够保留生活中好的方面，同时去掉紧张情绪。如果相当长时间内你都能够保持感恩的心，那么你就会感受到内分泌系统和免疫系统所获得的积极效果。

练习6：打个电话

第一步

想一想，你有没有很长时间都没联系的人？当然，不需要和那些与你"三观"不和的人或关系紧张的人联系。只是想想有谁是你想和他说说话的人。

第二步

给这个人打一通热情洋溢的电话，或是带着关切的电话。

第三步

与其约定保持联络，定好再次通话的时间或日期。若有可能，最好能约他一起吃饭，或一起喝茶。如果两人相距较远，那么听听他的声音，也就足够了。

这个练习达到了什么目的呢？

对于脑健康和脑功能来说，维持好社交极其重要。当我们陷入忙碌时，很容易丢掉这样的社交。记住，只需动动手指按几下电话键盘，就能与重要人物重新建立联系了。

你知道吗？

视频会议

QQ和微信这样的软件可以让你看见身处不同地方的朋友，听到他们的声音，现在有了这样的软件，双向视频会议真成了小菜一碟。你需要的全部设备是一台电脑、一部电话或带相机功能的平板电脑、一个话筒和几个音箱。这些软件使用方便，即使现学现用，也可以得心应手。

练习7: 写一封信

第一步

想想你和哪一位朋友失去联系了。不要选那些与你有过冲突的人，选择那些只是有一段时间没见面的人就好。

第二步

坐下来，给这个人写封信吧。一封电子邮件也能起到作用，但亲笔写下的信件就更有价值了。

第三步

在信中你要提到：希望安排时间聊聊。不必用整封信件篇幅，喋喋不休地讲述你的消息。问几个问题，询问下对方的生活，回忆下你们曾经共度的美好时光，或分享一下未来的规划。

第四步

在信件结尾，为朋友祈福，希望他/她常与你保持联系。

这个练习达到了什么目的呢?

写信与打电话类似：可以帮你与朋友保持联系。若无社交信息的流入，大脑就会"枯萎"。传统的手写信件是一种治疗手段，那些对电子邮件或社交网络之外的事不闻不问的人，都应该尝试一下手写信件。

练习8: 加入一家俱乐部

第一步

找一家让你好奇的当地俱乐部或组织。

第二步

了解俱乐部的情况。是否花钱才能加入？是否要符合一些条件才能加入？俱乐部成员有哪些义务？俱乐部在社区内的声誉如何？在哪里聚会？多久聚一次？成员要参加哪些活动？

第三步

如果这家俱乐部看起来适合你，就申请会员资格吧。

这个练习达到了什么目的呢?

互联网出现之前，社交圈就已经存在很久了。人们热爱而且需要聚在一起，俱乐部可以让人们分享信息。一些俱乐部的特色是服务，这会带来额外好处：你为别人提供服务时，也会有良好体验。基于相同兴趣爱好或特定主旨的俱乐部，也是非常棒的。我们大都需要少花些时间盯着电视、电脑、手机或平板电脑，加入俱乐部就能做到这一点了，可以花时间与朋友相处，做一些有意义的事情。

练习9：举行宴会

第一步

请列出有趣又可爱的客人名单。

第二步

找个合适的时间，举行一次非正式的小型聚会。

第三步

邀请这些客人，一定要让他们回复你。

第四步

选取大家愿意品尝的简单食物，列出菜单。小碟菜肴或开胃菜都是些便于分享的，好吃且有情调的食物。

第五步

若条件允许，请助手帮你买些食材，做好准备工作。如果你并不精通厨艺，那么去饭店也不错。请记住，菜单不必非得很贵。许多饭店价格合理，可提供餐饮服务，不用太多花销就可供8~10人聚餐。

第六步

欢迎你的客人们，享受大家团聚的喜悦。

这个练习达到了什么目的呢?

这项有趣的练习是另一种既满足脑锻炼需求、又满足心灵对人际交往的需求的方法。这种非正式聚会有个绝妙的好处，就是可以边吃边聊。饶有兴趣的谈话、有趣的故事和笑话，往往最能刺激脑活动。当你谈话、了解到新事物、开怀大笑时，脑的颞叶和前额叶皮质都参与其中。与他人的紧密联系、亲密情谊，比如在和谐的团队里能感受到的情感联系，都会对脑的边缘系统产生积极影响，对情感应答起到驱动作用。

练习10：做志愿者

第一步

找一个志愿者组织，比如救济站、收容中心、医院或养老院。

第二步

问问项目经理：该志愿者组织有哪些需要？对志愿者有何期望？

第三步

审视下自己的能力和天赋，是否符合这家志愿者组织的要求？

第四步

如果你的技能还算合格，那就签约，做些志愿者工作吧。

这个练习达到了什么目的呢?

志愿者工作是件一举两得的事，既可以认识新朋友，又有机会学习新技能，还能把已有的才干发挥出来。志愿者帮助他人时会给大脑带来好处确实有据可查。志愿者的工作还为你提供了机会：给这个混乱不堪的世界带来一些积极的改变。如果单调乏味、循规蹈矩的生活让你受够了，电视上不断播出的负面信息让你麻木不仁的话，志愿者工作正是激励你精神的活水源泉。

语言习得练习

从呱呱坠地到蹒跚学步，随着我们的成长，大脑的能力也在不断拓展。在这个重要时期内，我们获得了一项神奇能力：语言的使用。弄懂声音的含义、用语言与他人交流，这是我们固有的能力，但这种能力只有在与他人的互动中，才能得以发展、扩展。学会一种简单的语言就是了不起的成就。有研究证明若掌握了两门或两门以上语言，年老时认知能力衰退就会减慢。

习得多种语言使人延年益寿，这一点适用于年幼习得其他语言的人还是也适用于成年后习得其他语言的人？只有深入研究，真相才能水落石出。尽管如此，本书主旨之一，就是我们应当激活大脑超出日常生活之外的学习能力，因为大脑在日常生活上基本不用费神费力。学会新语言，能帮助我们达到这一目的。

> 研究结果表明，若掌握了两门或两门以上语言，年老时认知能力衰退就会减慢。

练习1：学习某一门外语的10个词汇

第一步

找到一门你从未学习过的外语的学习资料，比如字典、网上资料。

第二步

在这门语言中，确定你希望学习的10个词汇。

第三步

找出这10个词汇的译文，学习它们的发音。当你学习每个词汇时，与头脑中的形象建立联系，要和能够引发记忆的某种事物联系起来。比如，若这个外语词汇是某种事物的名称，要想想这种食物曾经带给你的美妙经历或糟糕回忆。

第四步

练习这些词汇的发音，记住它们的含义，每个词汇都花上几分钟。

第五步

写下这些单词和它们的含义。把你的笔记放在一边，搁置24小时。

1. ....
2. ....
3. ....
4. ....
5. ....
6. ....
7. ....
8. ....
9. ....
10. ....

第六步

第二天，试着回忆、说出全部10个词汇。

第七步

把你的回忆和你的笔记对比一下。

第八步

如果你知道某个人会说这门外语，试着同他/她讲讲这10个词。

这个练习达到了什么目的呢?

语言习得能够激活脑中的某些通路——正是我们孩童时频繁使用、成年后却处于休眠状态的通路。通过学习10个词汇，就重启了这些通路，并在脑中建立了新的联结。

你知道吗?

视听教具

外语学习网站含有能让你听懂发音的音频范例，能让你看到新词讲说的视频资料，因而都是非常好的学习资源。

练习2: 参加学习班

第一步

在附近找一个外语学习班。可以去社区中心看看，许多城市都有研究特定语种及其族群文化的专业学院。

第二步

报名参加入门班级。

第三步

参加班级学习，尽可能多讲。记住，在不同环境下规律性使用某种语言，是学习语言的最佳方式。

这个练习达到了什么目的呢?

学习一门新语言，涉及词汇与语法的记忆，还有词句的发音与含义的掌握。学习一门外语，特别是在课堂上的系统化学习，可以激活脑的学习通路。

练习3: 来次旅行

第一步

学习一门外语，达到流利使用的水平。参加学习班、上外语学校、通过DVD或网上学习材料等多种方式学习外语，重点是要学会在日常交流中使用这门外语。

第二步

计划一次旅行，前往说这门外语的国家。

第三步

咨询旅游机构，并预订一次旅行，让你有机会和当地人讲话、互动，但又很安全，不会让你无所适从。如果当地人无法和你沟通，或者你感到不得其所，这样的地点并非好去处。游客在某些地方可能会成为"待宰羔羊"。相反，如果把你关在大巴车里与讲英语的人呆在一起，你也学不到太多外语。找出中庸之道才好。

第四步

现在开始旅行，在讲这种语言的人群中开始你的探索，与他们互动吧。一定要先了解对方的风土人情，然后再进入他们的生活。不同的文化有不同的容受规则，体现在目光的接触、直率的程度、礼貌的称呼（比如，"您""先生""太太"这样的称谓）。

这个练习达到了什么目的呢?

要想摆脱日复一日、令人昏昏欲睡的日常生活，旅行是终极途径。成功旅行的秘诀就是良好的规划和清醒的认识。二者均使风险最小化，使你享受乐趣、学会语言的机会最大化。

你知道吗?

练习4: 吃遍全球

第一步

找一家异域美食店，以寻找如临其境的体验。例如，在美食广场里的泰国菜专卖店买点零食只能是凑合，而你走进一家店员是泰国人、弥漫着慢条斯理氛围的泰国饭店，才算真正走进泰国文化。家族式泰国餐厅可为你的感官带来真实的体验。

第二步

在选好的饭店，找个人少清静的时间就餐，避免在宾客盈门的时候去。

第三步

查看一下菜单上的词语和菜名。问问服务生这些名字的意思。

第四步

结识下老板，学学如何按照名字确认食材。了解一下食材的发音和菜肴的历史，均可帮你掌握对方的文化。

这个练习达到了什么目的呢?

这是一种轻松学习语言的方式。学习某个国家的食物，这是了解其文化的好方法。你能同时学到新单词、历史和文化信息。就餐本身就是感官的丰富体验，新词汇的掌握与轻松的环境、可口的美食息息相关，因此能在大脑中留下深刻印记。

练习5: 找一位笔友

第一步

先找一家笔友中介公司。彻底调查一下，然后再加入（很不幸，有一些中介是在耍花招骗钱）。可以听听朋友的推荐意见，也可以查找网上评论。另一种方式是，联系国外小型援助组织，这些组织会很乐意帮你与他们援助的人组建笔友关系。

第二步

一旦找到笔友，你就可以定期给笔友写信。细致分享你的家乡和文化的有趣之处。

第三步

请你的笔友将其母语中的一些生词教给你。可以从日常生活的单词入手，逐步扩展到笔友生活中的当地俗语或话题。

这个练习达到了什么目的呢?

给笔友写信这种方式，就是通过人际交往丰富你的语言知识。一旦你和笔友建立了联系，就会希望参加笔友母语的学习班，并练习用这种语言给笔友写信。

第四部分
身体健康，
大脑才健康

身体锻炼有益于大脑

本书关注的焦点是那些能锻炼大脑的思维练习，但健康强壮的体魄也发挥着重要作用，是思维练习的前提。大脑的状态如何取决于躯体的休息状态，躯体活动会影响脑力工作。你平时做些什么，或不做些什么，都可能对脑健康造成有利或不利影响。

人需要运动。身体需要保持活跃状态，大脑要能对运动做出有力回应。大脑是一个神奇的具备超强适应性的器官：即使是卧床不起的瘫痪患者，也能进行顶级的、最为复杂的思考与想象。大脑的这种功能会因为躯体运动而得到加强。我们应该利用一切机会从事躯体运动，探索世界，这样就能够强化大脑功能。

身体锻炼可促进循环

锻炼身体时，脑部血流量会增加。这不过是血液循环加速的简单结果而已。脑部血流量的增加会提升自我感受——有些人长距离徒步时，思维状态达到最佳，这也并不奇怪。躯体的动作、节律、脑血流量的提升，都有利于激发人的奇思妙想。

运动能够刺激生长

当我们运动时，脑相关的某些生长因子会被释放出来。这些生长因子使脑创建新的联结，甚至使新的脑细胞生长出来。就是说，躯体运动有助于重塑你的大脑，使你变聪明。

换句话说，就是躯体运动不仅改善心脏和关节的状态，而且促进你的脑力。大脑始终渴望躯体运动所带来的外部感觉信号的输入。这样看

你知道吗？

内啡肽

当身体从事高强度锻炼时，一种具有强效止痛效果和带来愉悦感的化合物会被释放到血流中，这种化合物叫内啡肽。内啡肽能缓解我们的紧张与压力。有几种化学成分可促成"跑步者愉悦感"（跑步锻炼能得到的振奋精神的感受），内啡肽就是其中一种。值得高兴的是，你不必成为马拉松健将，甚至不用达到体力上的巅峰状态，就能通过运动获得这种"愉悦感"。

来，将大脑所需重要的生命"营养素"——运动与锻炼，给予大脑，就更加重要了。

最好的锻炼

有许多的运动和休闲活动可供选择！事实上，数量多到让你无所适从。关键是要找到那些适合你的运动。也就是说你的身体要能胜任挑战，你需要享受这项运动，得到愉悦享受。以下是一些选项。

有氧运动

有氧运动可提升心率，加速血液循环。有氧运动并不直接提高你的体能，而是间接起作用。由于有氧运动能够显著地提高心率，所以开始从事运动前，要咨询一下内科医师。如果有心脏病史或中风史，咨询医师就更加必要了。有氧运动选项如下：

- 跑步。
- 骑自行车。
- 健身课程，如有氧健身或舞蹈训练。

力量训练

力量训练主要针对肌肉力量的增强。其对心脏、血液循环水平也有要求，但没有有氧运动那么高。进行此类训练时，要选择合适的类型，不要超过一定的限度。

如果你是新手，那就要与老师或教练合作，避免受伤。可以试试以下练习：

- 举重。
- 肌力均衡体操，这是一种肌肉收缩技巧训练，可快速提升肌肉力量。
- 经典力量练习，使用身体自身重量作为运动阻力，比如俯卧撑、仰卧起坐等。

你知道吗？

保护好你的关节

多种高强度有氧运动，比如跑步、骑自行车、高强度健美操等，都会对关节施加过多的压力。值得欣慰的是，有改良式运动项目和低强度运动可供选择，这样就不会造成类似损伤了。运动不要过强，要避免伤及关节；咨询一下老师或教练，针对个性需求量身定制适合的训练计划。

量身定制的瑜伽课程

你可以找到为伤者和老年人量身定制的瑜伽课程。此类课程的任何练习都不会超过你能承受的限度，瑜伽动作也不例外。如果你需要，就参加改良的瑜伽课程吧。这样，你就能让瑜伽保持在你身体的承受限度内，同时又能享受其带给你的种种好处。

游泳

在提升有氧代谢能力和提高肌肉力量两个方面，游泳都是最佳选择。游泳不需要关节来承受体重，对于关节炎或背痛患者来说真是绝妙的选择。还可选择水上健身课，此类课程具有一定挑战性，对关节的压力比游泳大。水上健身课使用的是有氧训练的动作，让你在漂浮的环境中进行中等强度的训练。

有组织的体育运动

有成千上万种体育运动，可以满足不同人的喜好。有团队型的，比如棒球；有对抗型的，比如网球；还有单打独斗型的，比如高尔夫球。不管你偏好哪一种，所有体育运动都是集躯体活动、乐趣、协调性、视觉空间智能、团队合作和人际交流于一身。你能享受各种层级的锻炼，包括那些强度相当高的，具体就取决于你所选择的项目了。

身心训练

亚洲有许多身心训练项目，如今特别流行。太极拳和气功是中医传统理论的组成要素。二者都能催动体内的"气"这种能量流，使身心在躯体运动的最大范围内得到锻炼，使肌肉韧带围绕着关节得到伸展。

瑜伽是一种来自南亚的冥想与身心练习，在全世界都很普及。在集中意念于呼吸、提升身体柔韧性方面，瑜伽是绝佳选择。许多姿势实际上是在检验肌肉力量和身体的平衡性。过犹不及是你要掌握的原则，特别是初学者，要选择适合你身体条件的课程（见左侧方框）。

回归大自然

身处户外，人类就会苗壮成长。人类天生就有与自然亲近的渴望。在密闭的居舍、高高的楼房、汽车里，在24小时不间断的照明与没完没了闪动的屏幕所构成的人工环境内，我们割断了与自然环境原本亲密的关系。我们的身心健康要求我们抵制住这一不良倾向，重建我们与自然界的联系，这一点至关重要。

常见问题解答

问： 接触自然如何能够促进脑健康？

答： 走到户外、保持活跃，除了有益于你的身体，还对脑的功能与健康产生积极影响。与自然的亲密接触能够：

- 降低焦虑感。
- 提高学习能力。
- 提高认知水平。
- 提升良好自我感受。
- 改善对他人的情感与态度。

与大自然重归于好的简单方法

与大自然重归于好听起来像是个大工程，但事实上并不复杂。通过很多简单方式就能够做到，你可以将许多此类活动规划或整合到自己的日常生活中。以下是一些简单方法：

- 在公园里散步。
- 在家里多多栽种植物。
- 养个宠物（一有机会，就和它到户外走走）。
- 栽植、培育一片园地。
- 沿大自然中的小径远足。
- 光脚行走在沙滩上。
- 与好友泛舟湖上。
- 游览国家公园，欣赏树立于风景如画的自然背景之下的纪念碑。

炎症与大脑

炎症的功能复杂，既有好的作用，也有坏的作用。从有利的角度讲，炎症帮助机体抵抗感染，对创伤做出应对。上述过程通常涉及人体细胞释放出特定化学物质，从而导致血流增加、发红、肿胀和疼

炎症

炎症是人体防御机制中健康而正常的组成部分,帮助我们重构受损组织。但是,当炎症发展为慢性或无法控制时,就会变得危险。

与肌肉组织不同的是,大脑细胞在被剥夺氧气的情况下,无法制造能量,即使短时间也不行。

痛,所有这些都帮助身体抵御入侵者,并有助于创伤修复。从不利的角度讲,炎症也能导致机体结构和功能的破坏,从而引发疾病。

许多脑病(包括中风和痴呆),都是炎症占主要因素。试举一例说明炎症是如何让大脑衰老的。我们从大脑需要健康血管的巨大网络来供氧这一点讲起。神经元是非常活跃的细胞,通过被称为"有氧代谢"的方式来获得能量。神经元从血流中摄取葡萄糖(一种糖),将其降解成小分子化合物,后者可被分解,同时释放能量。对脑细胞来说,氧是获得能量过程中至关重要的部分。与肌肉组织不同的是,脑细胞在缺氧的情况下,无法获得能量,即使短时间也不行。

在健康年轻的大脑中,布满了从大到小、无穷无尽的血管网络结构。脑动脉硬化患者的普遍状况是,动脉斑块集聚在大大小小的动脉内,特别是中等大小的动脉内,侵蚀着动脉系统健康。虽然胆固醇水平是动脉粥样硬化的风险预测因子,但目前已明确炎症驱动了动脉粥样硬化过程。随着胆固醇的沉积和斑块进展时异常组织形成(类似瘢痕组织),动脉变得狭窄,僵硬。最终,当某个斑块破裂,就形成了血凝块。有时血凝块可大到阻塞整个动脉。

当大型血凝块阻塞了脑内患病的动脉时,就发生脑血管事件,或脑梗死(心脏发生的此类事件则成为心肌梗死)。我们俗称此类脑血管事件为"中风",当然"中风"也可以是血管的破裂。其结果是相当多的脑细胞死亡。

即使炎症仅导致微小动脉血管病变,也会由于切断了对大脑细胞的正常供血,从而对大脑造成明显损害。炎症不一定非得引起中风这样灾难性的事件,但大脑的影像学检查会表明灰质(即脑细胞)减少,白质(即脑细胞之间、脑不同区域之间的联络)也减少。实际上,大脑萎缩了。

虽然炎症并非唯一的致病原因,但其还是以其他形式参与了痴呆与神经老化的病理过程。无论如何,减轻炎症,即可收到疗效。典型的北美膳食含有多种促进炎症的食物,比如饱和脂肪酸和经过加工的食材。另外,北美膳食缺少健康脂肪酸,比如ω–3脂肪酸、植物性食品,这些食材能够提供多种保护性的抗炎化合物。若摄入经加工的高脂肪食品,而无足够水果和蔬菜,会使身体衰老。

这种过度加工的高脂膳食使代谢综合征发病率急剧增高。代谢综合征是一种炎性状态,特征包括高血糖、高血压,通常还有肥胖。根本原因之一是机体内肌肉细胞发生了胰岛素抵抗,而胰岛素是将外周血内葡萄糖移入组织细胞内的关键因子。若你摄入的食物使血糖飙升,机体会做出反应,释放大量胰岛素入血。这种情况日复一日,年复一年,最终人体将不再对胰岛素敏感,即人体需要越来越多的胰岛素才能将血糖保持在合理范围内。高水平胰岛素会促进肥胖状态,加重体内的炎症活动。对于某些人，业已存在的炎症状态会加重其胰岛素抵抗，从而形成恶性循环。

当血糖水平长时间处于高值，脑细胞就受损了。葡萄糖会与脑细胞内的蛋白结合，改变其初始结构，造成脑细胞加速衰老。神经细胞的支持细胞——神经胶质细胞和施万细胞，也会受到损害。与代谢综合征伴随出现的高血压，会进一步损害脑内血管。

根据研究统计，近30年来，我国肥胖发生率不断上升，大约有超过25%的成年人属于超重或肥胖，而且肥胖人数还在不断地增长当中，已居世界前列。这些人的问题不仅是超重，而且是体重、体内脂肪含量达到一定程度而带来的代谢综合征和其他疾病的风险。这种情况长此以往对衰老过程、心脏健康、脑部健康的影响如何，尚待进一步研究。

值得庆幸的是，调整营养与膳食，即有助于阻止严重的炎症，降低代谢综合征的风险，提升整体健康水平与生命活力。在第五章，你将学到如何采取积极措施，来调整你的膳食习惯。

你知道吗？

炎性脑病

并非所有脑病都以炎性为主，但多种脑病（如脑血管病）均有炎症起作用。

调整营养与膳食，即有助于克服严重的炎症，降低代谢综合征的风险，提升整体健康水平与生命活力。

第五部分
健脑膳食

代谢异常的解决之道

当健康营养师推荐一道膳食时,首先要考虑一下患者生理需求有哪些异常。对患者进行评估时,通常会显示膳食中哪些要素失衡了或出错了,而健康营养师会给出具有疗效的改良后膳食。例如,肾功不全的患者可能需要摄入一定量某种优质蛋白。治疗上,可能涉及膳食限制以及其他恢复健康的措施。采用新食谱前,你最好与你的保健医生把所有情况统统研究一遍。

有利于脑健康的膳食

首先,我们要明白没有一种食物能满足大脑的所有需求。食物没有那样的"处世之道"。人体的代谢需要多种能量来源和特殊化合物,以维持良好的健康状态。大脑也一样。正如身体其他部位,大脑运行也有规律。脑细胞需要消耗能量、实现自我修复,也需要维生素和矿物质,以完成特定化学反应。

完美膳食并不存在

对于不同个体,营养成分发挥的作用也不同。我们的代谢需求存在差异,我们需要的维生素、矿物质的量也各不相同。另外,有人对食物过敏,特定食物会给他们带来麻烦。某种膳食让某些人容光焕发,却能使另外一些人炎症发作,面如涂蜡。请记住,食物本质上并无好坏之分。例如,小麦对一些人来说是好东西,对另一些人来说却难以下咽、无法消化。这是指那些乳糜泻患者,他们的免疫系统对小麦所含麸质会发生不良反应,小麦会让他们病入膏肓的。关键在于健康饮食,要尽可能摄入天然健康食品,诚心接受食物为你的付出。

大脑需要葡萄糖

大脑首选葡萄糖作为能量来源。因此,你需要摄入碳水化合物,它可以缓慢而稳定地释放能量。简单的碳水化合物由单糖构成，或由双糖构成。简单的碳水化合物在细胞里燃烧起来可是转瞬之间，随后它提供的能量就无影无踪了。另一方面，复杂碳水化合物由多条糖链构成，消耗起来就缓慢得多，可为人体持续供能。

血糖指数

血糖指数（GI）是一种用来测量特定食物摄入体内后，向血流内释放糖分的速度。单纯的葡萄糖是人血液中最简单的糖分，可极其迅速被吸收。因此，葡萄糖的GI指数最高：100。高GI食物的特点类似葡萄糖，可迅速升高血糖水平；而低GI食品情况正好相反，对血糖的升高是持久而稳定的。

常见问题解答

问： 精粉制成的淀粉类食物，是否有和糖类食物一样高的血糖指数？

答： 是的。一些淀粉类食物升高血糖的速度几乎和纯葡萄糖一样快。以白面包为例，几乎在摄入同时，白面包就转化为葡萄糖了，升高血糖的作用极其迅速，使能耗水平迅速出现峰值，又迅速跌落谷底。

为何低GI食品才属最佳

复杂碳水化合物在体内降解需耗费较长时间，所以释放能量缓慢，GI值低。全麦食品即为很好的例子：全麦食品所含碳水化合物附着于麸皮与胚芽（即谷物的种子部分），而这两个组成部分难以消化，因此不会使血流中突然出现现成的葡萄糖。

脂肪或蛋白含量占比较大的食物，GI也较低，其向血流中释放葡萄糖也较缓慢。当你将脂肪或蛋白质与碳水化合物混在一起，就会减慢消化速度，使碳水化合物向细胞供糖呈现缓释效果。

大脑也需要脂肪

大脑营养的另一重要方面是脂肪。我们摄入正确类型的脂肪对于保持脑细胞处于巅峰状态，起到关键作用。

大脑所含ω–3脂肪酸百分比很高。大脑将这种物质用在细胞构架上，所以ω–3脂肪酸是大脑的重要组成成分。

韦斯顿·普莱斯

韦斯顿·普莱斯是一位牙医，他在20世纪早期探索了营养与健康之间的关系。他的书《营养与躯体退化：原始饮食与现代饮食及其效应的比较》最初于1939年出版，至今仍有现实意义。这本书说明了智能监测和研究如何指导我们选择食物。

这些脂肪酸位于细胞膜（外膜），外膜可将细胞赖以交流的电信号传导出去。ω-3脂肪酸无法在体内合成，所以需要从富含ω-3脂肪酸的食物中摄取。大脑对ω-3脂肪酸有旺盛的需求，特别是在我们年幼时。当然生命全程的营养供给无疑是重要的，但在我们生命的最初几年里，大脑就已经获得所需的绝大部分质量。甚至在我们出生以前，细胞就已经需要ω-3脂肪酸了，这就是为何孕妇需要纯净安全的ω-3脂肪酸的供给，这一点绝对重要。大脑所需脂肪的详尽信息，详见第174页。

抗氧化剂和植物化学物质

如前文所述，大脑易受多种因素影响，从而导致大脑早衰。为保护脑组织，人们需要抗氧化剂和多种植物化合物以保护细胞免受损伤。其中一些化合物直接保护脑细胞，而另一些化合物主要保护血管，包括大血管和小血管，这些血管是大脑保持正常功能所需要的。抗氧化剂的详细情况见第172页。

简单膳食更健康

当前的趋势是将进食复杂化、神秘化，以至于需要如此多的专家告诉我们该吃些什么。不过是吃饭而已，有什么难的。在本节，你将了解到在长期大量食用的情况下，有哪些食物会损伤大脑。你也能了解到那些既健体又健脑的食物，探索一下如何以可口而又简单的方式食用这些营养食材。这些诀窍是帮你做出健康选择，而非纠结于食物的好与坏。

要吃真实而健康的食物

按美食家、作家迈克尔·波伦的智慧言语来说，就是"吃饭"。换言之，吃的是实实在在的"饭"，不是伪食物。天然、健康的食物优于添加了人工色素和香料、加工后的人造食物，人造食物所含营养极少。包装食物内过量的高果糖玉米糖浆、人工甜味剂和其他营养较差的成分，都不是健脑膳食应该含有的成分。

实际上，大多数北美居民都要消费某些经过加工过的食物。可能你要花上数日之久，争论一下"加工过的"一词的确切意思。罐子里的有机意大利面酱从某种程度上讲也是"加工过的"。但速冻即食意大利面，就是标签上注明成分多达30种的食品，是经过深加工的食物。要尽量选择比较简单的食物。

学会写健脑食物日记

制订健脑膳食计划之前，你需要分析你饮食现状的优点。为此，可以连续4天写健脑膳食日记。可参照下文日记示例，列出你每天吃的各样食物，写出每种食物大约的摄入量（不必费心去测定精确的摄食重量），还要列出零食和饮料。

四日膳食日记

第一天
早餐：
上午零食：
午餐：
下午零食：
晚餐：
晚间零食：
饮料：

第二天

早餐：

上午零食：

午餐：

下午零食：

晚餐：

晚间零食：

饮料：

第三天

早餐：

上午零食：

午餐：

下午零食：

晚餐：

晚间零食：

饮料：

第四天	
早餐：	
上午零食：	
午餐：	
下午零食：	
晚餐：	
晚间零食：	
饮料：	

你做得怎样

看看你的四日膳食日记。你是否已经发现，你获取的绝大部分能量是来自哪里？你是否曾经尝试每天至少进食5份水果和蔬菜？

统计一下你的健脑食物评分

1. 看看你的四日膳食日记中的某一天。
2. 每吃一份蔬菜或水果，就加1分。
3. 每吃一份鱼、鱼油、亚麻籽、亚麻籽油、核桃或核桃油，就加1分。
4. 每吃一次油炸食品或甜品，就减1分。
5. 如果你进食异常高脂食物超过2次，就减1分。
6. 计算你当日的总分。你的目标底限是+2或+3分。
7. 在其余3天的日记中，重复第1至6步的程序。
8. 计算4天的总分。+10分是非常好的；只要低于10分，就说明有改进的空间。

用健脑食物
替代劣质食物

你知道吗?

要始终如一

在健康膳食中，可以为偶尔为之的休闲食品甚至低营养食品留有空间。但是，从长远看，为确保你膳食的营养结构合理，就要每天始终如一地做出正确选择。

研究证明，酒瘾能导致大脑的短期损伤和长期损伤。

有些食物优缺点并存，但大多数食物不是好处占优，就是缺点更大。为做出合理选择，你需要掌握一定的技能，剔除那些无营养价值甚至潜在危险巨大的问题食品。这就要求我们详读食物标签，坚持使用没有经过深加工的食物。若食物标签的阅读工作费时费力，那么这种食物大多含有过多合成成分。

不管是亲自下厨，还是到餐馆吃饭，都要仔细看看以下两点给你的合理建议：哪些食物要避免、哪些食物是优选。

伤害大脑的食物、饮料和添加剂

- **酒精**：过量酒精摄入对脑细胞有毒性。即使是中等量饮酒，也会产生镇静作用（其作用类似麻醉剂，可减慢脑内信号传导速度）。过量摄入酒精会增加过早死亡的风险。虽然中等量摄入酒精对于绝大多数人来说不成问题，但一些人无法耐受酒精，连一滴都不行。研究表明，酒精成瘾会导致长期和短期脑损伤。

- **阿斯巴甜**：这种人造甜味剂含有甲醇，甲醇是一种醇类物质，身体会把它代谢成为甲醛。虽然甲醇含量微小，但有些人在摄入阿斯巴甜时，会很快感到情感和思维发生变化。

- **致癌食物**：致癌食物是指那些已知或疑似能导致癌症的食物，比如烧焦或烤焦的食物。它们会造成机体内的氧化应激，启动特定的生物学程序，从而使患癌风险升高。

- **过量的ω–6脂肪酸**：身体需要充足量的ω–6脂肪酸、谷物和多种其他食物。但在西式膳食中，我们的ω–6摄入量远超ω–3摄入量。这会使机体内炎症风险升高，将我们真正应该摄取的ω–3排挤掉（ω–3来自多脂鱼、亚麻子、琉璃苣油等）。

- **食用色素和食品添加剂**：一些人感觉到他们注意力的指向性和专注性受到了食用色素的影响，另一些人则没有感觉。一些儿童的多动表现与某些食品添加剂有关，比如酒石黄（黄色染料5号）、蓝色染料1号、2号，以及其他添加剂。

- **高糖食物和精加工食物**：此类食物给大脑带来糖分冲击波，紧接着是糖分的降低，而且是大幅骤降。血糖水平快速的大起大落会导致注意力难以集中、情绪发生改变、容易激惹、思维飘忽不定。若终生摄入此类食物，一些人甚至会出现代谢综合征和/或糖尿病。

- **反式脂肪酸**：此类脂肪酸的生产要通过"氢化作用"这一步骤，因此其结构与天然脂肪不同。正是氢化作用，才能让此类食物放在货架上长期保存。最好避而远之、尽量少吃，因为反式脂肪酸在大脑中的作用与健脑脂肪酸完全不同。反式脂肪酸还会升高心脏病的患病风险。

健脑的食物和营养成分

- **抗氧化剂**：有多种食物"超级英雄"含有这种抵御损伤的重要营养成分。西蓝花就是其中一种。西蓝花含有特定的抗氧化分子，当其分解时，能起到保护大脑的作用。绿茶含有的一种分子能吸收自由基。自由基就是未配对电子以及含有未配对电子的化合物，自由基能够破坏细胞及其DNA。天然蜂蜜所含化合物也能承担机体抗氧化职责。

- **肉桂**：肉桂可作调料，有绝妙的味道，而且所含成分具有调节血糖的功效。

- **水果和蔬菜**：总体而言，水果和蔬菜富含营养素，含有多种防癌分子、抗氧化剂和关键维生素。

- **大蒜和洋葱**：这两种味道特别的食物对心血管系统有绝佳作用，都具有轻度的稀释血液的作用，有利于血液循环。但如果你已在服用稀释血液的药物，那可不要过量摄入大蒜和洋葱哦。

- **健康油脂**：人体在构造与供能方面，都需要脂肪酸。特级初榨橄榄油、红花油、葵花子油、亚麻子油、核桃油等健康油脂就是优质脂肪酸的安全来源。特级初榨橄榄油具有某些抗氧化剂的性质。

- **药用蘑菇**：某些蘑菇种类，比如舞茸（灰树花）、香菇和灵芝，均可激活免疫系统。用在菜肴中也很可口。

- **ω-3脂肪酸**：此类脂肪酸对人体健康至关重要。天然存在于多脂鱼、鱼油、亚麻子、亚麻子油和牧场畜肉中。一些食物中ω-3脂肪酸含量高，这些食物包括喂饲亚麻子的母鸡下的鸡蛋。

- **牧场畜肉**：这种肉来自在牧场内放养而非畜栏内饲养并屠宰的牲畜。这些牲畜在天然草场上自由进食青草，而不是用大量玉米喂养增肥到可以屠宰的程度。以青草为主的膳食，决定了这些畜肉富含ω-3脂肪酸。

- **藜麦**：所谓的"超级谷物"，其实是一种历史悠久的假谷物类植物的种子，不含麸质。藜麦具备全麦的所有优点，此外还含有各

在西式膳食，我们的ω-6摄入量远超ω-3摄入量。这会使机体内炎症风险升高，将我们真正应该摄取的ω-3排挤掉。

种维生素。

- **鼠尾草**：有证据表明，这种芳香四溢、味美可口的草药能改善认知功能。鼠尾草所含精油能提高乙酰胆碱水平，乙酰胆碱是一种神经递质（参与脑信号传导的化学物质）。在阿尔茨海默病这样的衰老性脑病患者中，乙酰胆碱水平很低。
- **南瓜和甜椒**：它们堪称营养发电站，含有类胡萝卜素，这是一类富含维生素A的色素，起到超强抗氧化剂的作用。
- **姜黄**：姜黄是一种植物根茎，将其干燥，研磨成亮黄色粉末，是咖喱粉的成分之一。它的抗炎、抗癌作用已为人所知。
- **全麦**：全麦为大脑提供了稳定的能量来源。全麦富含B族维生素，能够帮助细胞在其代谢"熔炉"（即线粒体）里燃烧碳水化合物。全麦粉、尾穗苋（amaranth，又称kiwicha）、糙米、燕麦和大麦，即为味道可口的全麦食物。

购买健脑食物

去哪里购买最佳的健脑食品？这并不重要，只要是天然健康食品，包括新鲜水果、蔬菜和全麦在这家商店有售就行。如果这家商店卖有机食品，也卖常规方式生产的食品，那么就能帮到你了。如果牧场畜肉有售，也对你有利。

顶级的购物贴士

- **要阅读食品标签**：如果某种食品含有几十种成分，特别是那些你叫不上名字的成分，这本身就成为你拒绝它的理由了。不要选那些似乎不是来自菜地而是产自工厂的食品，不要选含有人工调味剂和色素的食品。
- **要购买天然健康食品**：要尽可能以接近食物天然状态的方式享用它。无论是蒸是煮，你怎么忍心改动这原本纯粹、天然的食材呢？
- **要吃有机食品**：当你享用有机食品的时候，想到这是从未被杀虫剂、除草剂、抗生素或其他不必要的成分污染过的食物，是多么好的感受！但请记住，即使是有机食品，也需要清洗干净哟。肉类蛋类，则要加热到适当温度，以确保杀灭可能存在的细菌。
- **要购买本地货**：要支持本地农业与农产品，这有利于保证未来几代人得到安全健康的食品供应。如果你做不到购买本地货，那么要避免购买产自有质量问题或安全性问题的地点的食品。一般说来，美

你知道吗?

紧盯外围货架

当你在一家大型超市购物时，要紧盯外围货架。要在那里首先选农产品，其次是肉类，最后是乳制品（不要忘了酸奶哟）。大多数天然健康食品摆放在外围货架，内部通道处摆放的是各类加工后的袋装食品，后者是你要避之不及的。

158　　如何让大脑保持年轻

国、加拿大、澳大利亚、新西兰、英国和其他欧盟国家生产的食品安全性较好。这并不意味着产自其他国家的产品就不安全，或者来自"安全"国家的产品就不出问题。请记住，从前美国肉类加工厂因消毒不充分所致大肠杆菌感染，已造成严重疾病及病死事件。这就是为何总体上看，来自本地、生产过程符合伦理要求的食材，要优于工厂化农庄出产的食材。

健脑食物预算

为制订平衡的健脑膳食计划，一个最简便的方法就是根据你的预算规划。按这种方法制订购买计划，既确保获取多种健康营养，又在你力所能及的范围内。可做如下预算：

- 30%用于购买水果、蔬菜和调料
- 20%用于购买肉类、蛋类和鱼类
- 20%用于购买全麦（包括面包和意大利面）和豆类（黄豆、扁豆等）
- 10%用于购买酸奶、奶酪、黄油、脱脂乳、酸奶油和乳制品
- 10%用于购买健康油脂，比如冷榨橄榄油、红花油或亚麻子油
- 10%用于购买坚果、富有营养的零食、巧克力、茶叶、咖啡和应季食品

抗炎膳食

辛苦训练但营养不足的运动员，是不能达到目标的。大脑也同样，若无恰当营养供给，就无法从专项训练、脑力练习中获得最大收效。为确保大脑状态良好，就必须每天摄入一系列关键营养素，保证大脑运转正常。

另外，还有一种加速神经系统衰退的重要因素，在我们的社会生活中太常见了，即炎症。现代膳食常常引发炎症。在本书的第四部分，我们探讨了大脑衰老、修复与炎症的关系，还探讨了炎症是如何

常见问题解答

问： 什么是抗炎膳食？

答： 抗炎膳食具备如下五个特征。

1. 炎症的启动因素和促进因素必须最小化。例如，抗炎膳食仅可含微量反式脂肪酸，完全不得含有油炸和烧焦（烤肉通常有烧焦成分）食物。上述三种要素可促进炎症。

2. 关键营养素的含量必须平衡。例如，饱和脂肪酸和不饱和脂肪酸的摄入比例要平衡，不饱和脂肪酸中 $\omega-3$ 脂肪酸和 $\omega-6$ 脂肪酸的比例要合适（见第164页）。

3. 必须含有能减轻炎症的植物来源物质。虽然炎症是机体内正常的持续过程，对于修复组织、抵御感染来说极其关键，但必须加以控制。这些植物来源物质有助于控制炎症。一个极好的例子就是姜黄素香料所含的姜黄素类化合物。

4. 必须含有能将炎症和相关自由基活动保持在可控范围内的微量营养素。维生素C就是这种营养素（也称作抗坏血酸），它对二者均有抵御作用。

5. 必须能够提供稳定的健脑能源。缓释碳水化合物（低GI）和中等量的蛋白质即为最佳能量来源。它们在为脑提供能量这方面，要比高GI食物和糖类零食、饮料好得多，而且还有助于控制炎症。

对脑健康施加不利影响的。在本节，我们要探讨良好的营养如何能够抵御炎症导致的破坏。

你需要的宏量营养素

有一个问题，大家反复讨论、争论不休：我们到底需要多少碳水化合物、蛋白质和脂肪这三大宏量营养素？这些年来问题答案已有改变。

在大众媒体中，这三种营养素的地位急转直下，成为人人喊打的"害群之马"（见162页方框里）。如今，人们仍在争论膳食中来自碳水化合物、蛋白质和脂肪的卡路里占比应该是多少。看起来真正起作用的，并非是找到这个神奇的比例，而是我们摄取食物的质量。

碳水化合物

身体需要碳水化合物向脑提供葡萄糖，从而使脑运转正常。若膳食中没有碳水化合物，我们就无法存活。若你严格限制碳水化合物，身体会把能量储存在肝脏内，因为大脑首选葡萄糖作为能量。在严格禁止摄入碳水化合物的情况下，大脑能把酮体作为能量，但这会给人体带来负担。

碳水化合物的类型

碳水化合物不是单一一种化合物，而是一类化合物。有很多种差异很大的糖分子和淀粉分子，它们就是膳食中的碳水化合物：

- 单糖，比如葡萄糖和果糖；
- 双糖，比如蔗糖和乳糖；
- 多糖，比如淀粉（人体能消化淀粉）和膳食纤维（人体不能消化膳食纤维）。

简单碳水化合物与复杂碳水化合物的对比

总体而言，营养师的推荐意见是：大部分碳水化合物卡路里要从复杂碳水化合物那里获得。这样做，就能为大脑提供稳定能量供应，对机体胰岛素系统造成的应激最小。

简单碳水化合物，比如高果糖玉米糖浆（含有葡萄糖和果糖），一般容易被人体消化吸收。简单碳水化合物所含葡萄糖通常非常迅速地进入血流，导致血糖水平迅速升高。血糖水平的迅速升高使胰腺大量释放胰岛素，帮助糖分进入肌肉或脂肪细胞。长此以往，会导致胰岛素抵抗（见163页方框）。

复杂碳水化合物，比如全麦，消化起来一般更为缓慢，不会像简单碳水化合物那样诱发胰岛素分泌峰值。复杂碳水化合物有多种类型。营养师一般鼓励患者选择未精制的全麦谷物，比如糙米和全麦面粉，来代替精制过的米面。全麦含有的多酚类分子和木酚素，均有消炎效应；全麦的消化较为缓慢，且不会引发胰岛素的爆发式释放。这些均有利于让炎症处于可控范围内。

20世纪早期，营养师观察到：严重依赖精制碳水化合物（比如糖和精白面粉）的患者健康状态欠佳。事实证明，精制食品中恰好缺少或少有用来代谢这些炎性物质的营养素。这些食物的代谢过程中，所消耗的复合B族维生素量超出其所含有的量。如果你摄入的食物种类广泛，那

食物中的"害群之马"

食品行业的发展呈现周期性变化。典型情况是，每隔5年，某种食物、营养素或营养成分就会被揪出来作为典型，成为人人喊打的"害群之马"。现在的典型就是麸质，这是谷物蛋白（及其他谷物）的一种成分。这些食物中的"害群之马"成了食品心理学的有趣剪影，游走在科学、临床推理、智慧的通俗与营销的夸张的交叉点上。

从脂肪的沧桑历史可见一斑。当饱和脂肪酸的摄入被发现与心脏疾病、癌症存在关联时，立即就被揪出来丢弃。这让许多人遵循极低脂肪的膳食，即使没有这个必要。他们用蛋白质或碳水化合物来代替脂肪，这样做导致了新问题出现（见第161页的"碳水化合物"）。虽然有些人确实需要降低脂肪摄入总量来保护心血管健康，但这一原则并不适用所有人。摄入过多的饱和脂肪确实可能促进某些类型的癌症，也使心脏病风险升高，但完全避免脂肪的做法是毫无道理的！脂肪酸对于代谢和能量的产生是至关重要的。像 $\omega-3$ 脂肪酸和 $\omega-6$ 脂肪酸那样的必需脂肪酸是膳食的重要组成部分，是必须要摄入的。

20世纪80年代，当脂肪恶贯满盈的时候，碳水化合物却炙手可热——所有人都被教导去吃大量谷物，以代替脂肪。随后，在20世纪90年代和21世纪，碳水化合物的大量摄入越来越明显地导致肥胖率飚升，糖类和白面包等精制谷物就是罪魁祸首。因此蛋白质取得了统治地位，而碳水化合物成为新一代"害群之马"。

减少碳水化合物摄入，不管是简单的还是淀粉类的，确有短期收益。当过多摄取碳水化合物且体力活动减少时，会促进炎症，并导致胰岛素抵抗（见163页）。当人们减少糖类摄入，就能看到血糖的可喜变化——当你早饭时间面对一大杯含糖苏打水或油炸甜圈时，你不禁要考虑一下糖含量就毫不奇怪了。

但是，过多摄入蛋白质也有问题。当你把大多数富含碳水化合物的食物统统清除出去，吃了大量肉类、乳制品和脂肪，你就在享用低GI食品了（见第151页），这有利于控制血糖。但这会造成人体内某些代谢通路处于应激状态，导致很多问题。其中一个问题就是极高的蛋白摄入量使氨大量形成，需要人体来解毒。综上所述，没有一种食物是完美的，为维持良好健康状态，摄入多种品类的食物才是关键。

么你的身体就能耐受一定量的精制食物。但是，如果简单碳水化合物摄入过多，就减少了摄入其他营养替代品的机会。

常见问题解答

问： 全麦是什么?

答： 全麦含有麦粒的全部成分，包括胚芽和胚乳。麦粒的精制过程，会去掉麸皮和胚芽，连同它们含有的各种营养素、纤维和抗氧化剂。虽然某些精制面粉补充或强化了各种营养素——比如硫胺素（维生素B_1）、核黄素（维生素B_2）和尼克酸（维生素B_3），但在加工过程中仍然丢失了多种重要营养成分。

蛋白质

氨基酸是构成蛋白质的基石。身体将摄入的食物消化后，人体细胞将氨基酸组装成多种蛋白质，这些蛋白质使各个器官运行，执行重要功能，比如免疫应答和神经传导。脑细胞必须制造称作"神经递质"的特殊蛋白，以实现脑内、脊髓内及神经纤维内细胞间信号传输。

一旦细胞用完了蛋白质定额，多余部分就会被分解掉，转变为能量。由于皮肤细胞的更新、黏膜表面的更新和消化道的分泌，身体在不断地丢失蛋白质。某些生命事件，比如怀孕、儿童的生长发育、创伤的修复，会使身体对蛋白的需要量增多。

这些都决定了膳食应该始终含有充足的蛋白质。蛋白质不应该作为能量的主要来源，但足够的蛋白质可以帮我们避免过多摄入碳水化合物。

脂肪

脂肪对细胞膜的构建至关重要，也是人体能够摄入的最为丰富的能量来源。一些脂肪对愈合过程有帮助，另一些则会促进疾病发展。

脂肪名目繁多、彼此各异，其实只是脂肪酸的类型不同罢了。有些脂肪含有长链脂肪酸（16个、18个或更多碳单位），另一些则由较短的脂肪酸链构成，比如黄油所含丁酸，仅含4个碳单位。

人体储存的脂肪酸是要当作燃料。有时脂肪酸能在血液中找到，以甘油三酯的形式存在；甘油三酯的结构是3个脂肪酸联结在一个称作甘油的分子骨架上。甘油三酯就是脂肪在身体的能量银行内的储存形式——它静静地等在那里，直到有一天被释放出来，满足人体对能量的需求。

饱和脂肪酸与不饱和脂肪酸的对比

饱和脂肪酸所含碳键被氢元素完全饱和，这就是为什么饱和脂肪酸在室温下呈固态。大量摄入饱和脂肪酸，会损害身体。动物来源的食品，比如肉类和乳制品，富含饱和脂肪酸。总体而言，自然疗法医师总是遵循主流营养学权威机构的推荐意见，建议患者限制膳食中饱和脂肪酸的含量。一些饱和脂肪酸（比如来自肉类的饱和脂肪酸）含有大量花生四烯酸。花生四烯酸虽然是一种必需脂肪酸，但也在炎性过程中发挥作用，因此仅可中等量食用。

不饱和脂肪酸可分为单不饱和脂肪酸和多不饱和脂肪酸，在室温下均为液态。二者均可降低血脂，降低血管疾病的风险。

单不饱和脂肪酸含有一个碳–碳键；多不饱和脂肪酸有多个碳原子之间的双键。在受到氧攻击时，由于双键的存在，多聚不饱和脂肪酸比单不饱和脂肪酸更容易受到影响。而氧非常容易与其他化合物发生反应，变成褐色的苹果、锈迹斑斑的铁钉即为氧化的例证。但是，多聚不饱和脂肪酸与饱和脂肪酸相比，不易导致动脉内脂肪斑块的集聚，而脂肪斑块会使心脏病发作及中风的发生率升高。

单不饱和脂肪酸可见于鳄梨及鳄梨油、芥花子油、花生及花生油、橄榄及橄榄油。多聚不饱和脂肪酸，包括即将在下文讨论的必需脂肪酸，存在于各种坚果和坚果油、植物种子和种子油、芥花子油、红花油、玉米和玉米油、大豆和大豆油、鱼和鱼油之中。

必需脂肪酸

一些多聚不饱和脂肪酸被称作必需脂肪酸，原因是它们无法由体内其他脂肪酸合成，必须通过食物摄取。必需脂肪酸在如下生理过程中起到关键作用：前列腺素的制造、对炎性活动施以控制的化学信使的合成、血管紧张度（血管紧张、放松的程度）调节和凝血过程。前列腺素可影响人体特定组织的功能，在炎症控制方面，起到了极大的作用。

必需脂肪酸分两大类：ω–3脂肪酸和ω–6脂肪酸。"ω"是指此类脂肪酸的结构细节，即指多个双键中的一个在分子中所处的位置。ω–3是指双键位于碳链末端起算第3个碳原子（碳原子是脂肪酸

常见问题解答

问： 那么，脂肪对你好还是不好？

答： 脂肪对生命至关重要，健康的脂肪对你大有裨益。不利之处是过量摄入高脂食物和含有不健康脂肪（比如反式脂肪酸）的食物，会导致肥胖、胆固醇升高、动脉粥样硬化、心脏疾病、中风、胆结石和其他多种健康问题。不用太多脂肪就能提供相当多的热量。例如，即使是超瘦的牛肉，在煎过之后，也能从油脂那里得到超过一半的热量。另一种高脂肪含量食物是奶酪：奶酪热量中超过70%来自脂肪。你可以合理安排脂肪在膳食中的比例，但明智的做法是不要过量。还请记住：你摄入脂肪的质量与数量同样重要。

用健康油品烹饪

- 多聚不饱和脂肪酸受热时可被破坏。因此，当使用多聚不饱和脂肪酸烹饪时，特别是亚麻子油那样的可口油脂，要避免高温。当亚麻子油受热时，味道会变苦，且有霉味。有趣的是，当松饼或面包内的亚麻子经烘烤时，亚麻子内的脂肪酸是能够耐受高温的。只有提取出来的亚麻子油内的脂肪酸不能耐受高温。橄榄油的主要成分是单不饱和脂肪酸，更适合烹饪使用，只是不可加热至冒烟那种程度。

的骨架）处。ω-6则是指第一个双键位于碳链末端起算第6个碳原子那里。二者在结构细节上的差异造成了机体对它们利用方式的不同。ω-3脂肪酸和ω-6脂肪酸中都有一些类型被视作必需脂肪酸，有助于形成前列腺素和其他类似分子。

- **ω-3脂肪酸**有助于缓解炎症，还有助于血小板的聚集、血凝块的形成。必需ω-3脂肪酸包括α-亚麻酸（ALA），见于核桃、亚麻子和火麻仁，还包括二十二碳六烯酸（DHA）和二十碳五烯酸（EPA），二者均见于多脂鱼，比如鲑鱼、鲱鱼和沙丁鱼。
- **ω-6脂肪酸**在产生能量方面具有重要作用。ω-6脂肪酸被称作亚油酸（有多种来源，比如玉米油、大豆油、葵花子油和月见草油），可转化为特定分子，这些分子起到开关作用，可控制如下生理过程：炎症、凝血以及其他在促进伤口愈合及改善机体创伤应答方面非常重要的生理过程。不利影响：ω-6脂肪酸也被称作花生四烯酸，见于动物脂肪，若过量食用或膳食中缺少ω-3脂肪酸时，可能导致炎症。人体利用花生四烯酸会制造出能够诱发更多炎症事件的化学信使物质。

我们既需要ω-3脂肪酸，也需要ω-6脂肪酸，但小心这里的陷阱！现代膳食在二者比例方面是失衡的。许多草食性动物摄入的ω-3脂肪酸多于ω-6脂肪酸。在远古自然状态下的狩猎采集膳食时代，人类摄入大量ω-3脂肪酸。很不幸，现代人类遵从的是西方膳食，摄入的ω-6脂肪酸远超ω-3脂肪酸。这种失衡很容易促进炎症和疾病的发生。ω-6脂肪酸与ω-3脂肪酸的健康比例应在10∶1和6∶1之间。对于炎性疾病患者和想要减轻炎症的患者来说，此比值偏低更有利。

反式脂肪酸

反式脂肪酸的初始分子式与正常脂肪酸相同，但经过"加氢作用"这一加工过程，位于碳-碳双键周围的氢原子取向会发生改变。通俗地讲，就是反式脂肪酸和普通脂肪酸都来自相同的化学物质，只是反式脂肪酸的内部组合形式略有不同而已。

天然存在的反式脂肪酸数量极少。反式脂肪酸的产生，大都因为油脂的加氢作用。反式脂肪酸见于多种人造黄油、植物起酥油和烹炸用油。生产人造黄油和植物起酥油时，"加氢"旨在制造出室温下更为稳定的产品；在烹炸用油方面，加氢后的产品对热的耐受性更好。

反式脂肪酸摄入后发生的化学变化，明显影响到它们在体内的作用。反式脂肪酸可能非常危险，它们促进炎症发生，可进入脑组织内，使心血管疾病发生率升高。反式脂肪酸可取代位于细胞膜上的正常脂肪酸，影响细胞膜的流动性和细胞内的反应。脑细胞依赖健康的细胞膜进行电信号传导。

值得欣慰的是，人们越来越多地使用替代油脂来加工食物，食物的商业加工也不使用反式脂肪酸了。但是，仍需要仔细阅读加工后食品的标签。要知道，若反式脂肪酸含量低于0.5g（例如0.4g），那么生产商是被允许将含量写作0克的。所以要看一下成分列表中有无"加氢"字样。

天然脂肪最佳

未经化学修饰的脂肪才是加入你膳食中的最佳脂肪。但是许多现成的油脂和脂肪的加工方式，并不能保持其营养成分，也不能保证你免生疾病。在油脂问题上，老派的传统做法是最佳做法：你能自己制造出来的油脂，才是对身体更为友好的，超过那些非得经一大堆化学工程师的精心研制才能上货架的油脂。

众所周知，植物油脂（比如葵花子油）富含多聚不饱和脂肪酸，易被氧化，而且植物油脂所含抗氧化剂（比如β胡萝卜素和维生素E）在加工过程中常常被去掉了。如前文所述，植物油脂不是很棒的烹饪用油脂。植物油脂经加热，无论是出于提取还是烹饪的目的，都会形成反式脂肪和环氧化物。环氧化物是一类受到了氧化破坏的脂肪酸，在体内可形成自由基，自由基会促进疾病发生。

冷榨油是最佳选择，因为没有使用热或化学溶剂来提取油脂。橄榄油富含单不饱和脂肪。你应该在货架上找找特级初榨橄榄油，这往往是初次压榨所得的精品。亚麻子油含有亚麻油酸（一种ω–6脂肪酸）和α–亚麻油酸，应避免用来烹饪，加热状态下会变腐臭以致不适合食用。

膳食纤维

膳食纤维是另一种必需营养品。纤维是人体无法酶解、无法消化的一类碳水化合物。膳食纤维可增加粪便体积，使结肠运转的难度减小。通过摄入全麦、水果和蔬菜，就能得到膳食纤维。

可溶纤维与不溶纤维的对比

你很可能已经得知：纤维是人体的好朋友。吃得越多越好。

膳食纤维分两类：可溶的、不溶的。不溶纤维包括纤维素和半纤维素，这也是植物细胞壁的2种组分。不溶纤维有助于降低肠道排出大便的难度。可从如下食物获取不溶纤维：麸皮、全谷物面粉（如全麦）、卷心菜、豆类和根菜类。

可溶纤维由非结构性多糖构成，包括果胶、树胶、植物黏液。这些令人印象深刻的化合物都有一个相同点：能够吸收水分，形成凝

你知道吗？

棕榈油：不总是环保的

目前有趋势要用棕榈油代替反式脂肪。要记住一点：全球许多棕榈栽植作业，是以砍伐热带雨林为代价的，有些甚至是非常古老的雨林。当你远离合成脂肪时，可不要背离可持续发展、环保的方式哟。

你知道吗？

油要避光保存

冷榨油，特别是含有大量多聚不饱和脂肪的油，可能出现变质，应避光保存。要把冷榨油放在冰箱里，仅在需要时再拿出来使用。烹饪前静置几分钟，让油的温度恢复至室温，让油容易倒出。

水可以帮助你

水通过使纤维膨胀有助于使大便成形,这样大便就更容易排出了。一定要大量饮水,特别是当你增加纤维摄入量时。要记住,最佳纤维来自天然健康食物,不是补品。

常见问题解答

问: 可溶纤维能降低胆固醇吗?

答: 能。在肠道内,可溶纤维与胆固醇结合,将胆固醇从体内清除出去,从而降低血液胆固醇水平。可溶纤维还能减慢胃的排空速度。"胃排空"是一个有意思的术语,是指食物通过胃的速度。对于葡萄糖耐受量异常的人(比如糖尿病患者)来说,可溶纤维具有有益作用,因为可溶纤维使葡萄糖逐渐吸收入血,更为平稳。

胶。果胶见于:苹果、柑橘、胡萝卜、甜土豆和香蕉。树胶和植物黏液见于燕麦、干豆和其他豆类。

何时增加纤维摄入量呢

有许多很好的理由让你增加纤维摄入量。当你摄入富含纤维的食物时,就能减少摄入食物总量,达到或维持健康体重。在膳食富含纤维素的人群中,肥胖症很罕见。原因是纤维的热量较低,而且会增加饱食感。请注意:纤维能结合并清除肠道内某些特定必需矿物质,比如锌。但是,如果膳食种类足够多,且富含矿物质,则此担心就可忽

纤维可以预防疾病

流行病学研究表明:纤维可以预防憩室病和结肠癌。憩室病是指沿肠壁形成的多个称作"憩室"的小袋,是因常年便秘、排便过程中的肠道张力所致。肠道压力使憩室鼓起,会发生炎症及感染。纤维素可降低憩室所受压力,有助于预防疾病。若致癌物质长期与结肠接触,就会发生结肠癌。通过增加纤维摄入量,可预防便秘,缩短毒素在肠道停留时间。

略不计了。

当代北美人与他们的先祖相比，摄入的纤维要少得多。这是因为他们的主要膳食已从天然健康食物，转变为精制谷物。但这种情况不难改变，只要你多吃天然健康食品，包括大量全麦、水果和蔬菜，就可以了。营养师有时会推荐纤维补给，比如含有车前子粉的补给。这样做当然有用，但是要记住，食物才是纤维的最佳来源。

何时减少纤维摄入量呢

有些人需要减少纤维摄入量，比如克罗恩病患者。此病使肠道节段缩窄，浆状未消化纤维可嵌顿在狭窄节段，导致肠梗阻。若有任何涉及胃肠道部分梗阻的疾病，都需要减少纤维摄入量（特别要避免全谷粒或大片麸皮类食物）。和大多数食物一样，纤维并非万能良药。

水果和蔬菜

水果和蔬菜的脂肪含量低，富含膳食纤维，因此受到大多数自然营养疗法的推崇。另外，水果和蔬菜还提供了维生素和矿物质等微量营养素，人体有了这些微量营养素后才能消化吸收那些宏量营养素。

可以调整蔬菜、水果的摄入种类和摄入量，以满足人体需求。肠酵母菌过度生长者（比如肠道念珠菌）、病情控制不佳的糖尿病患者，不应过多进食水果，因其含糖量过高。蔬菜经过烹饪就更容易消化了，对一些人来说这是最理想不过的了。另一些人则受益于生食蔬菜的肠道清洁效应。你可以试一试，看看哪种做法更有益于你的身体。

水

若不督促提醒，很少有人想起多喝水。大多数人饮水不足。很多情况会导致人体的水需求量增大，超过我们感知到的需求量。另外，口渴的感觉并不总是出现在我们最需要喝水的时候。不能认为没有渴意就说明身体不需要水。

大量摄入纤维，特别是通过补剂摄入纤维，需要大量饮水。大运动量锻炼或大量出汗会导致脱水，多喝水就可补充因出汗导致的水分流失。服用缓泻剂或利尿剂（包括咖啡在内），也会提高人体对水的需求。

那么，该喝些什么呢？最理想的是纯净水或矿泉水。蒸馏水适合熨烫衣物，但不适合饮用，因为蒸馏水不含矿物质。长期饮用蒸馏水

你知道吗？

纤维是多多益善的食品

纤维还以另一方式发挥有益肠道的功能。肠道内发酵纤维的细菌，可降解纤维素链之间的联结。这种细菌纤维酵母的终产物是短链脂肪酸，比如丁酸和醋酸酯。上述物质是结肠黏液细胞的重要能量来源。当你多摄入纤维时，肠道就能享受这一间接福利了。

蛋白质摄入越多，水就要喝得越多

摄入大量蛋白质的患者需要大量喝水，以稀释人体消化蛋白时产生的含氮废物。如果不喝水，肾脏就会感受到压力。当你出于减肥目的而采用高蛋白膳食时，尤其要注意这一点。高蛋白膳食虽然对于某些人来说有效，但并不适合所有人。

常见问题解答

问： 每天应该喝多少水？

答： 每天至少要喝8杯水，也就是2L水；要是能喝12杯（3L）就更好了。超过3L就不必要了，过量饮水实际上有害（注：如果你是运动员，在异常炎热气象条件下运动，或初次来到气候炎热地区，那么你的水需求量可能会更高。请咨询医生）。许多人没养成喝水的习惯，所以才饮水不足。如果你每时每刻都把水带在身边，那就可以毫不费力地满足自己饮水需求了。

会导致体内矿物质失衡。

维生素

天然健康食品含量不足、精加工食品过多的膳食，会造成某些维生素的缺乏。虽然有些加工后的谷物通过添加某些维生素以填补加工过程中的损失，而变得"富含"维生素了，但总体而言，淀粉类食物或合成食物是热量有余而维生素不足。

本书推荐的营养食谱涵盖了多种食材，大多是未加工过的或尽可能少加工的，这是保证食物维生素摄取的关键所在。通过进食含有多种维生素或特定维生素的补品，也能起到效果，但通过食物摄取维生素才是正道。

矿物质

当人们摄入的膳食全都是精加工食品时，体内就可能缺少矿物质，特别是铁、钙、镁、锌。例如，北美许多女性的钙、铁摄入量低于推荐膳食供给量（RDA）。这就使她们容易发生骨质疏松和小细胞性贫血。

另外，某些地区的农作物是栽种于矿物质匮乏的土壤中，在过度垦殖地区该情况尤为明显，这会使出产的农作物矿物质含量达不到理想水平。某些情况下，摄入此类食物能导致某些需求量较小的矿物质（如硒、铬）完全匮乏。

为避免膳食中完全匮乏某种矿物质，营养师通常建议你吃些有机食品。有机农业通常采用的是保留营养成分、维护土壤质量的耕作方式，确保土壤所含矿物质得以维持，并不断更新。

土壤是农作物和微生物赖以生长的有机基质。喷洒过化学肥料、杀虫剂、除草剂和杀真菌剂的农作物可以富有营养，但有机栽种的食物对土壤的伤害较小，而且营养更为完整。喷洒过数吨肥料的庄稼确实长势良好，但这些肥料不过是氮磷钾而已，缺少土壤和人体真实所需的其他微量矿物质。

为何可持续农产品才重要

过度垦殖消耗了表层土壤中大量营养素，所以集约型农业运营必须要用大量化肥作为补偿。化肥的生产与应用都严重依赖矿石燃料，而且化肥最终会污染湖泊、河流、水井，甚至海洋。当今食物供给也严重依赖工厂化垦殖技术和高效的运输体系，但忽略了农作物的自然生长规律——所有这些都是生态短视行为。

越来越多的食物跨越千山万水，以满足消费者对异域食品、非应季食品的需求。商店里全年都能看到来自偏远地区的过度施肥所收获的超大型水果蔬菜。长途跋涉之后的异域食品所含营养已大部丧失，使其不再像本地种植的有机食品那样富有营养。

使用可持续耕作方式出产的农产品并在本地销售，这样做不仅丰富了膳食营养，而且养活了本地农庄。作为消费者，你的选择直接影响到食物的供给走向。选择本地土产，有利于农业朝向更有可持续性的方向发展，功在当代，利在千秋。

抗氧化能力

自由基所致氧化应激能诱发心脏病和癌症，因此抗氧化剂在预防上述疾病方面功不可没。

抗氧化剂是人体内关键的保护性成分，能够中和自由基（也称作活性氧族）并保护所有细胞成分，包括DNA和细胞膜，使其免受损伤。自由基所致氧化应激能诱发心脏病和癌症，因此抗氧化剂在预防上述疾病方面功不可没。

人体细胞能自行生产出强效抗氧化剂，我们通过摄入膳食抗氧化剂，就能强化细胞的抗氧化作用。膳食抗氧化剂大量存在于水果和蔬

常见问题解答

问： 我应该通过膳食摄取哪些抗氧化剂？

答： 叶黄素、番茄红素、原花青素、类胡萝卜素、生育酚、多酚和抗坏血酸（维生素C）就是常见于多种食物的抗氧化剂，这些食物包括西红柿、胡萝卜、甜椒、坚果、菜子、绿茶和红茶、浆果、樱桃和柑橘。研究表明，有机农产品可能富含某些类黄酮抗氧化剂，也可能富含对抗氧化剂的体内作用起到辅助效果的微量元素——事实上，某些非有机农产品与有机食物一样富含营养素。

那么，这些营养素的任务是什么？你很可能听说过的一种常见营养素就是番茄红素，见于西红柿和西红柿产品。它是一种主要的类胡萝卜素，或称植物色素，有益于血浆和其他人体组织。据报道，番茄红素摄入充足、血浆含量水平足够可以降低癌症和心脏病的发病风险。

β胡萝卜素，是类胡萝卜素中的一种，赋予胡萝卜以橙色外观，有预防心脏病的作用。但在临床试验中β胡萝卜素单独作用状态下，未表现出抗氧化剂的效应，原因可能是在天然状态下，各种类胡萝卜素以混合状态存在于单个食物内，所以抗氧化剂效应是一种混合效果。各种类胡萝卜素组合的有效性优于单种类胡萝卜素，它们在人体内彼此协作。这也强调了如下信息：人体需要的是天然健康食物，不是单个营养分子。

菜之中。当人体自产抗氧化剂"投身于"自由基的吸收工作中时，人体就可以使用大有裨益的膳食抗氧化剂（比如维生素C），来实现抗氧化剂的"循环使用"。

膳食能够满足所有营养素的每日推荐摄入量，但仍然缺少某些重要的植物来源抗氧化剂。这就是营养专家不断强调我们应该多吃水果蔬菜的原因之一。

发酵食物

很多饮食文化中都有发酵食品，若不吃发酵食物，就真的错过了有益大肠细菌的绝佳来源。人类肠道内存在着数万亿的细菌，影响到人类基因，也可能影响到患上某种疾病的风险，帕金森病就是其一。

这是一个崭新的研究领域，结果尚未得到验证。但很明显，我们应当吃下那些有益健康的微生物。它们有助于维持肠道内健康菌群和微生物平衡，管控好微生物中的"不法分子"。这些微生物能预防或减轻人体免疫系统受肠道细菌刺激而导致的炎症，这种炎症足以威胁人体健康。

以下就是某些发酵食品可能起到的作用：

- 活菌酸奶含有嗜酸乳杆菌及其他细菌的活体菌株，这些菌株天然存在于健康人体的肠道内。它们与其他类型的微生物菌群共生，很好控制了侵袭性细菌的生长。它们还能在肠道内制造重要营养素，比如维生素K。酸奶还能补充某些蛋白质。
- 韩国泡菜，这是韩国腌制白菜的通称。在北美，最广为人知的韩国泡菜是用白菜或萝卜、红辣椒、大蒜和盐制成。它们可向肠道输送健康细菌。用白菜做的韩国泡菜还是维生素C的来源。
- 日本豆面酱是一种日本调料酱，用发酵豆粉、盐、大麦或大米制成。它不仅提供多种健康细菌和蛋白质，还有独特的风味。
- 德国腌菜是发酵腌制的白菜条，虽有些刺鼻，但味道绝妙，带点甜味和辣味，富含纤维素和健康益生菌。
- 印尼豆豉是用发酵大豆压制成的小饼。可将其切成条状，加到炒制菜肴和其他菜肴中，补充蛋白质营养。其口感类似坚果，含全套植物蛋白。

消化的机理

必须良好消化食物，才有利于人体吸收营养素。许多人太过忙

若不吃发酵食物，就真的错过了有益大肠细菌的绝佳来源。

碌，无法充分咀嚼口中食物，这自然就减少了食物中可消化营养素的百分比。消化酶必须渗入食物颗粒内才能有效反应，若食物颗粒过大，消化酶就无法有效执行工作。与此同时，在情绪压力下或在匆忙之中吃饭，也会导致消化功能受损。应激激素可自动减弱胃肠道功能，使血液流向外周肌肉。

消化吸收不良最主要的后果，就是使人体失去了赖以正常工作的营养素。例如，脂肪吸收不良会导致脂溶性维生素的缺乏，蛋白质吸收不良则导致肌肉萎缩及免疫系统异常。因此，充分获取营养素的关键是要尽可能提高针对所摄入的每种宏量营养素的消化能力。

助消化剂

如果消化酶的天然供给量不足，那么可以从补剂中获得。分解蛋白质的蛋白酶、分解脂肪的脂肪酶、分解淀粉的淀粉酶，都有片剂可供使用。盐酸也可当作补剂服用，以帮助胃执行消化功能；但不建议胃黏膜（即胃的内表面黏膜）炎症或溃疡者服用。

许多人事务缠身，甚至细嚼慢咽这一点都做不到，这自然就降低了食物中可消化营养素的百分占比。

宏量营养素与消化

脂肪是最难消化的物质。胆汁是一种专门针对已消化食物的洗涤剂，使食物所含脂肪乳化，形成脂肪分子的乳化小微粒。随后消化酶即可分解掉这些小微粒，人体就能加以吸收了。胆囊切除术后的患者，就没有用来乳化脂肪的充足胆汁储备了。

胃酸可促进蛋白质的消化。胃内盐酸促进蛋白水解，然后使其降解。许多60岁以上的患者胃酸不足，还有一些人通过服用药物降低胃酸，以治疗烧心感或消化不良。

碳水化合物的消化开始得最早。唾液淀粉酶是位于口腔内的一种消化酶，可以立即开始降解碳水化合物。随后在小肠内，胰淀粉酶继续消化。双糖酶是一种位于肠道内表面的消化酶，可将蔗糖、乳糖和麦芽糖这几种双糖裂解成为单糖，进行消化。另一种重要的碳水化合物消化酶是乳糖酶，可降解乳糖这种存在于乳制品中的糖份。缺乏此酶的患者不能耐受乳糖。

用来消化乳糖的乳糖酶补剂，在药店是再常见不过的了。淀粉酶补剂也是如此，可分解豆类所含淀粉。若豆类淀粉没有得到正常消化，会在结肠内发酵，导致腹胀。

选择能被消化的食物

一种食物，只有在能被人体消化，其营养素能被吸收的情况下，才称得上有营养。未能消化的食物会成为身体的负担。会让某些细菌的生长失控，细菌消化食物产生的副产品会被重吸收入体内，增加肝脏负担（肝脏可是要负责解毒的）。

脂肪含量过高的食物会妨碍消化。蛋白含量过高的食物，比如面筋，也会给某些人的消化带来麻烦。虽然这些情况往往由个人健康状态所致，但食物的作用也不可忽视，要选择某些食物，避免另一些食物。例如，一些人赖以为生的是蛋白质零食。有些零食黏性极大，以至于在胃内无法溶解。这些零食还经过了热处理以延长保质期，而热处理使蛋白变性，生物利用度就更低了。

营养价值最大化

食物的营养价值会因食物的储存、烹饪及其他处理措施而降低，但可从医疗角度对营养价值进行简便易行的评估。数年来，人们已编纂了食物营养价值的详细列表，其中绝大部分信息可在网上查到。查看表格，即可看出水煮与油炸土豆的营养差别，或是3盎司（90g）汉堡包与3盎司（90g）牛排铁含量的不同。

可按单种营养素的水平，或多种营养素的组合，来判断某种食物的营养价值。即使某种食物仅仅富含极少的几种营养素，也可将其视作营养丰富。例如，水果富含维生素C和某些有益的植物分子，比如纤维素，但却并非很好的蛋白质来源。那么水果是不是营养丰富的食物呢？绝对是！同样，鸡胸肉富含蛋白质，即使维生素C、维生素A含量并不高，也同样被认作是营养丰富的食物。

不同食物的组合

以特定组合摄入高营养价值食物，是很聪明的做法。自然疗法医师在规划患者食谱时，总是努力践行这一原则。某些食物为营养密集型，即富含某几种营养素，另一些食物恰恰因含有一种重要营养素而出名。

当你把不同食物组合到一起，就是使其效力与组分彼此配搭。比

未能消化的食物会成为身体的负担。会让某些细菌的生长失控，细菌消化食物产生的副产品会被重吸收入体内，增加肝脏负担（肝脏可是要负责解毒的）。

你知道吗？

狩猎采集者开创的模式

通过比较食物的营养价值我们了解到，摄入种类繁多的食物，有利于获取更高价值的营养。因为人类祖先狩猎、采集多种食物，所以现代人对丰富多彩的食品抱有好奇心与广泛兴趣，就毫不奇怪了。当你将各种颜色、质地与味道装满餐盘时，就是在简单明了地践行这一基本营养原则了。

看重统计数字，还是看重你自己

请记住，你的身体是独一无二的。你需要的营养素与任何人都不同。某些情况下，你对某种营养素的需求情况超出了人群的统计学平均水平。与你的保健医生探讨下你的营养需求。庆祝下自己的独特需求，为此做好保障。

常见问题解答

问： 我如何才能获得所需所有营养素？

答： 食谱要广泛，这是确保摄入多种有价值营养素的最佳方式。通过摄入含有多种宏量营养素和微量营养素的不同食物，就能取得平衡。富含某种营养素的食物会弥补该营养素含量不足的食物，反之亦然。膳食一定要包含蛋白质、脂肪和碳水化合物的组合。如果你吃进去的是多种天然健康食物，不把任何一种食物或营养素类别当作避之唯恐不及的"害群之马"（见第162页），那么你的身体就能得到所需营养了。

如，当你摄入豆类外加谷物（比如用鹰嘴豆或黄豆和大米制成的鹰嘴豆皮塔）时，就能摄入完整谱系的必需氨基酸了。如果你只吃其中的一种食物，就不能取得营养素的平衡。另一例子：全麦并不富含维生素C，但蔬菜（比如甜椒）和许多水果富含维生素C；为保证身体所需各种营养素，将其组合在一起就行了。

避免挤占宝贵的胃肠空间

一个人一天之内吃进去消化的东西也就那些。如果你的食物大都充满着糖、淀粉或反式脂肪酸，且微量营养素含量较低、优质必需脂肪和健康蛋白质含量较少，就不能给更有营养价值的食物留有空间了。同样，若某人摄入过多的某种食物或某类食物，就有可能无法吃进去含有不同关键营养素的足量食品了。

试举一例：摄入太多乳制品的儿童，就没有太多空间留给水果蔬菜，而后者含有充足的锌、维生素C和纤维，都是身体生长所需。一个极端的例子是，摄入过多加工食品和油炸食品的儿童，比如冷冻馅料比萨、烤面包糕点、玉米粉面包糠鸡块等，这些食物挤走了蔬菜、水果、坚果、菜子、更为优质的蛋白来源和高纤维食品。人们吃进去的低营养价值食品越多，能够获得所有营养素的机会就越小。

防止中毒

所有食物都有可能含有毒素。如果有毒素，身体就必须将其分解清除。选择食物时，不可能做到面面俱到，但可以做些功课，选择那些不含外部毒素的食物。若接触了毒物，可以在膳食中加入解毒食物。解毒食物如十字花科蔬菜（如花椰菜和布鲁瑟尔芽菜）、绿茶、姜黄和迷迭香。

现代传统农业广泛使用杀虫剂和除草剂，以降低庄稼受病虫害的影响。这些化学物质给机体解毒系统带来了极大的负担。用于储藏的塑料制品和杀虫剂等环境污染物，均可造成人体激素系统失调。

另一个需要考虑的问题是食物从哪里来。在这样一个全球化时代，你在超市看到的食物可能来自世界任何角落。在某些国家，有关杀虫剂使用的法律法规不很严格，一些地区内人们仍在使用禁用的杀虫剂。环境降解与重金属污染，也可能无意中成为毒物来源。近期一个例子，就是从某些国家出口的养殖海鲜，其重金属和抗生素含量均超过其他国家所能允许的标准。

在某些国家，有关杀虫剂使用的法律法规不很严格。一些地区内人们仍在使用禁用杀虫剂。

常见问题解答

问： 我应该避免用塑料袋包装或储存的食品吗？

答： 如果你用塑料袋储存或烹饪食物，那你的食物就真的"物超所值"了。塑料袋能释放有害物质进入食物，储存时间、塑料袋的种类均能影响有害物质的释放。罐头食品就是很好的例子：许多罐头内壁都有塑料涂层，会析出化学物质，进入食物，使血液内双酚A（一种内分泌干扰物）水平升高。

食物过敏和不耐受

20世纪60年代起，免疫学开始出现重大进展。自那时起，新出生婴儿的变应性疾病发生率逐年升高。

多种疾病是由于食物过敏或不耐受所致全身炎性反应而引起。例如，膳食营养师常会发现：在婴儿6月龄之前把乳制品、谷物和肉类加入到膳食之中会诱发慢性中耳炎，更容易出现针对食物的免疫系统敏感状态。这种免疫系统敏感状态可追溯到患者早年摄入的食品。这些患儿长大后也有过敏倾向。过早将某些食物加入到婴儿膳食之中，可能会导致终生食物过敏。

20世纪60年代起，免疫学开始出现重大进展。自那时起，新出生婴儿的变应性疾病发生率逐年升高，特别是特应性哮喘和特应性皮炎。上述疾病目前的发病率比1960年时高出3倍。在西方发达国家，这种趋势很普遍，特别是在社会经济地位较高的群体内。这也对卫生保健带来了巨大影响：哮喘治疗本身就是一个数十亿美元的产业。

常见问题解答

问： 如何发现自己是否对特定食物过敏或不耐受？

答： 每个人都有特定的食物耐受情况。有些人会对特定食物发生免疫反应。血液检测，比如酶联免疫分析（ELISA），有助于检查免疫球蛋白E抗体（IgE）和免疫球蛋白G抗体（IgG）水平，及其与不同食物的关系。这会告诉你应该在膳食中避免哪些食材。

常见食物不耐受

- 乳制品（乳果糖）
- 谷物（面筋）
- 玉米制品
- 肉制品
- 柑橘
- 大豆

第六部分
健脑食物菜单
规划和菜谱

....

如何使用菜单规划

第180～183页的2周菜单规划包括了多种健脑食物。长期食用可能会对脑、人体造成不良反应的食物，应尽可能少食。我们强烈推荐天然健康食物、植物来源食物和全麦，尽可能少吃经过加工的食物。

膳食规划主要用作指南，而不是药物处方。你可以根据本书内容和个人收集的资料，采用健康食物和菜谱予以替换，以更好地符合自己的口味。按自己的喜好将菜单规划改良之后，下一周想用的食谱就一目了然了。根据食谱和膳食规划，列出购物清单。

尽量与他人一道用餐吧，人际交往有利于激活大脑。要是你没有室友共享美食，请朋友来也很好。搞一次自助晚餐或是午间聚餐也是好主意。一起用餐可不是单单能获取卡路里，而且是激活大脑的绝佳机会。

尽量与他人一道用餐吧，人际交往有利于激活大脑。

2周菜单规划

第1周菜单规划

	周一	周二	周三
早餐	格兰诺拉燕麦片* 3/4杯（175ml）低脂有机奶，或强化杏仁奶或米糊 1/3杯（75ml）有机苹果酱	调味水果谷物麦片* 1/3杯（75ml）蓝莓 1/2杯（125ml）无糖原味酸奶	格兰诺拉燕麦片* 1个香蕉 1/2杯（125ml）无糖原味酸奶 3/4杯（175ml）低脂有机奶，或强化杏仁奶，或米糊
上午零食	蔓越莓核桃松饼*	肉桂苹果片*	蔓越莓核桃松饼*
午餐	藜麦沙拉*	地中海小米加罗勒松子沙拉*	西蓝花藜麦什锦菜卷*
下午零食	什锦杂果*	3汤匙（45ml）烤杏仁	什锦杂果*
晚餐	红椒鸡肉面条* 鼠尾草黄油烤南瓜杂烩浓汤*	朝鲜蓟心和帕玛森乳酪配鲜虾意大利调味饭*	奶油玉米馅牧羊人派*
晚间零食	1个橘子	樱桃汁*	1个梨

*本书菜谱；除非另有说明，否则量均为1人份。

周四	周五	周六	周日
调味水果谷物麦片* 1/2杯（125ml）去蒂草莓 1/2杯（125ml）无糖原味酸奶 3/4杯（175ml）葡萄汁（紫葡萄，未澄清）	格兰诺拉燕麦片* 3/4杯（175ml）低脂有机奶，或强化杏仁奶，或米糊 3/4杯（175ml）葡萄汁（紫葡萄，未澄清）	核桃亚麻华夫饼* 1/3杯（75ml）蓝莓 1/2杯（125ml）无糖原味酸奶 3/4杯（175ml）葡萄汁（紫葡萄，未澄清）	鼠尾草蘑菇煎蛋饼* 3/4杯（175ml）低脂有机奶，或强化杏仁奶或米糊
肉桂苹果片*	蔓越莓核桃松饼*	超级抗氧化剂奶昔*	闪电套餐C果汁*
咖喱鸡肉沙拉包*	大马哈鱼杂烩浓汤*	奶油蘑菇核桃仁烤面包*	藏红花西班牙海鲜羹*
3汤匙（45ml）烤杏仁	8~10根胡萝卜条 2盎司（60g）低脂奶酪	8~10根胡萝卜条 2盎司（60g）低脂奶酪	滑溜甜菜*
柠檬番茄酱蔬菜奶酪面包*	虾仁豌豆配意面*	瑞士俏牛排* 新奥尔良炖洋葱* 橘子蘑菇菠菜沙拉*	姜味柠檬汁火鸡肉饼配蔓越莓米饭* 卡布里风味沙拉*
1/3杯（75ml）蓝莓汁	1/3杯（75ml）蓝莓汁	巧克力辣椒纸杯蛋糕*	1片稀摩卡糖霜肉桂蛋糕*

第2周菜单规划

	周一	周二	周三
早餐	热混合麦片粥* 1/2杯（125ml）无糖原味酸奶 3/4杯（175ml）葡萄汁（紫葡萄，未澄清）	鳄梨鸡蛋早餐包* 1/2杯（125ml）无糖原味酸奶 3/4杯（175ml）低脂有机奶，或强化杏仁奶或米糊	热混合麦片粥* 1/2杯（125ml）无糖原味酸奶 3/4杯（175ml）葡萄汁（紫葡萄，未澄清）
上午零食	椰枣核桃松饼*	肉桂苹果片*	2盎司（60g）低脂奶酪 1/2杯（125ml）桃子片
午餐	西蓝花奶油汤*	塔博勒沙拉*	三豆辣椒*
下午零食	3汤匙（45ml）腰果酱 6份大米饼干	大块鳄梨* 10份玉米薄饼	3汤匙（45ml）腰果酱 6份大米饼干
晚餐	藜麦辣肉糜糕* 日常沙拉*	土豆三味鸡* 烤甜菜和甜菜叶沙拉*	泰式炒河粉* 素炒甘蓝*
晚间零食	樱桃汁*	1个苹果	闪电套餐C果汁

*本书菜谱；除非另有说明，否则量均为1人份

周四	周五	周六	周日
蔓越莓藜麦粥* 1帕特黄油 3/4杯（175ml）低脂有机奶，或强化杏仁奶或米糊	蔓越莓藜麦粥* 1帕特黄油 3/4杯（175ml）葡萄汁（紫葡萄，未澄清）	家常葱饼* 1/2杯（125ml）无糖原味酸奶 3/4杯（175ml）葡萄汁（紫葡萄，未澄清）	番茄阿齐亚干酪起酥* 1/3杯（75ml）有机苹果酱 3/4杯（175ml）鲜榨橙子汁
椰枣核桃松饼*	2盎司（60g）低脂奶酪 1/2杯（125ml）桃子片	超级抗氧化剂奶昔	闪电C果汁*
桃味甘薯蒸粗麦粉午餐便当*	蔬菜通心粉汤*	鲑鱼沙拉开放式三明治配姜末与苹果*	金枪鱼沙拉汁*
大块鳄梨* 10份玉米薄饼	3汤匙（45ml）腰果酱 6份大米饼干	细胞营养果汁*	蒲公英"灌篮高手"*
柠檬香草烤猪肉* 蔓越莓葵花子配西蓝花胡萝卜*	牛肉西蓝花* 核桃葡萄干佐蔓越莓中式卷心菜沙拉*	鹰嘴豆杏干炖羊羔肉* 摩洛哥南瓜汤* 甜肉桂沃尔多夫沙拉*	甘薯洋葱配迷迭香鸡胸肉* 烤甜椒*
1个桃	1个苹果	黑巧克力慕斯*	1片极品巧克力蛋糕*

动手烹饪健脑菜肴

烹饪是脑力、体力与感官的体验，所以烹饪本身就是一种极佳的脑力训练：这可不是让你用微波炉给食物解冻，也不是叫外卖，而是亲自动手烹饪出美味菜肴。

烹饪是脑力、体力与感官的体验，所以烹饪本身就是一种极佳的脑力训练：这可不是让你用微波炉给食物解冻，也不是叫外卖，而是亲自动手烹饪出美味菜肴。健脑食品（特别是本书所述菜谱）美味可口，所以有着双重回报——既能促进脑力，又能享受美食带来的感官愉悦。最好是每天都做饭，即使你只想简单做2道菜，也应该投入地细致料理。有些菜肴，比如砂锅类、整只烤鸡或汤品，制作双份食物是简单实用的做法，可留作下顿食用，可能那时你有点懒得下厨了。

本书所收录的菜谱堪称完美，不仅能让你享用美食，而且教你一些烹饪妙招。当你的烹饪技术日臻成熟，弄清楚你喜欢的食材有哪些，然后就能着手创制属于自己的美味菜谱了。总之，享受烹饪过程吧，这里总有健康相随。

12个顶级烹饪诀窍

❶ 要使用不锈钢或搪瓷炊具。不粘式炊具会将对健康不利的化学物质释放到食物之中。铸铁炊具是个例外，它能自然形成不粘层，前提是涂上了合适的食用油。

❷ 不要烧烤食物。摄入烧焦的食物，会在体内产生自由基应激，可能激活那些使患癌风险升高的酶类。

❸ 蔬菜不是用来煮的，除非是用来做汤并计划把蔬菜加入肉汤内。为保留维生素和矿物质，蒸菜是较好的选择。

❹ 用全麦进行烹饪前，要冲洗干净，然后把水倒掉。全麦可能含有植酸这种天然形成的化合物。植酸与膳食内的必需矿物质结合，会使其从膳食中析出。

❺ 要使用新鲜食材，在菜谱中避免一切过咸、"伪劣"食品。

❻ 不要用塑料袋烹饪或储存食物，特别是那些含有脂肪的食物。塑料袋能释放出破坏内分泌的化合物入血。要使用陶瓷或玻璃容器存放剩菜。

❼ 如果你使用微波炉给菜肴加热，要使用玻璃或无釉陶瓷炊具。请记住，微波炉是用来热菜的，不是用来从头开始做菜的（不要让微波炉把好好的蔬菜破坏了）。

❽ 油不要过热。当油达到冒热烟的温度时，就表明脂肪酸正在发生氧化，换言之，正在发出陈腐味道。

❾ 不要使用多聚不饱和油进行烹饪，比如红花子油、玉米油或油菜子

油。这些油非常容易被热、光照和氧气破坏。在烹饪方面，要使用橄榄油或黄油，要酌情在较低温度下烹饪。

❿ 避免使用铝制餐具。当在铝制餐具内烹饪番茄酱等酸性食物时，金属铝会析出，进入食物内。铝能引起脑组织里氧化应激水平升高。虽然普通膳食内铝含量可以接受，但为何要给大脑徒增负担呢？

⓫ 食物解冻温度、烹饪温度和储存温度都要合适。对于所有食物来说，这是一条恒久不变的原则，对于肉类和乳制品来说尤其如此。不要长期存放食物，要遵照规定的安全规范以防止交叉污染。

⓬ 不要过度加热食物。ω–3脂肪酸这样的营养素和抗氧化剂会被热破坏掉。

铝能够导致大脑组织出现氧化应激。虽说正常膳食中铝的摄入量可以耐受，但又何必非得增加大脑的负担呢？

关于营养分析

本书应用ESHA研究公司（2011年）食品处理器SQL营养分析软件（10.9版）对所述食谱进行营养分析。分析工作中，使用了美国农业部（USDA）国家营养数据库作为参照标准，必要时对数据做出了补充。该参照标准发布号为#26（2014），可在USDA农业研究服务网站中查到，网址如下：www.nal.usda.gov/fnic/foodcomp/search。

食谱评估流程如下：

- 在给定了范围的情况下，使用最大烹制份数。
- 在给定了备选项的情况下，使用了所列第一种食材及其用量。
- 未纳入备选食材及不合格食材。
- 运算方面，全部采用英制度量单位和重量单位。
- 对于卡路里、脂肪、碳水化合物、蛋白质、维生素C、维生素D、维生素E、烟酸、叶酸和硒这些营养元素，数值均四舍五入至整数末位。
- 对于维生素B_6、维生素B_{12}和锌这些营养元素，数值均四舍五入至小数点后第一位。
- 当给出数值范围时，使用了特定成分的含量下限。
- "低钠肉汤" "1%奶" "淡味蛋黄酱" "淡味酸奶油"，这些术语分别用来修饰"肉汤" "奶" "蛋黄酱"和"酸奶油"。
- 涉及肉类、禽类营养计算时，按瘦肉成分计。
- 当脂肪类型不能明确时，按菜子油计。
- 烹饪前已对所有菜谱进行了分析。

需要强调一点：菜谱的烹饪方法、食材的更换、食材品牌的差异，均可造成每道菜品营养成分的变化。

早餐

格兰诺拉燕麦片

每天清晨，这道菜品（也算是一种零食了）能为你提供稳定能量来源。全麦是保持血糖平稳的极佳食品，一早就能吃到全麦食物，真是既可口又惬意的事。

制作3.5杯（875ml）

小贴士

找到袋装现磨亚麻子没有？就是标签写着"亚麻子粉"的那种。或是用咖啡研磨机把整粒亚麻子磨成极细粉末，或作为调味品制作而成的那种。

- 烤箱预热至 300°F（150℃）
- 大边框烤盘，内衬羊皮纸

2 杯	（老式）大片燕麦片	500ml
1/2 杯	切好的碧根果仁	125ml
1/3 杯	磨好的亚麻子（亚麻子粉）	75ml
2 茶匙	磨好的肉桂粉	10ml
1/2 杯	不加糖苹果汁	125ml
1/2 杯	糙米糖浆或液态蜂蜜	125ml
1 汤匙	植物油	15ml
2 茶匙	香草香精	10ml
1/2 杯	蓝莓干、蔓越莓干或樱桃干	125ml

1. 取一个大碗，加入燕麦、碧根果仁、亚麻子和肉桂。
2. 取一个中碗，加入苹果汁、糙米糖浆、食用油和香草香精，混匀。
3. 向燕麦混料中加入苹果汁混料，充分搅拌至混合均匀后，在备好的烤盘内涂成单层。
4. 放入已预热烤箱内，烤制 20 ~ 25 分钟，或烤至燕麦变成金黄色为止。静置于盘内至其完全冷却。
5. 将格兰诺拉燕麦片转入密封容器内，拌入蓝莓。室温下储存最长 2 周。

每1/4杯（60ml）所含营养成分	
能量	204cal
脂肪	7g
碳水化合物	31g
蛋白质	5g
维生素C	0mg
维生素D	0IU
维生素E	0mg
烟酸	0mg
叶酸	16μg
维生素B$_6$	0.1mg
维生素B$_{12}$	0.0μg
锌	0.2mg
硒	1μg

▶ 健康小贴士

浆果是抗氧化剂的重要来源——这是大自然给我们的最好礼物；亚麻子和核桃仁能提供具有健脑作用的 ω−3 脂肪酸；肉桂有助于调节血糖。这道菜谱是个"赢家"。

水果干碧根果仁烤燕麦什锦早餐

这道方便的早餐中的谷物食品可以缓慢释放能量，所以早餐1小时后，你也不会感到头晕和饥饿。

制作大约6杯（1.5L）

小贴士

一些健脑谷物含糖量高，并且一些糖含量可以接受，但一定要读读你为了做这道菜选用的麸质谷物的成分表——不要有高果糖玉米糖浆！

- 烤箱预热至 350°F（180℃）
- 大边框烤盘，内衬羊皮纸

3 杯	（老式）大片状燕麦片	750ml
1/2 杯	切碎的碧根果仁	125ml
1 杯	麸质谷物（比如"全麸质"谷物）	250ml
1 1/2 茶匙	切碎的混合水果干	375ml
1/2 杯	磨好的亚麻子粉（亚麻子粉）	125ml

推荐的配料

脱脂牛奶、非乳制饮品或脱脂原味酸奶（普通酸奶或希腊风味酸奶）
液态蜂蜜或龙舌兰花蜜

1. 取燕麦和碧根果仁，在备好的烤盘上铺成单层。置入已预热的烤箱内，烤制 7 ~ 8 分钟，或烤至颜色变为金黄色且芳香四溢。静置于盘内至完全冷却。
2. 在密封容器内，将燕麦混料、麸质谷物、水果干和亚麻子粉混匀。冰箱内冷藏存储最长 1 个月。
3. 加入你想要的任何配料，即可食用。

每1/4杯（60ml）所含营养成分	
能量	107cal
脂肪	3g
碳水化合物	18g
蛋白质	3g
维生素C	1mg
维生素D	3IU
维生素E	0mg
烟酸	1mg
叶酸	34μg
维生素B_6	0.3mg
维生素B_{12}	0.5μg
锌	0.4mg
硒	0μg

▶ 健康小贴士

把亚麻子研磨成粉，这样做好处多多：高纤维、高木脂素（可降低胆固醇）、ω−3脂肪酸等都会被释放出来。这道牛奶什锦早餐确有烤制程序，但并没有过度烤制，所以亚麻子及其所含化合物的营养价值就得以保留。

调味水果谷物麦片

几个世纪前，人们曾为调味品兵戎相见。当你品尝这道菜品时，你就会想起为什么调味品如此重要，竟值得流血征战。调味品不仅能带来美味，而且有助于消化，有益于身体的健康。

制作2份

小贴士

将分成两半的核桃仁放置于平底煎锅内，文火烘烤，同时持续搅拌3～4分钟或直到有香味溢出为止。然后把已经烘烤好的核桃仁放在盘子里，冷却，切碎。

1/2 杯	清洗干净的藜麦	125ml
1/8 茶匙	优质海盐	0.5ml
1 杯	水	250ml
3/4 杯	牛奶或非乳制饮品（如大豆、杏仁、大米或麻仁制成的饮品）	175ml
1/2 杯	（老式）大粒薄片燕麦片	125ml
3 汤匙	切碎的无花果干或者杏干	45ml
2 汤匙	研磨好的亚麻子（亚麻子粉）	30ml
1/4 茶匙	研磨好的生姜	1ml
1/4 茶匙	研磨好的丁香	1ml
2 汤匙	切碎的烤核桃仁	30ml
2 汤匙	液态蜂蜜	30ml

1. 将藜麦、盐、水和牛奶放入一个中等大小的深平底锅内，搅匀。中高火煮沸。减至文火，加盖，煮10分钟。
2. 一边加入燕麦片、无花果碎、亚麻子粉、生姜粉、丁香粉，一边搅拌调和。加盖，文火煮5～8分钟，或至收干汤汁，再加入藜麦和燕麦，至熟透。加入核桃仁并搅拌，淋上蜂蜜。

▶ 健康小贴士

生姜中含有抗炎成分和能改善消化及有益于胃部健康的化合物；丁香含有抗氧化剂；核桃仁是一种有益于大脑的食物。

每份所含营养成分	
能量	536cal
脂肪	14g
碳水化合物	89g
蛋白质	19g
维生素C	1mg
维生素D	44IU
维生素E	0mg
烟酸	1mg
叶酸	37μg
维生素B$_6$	0.2mg
维生素B$_{12}$	0.4μg
锌	2.6mg
硒	7μg

热混合麦片粥

燕麦片、麦麸中的纤维、大豆中的蛋白质，清淡的味道、简单的质地可以使这种燕麦粥成为早餐桌上雷打不动的主力，再配点什么就看你的喜好了。

制作1份

小贴士

为了准备健康的早餐，我们用坚果、水果和牛奶或者大豆饮料来调配早餐。

享用一杯姜茶。只需要在微波炉专用杯子里面加入适量水并放入2薄片姜片，将微波炉调至高火，加热2分钟，然后去掉姜片。若有需要，可以放入1茶匙（5ml）蜂蜜，同时搅拌。

2茶匙	（老式的）大粒薄片燕麦片	30ml
2汤匙	麦麸	30ml
1汤匙	麦芽粉	15ml
1汤匙	大豆饮料粉	15ml

1. 把燕麦片、麦麸、麦芽粉和大豆饮料粉放在一个微波炉专用杯里，搅拌，加入 1/2 杯（125ml）水。微波炉高火加热 1 ~ 1.5 分钟或直到燕麦变软。

菜谱变变看

根据你的喜好可单独或同时加入坚果、新鲜的水果或水果干。

加入浓豆浆或低脂牛奶，并搅拌。

用红糖或枫糖浆增加甜度。

▶ 健康小贴士

麦芽是维生素E的一个很好的天然来源。维生素E是一种很好的抗氧化剂，可作用于全身，尤其有益于有痴呆风险的人。

这份食谱由 Davidy Shaikh 提供。

每份所含营养成分	
能量	137cal
脂肪	2g
碳水化合物	21g
蛋白质	11g
维生素C	0mg
维生素D	0IU
维生素E	1mg
烟酸	2mg
叶酸	37μg
维生素B_6	0.2mg
维生素B_{12}	0μg
锌	2.2mg
硒	11μg

热多谷物麦片粥

以热麦片作早餐是美好一天的开始。你只需使用慢煮锅就可以充满幸福感地让整个家庭成员每天清晨营养饱足，快乐出发。可以在晚上做好麦片粥，过夜，让慢煮锅在清晨留有余热。家里每个人都可以各取所需。

小贴士

在使用慢煮锅制作全谷物麦片粥的时候，只有充分搅拌才能做成乳脂状。当然，为方便起见，你无须在晚上起床搅拌谷物麦片粥。然而，如果你有时间，需要让谷物麦片加热至少15分钟，同时搅拌几次，然后再食用。

- **小到中号的慢煮锅（1.5 ~ 3.5 夸脱，1 夸脱 =1.1365L），涂少许油**

1 杯	多谷物麦片（或一半多谷物麦片，一半钢切燕麦粒）	250ml
1/4 茶匙	盐	1ml
4 杯	水	1L
2 个	普通苹果，去皮切成厚片	2 个
	葡萄干（可选）	
1/4 ~ 1/3 杯	牛奶或非乳制品	60 ~ 75ml

1. 备好砂锅，将麦片、盐、水和苹果放入其中，搅拌均匀。取一条茶巾，对折（因此有 2 层），然后覆盖在砂锅上吸收水分。盖上盖子小火煮 8 小时或一整夜，或者大火煮 4 小时。搅拌均匀并加热。

2. 在上餐之前，可把葡萄干（若有）放在微波炉专用碗里，倒水使其浸没。微波炉加热 20 秒使其变软，加入热麦片中充分搅拌，可选择与牛奶或非乳制品一起食用。

> ▶ **健康小贴士**
>
> 多谷物麦片需要较长的时间才能在肠道中分解，不会像一些淀粉或加工过的谷物那样快速分解并以葡萄糖的形式进入血液（即饱腹感的原因）。

每份所含营养成分	
能量	88cal
脂肪	1g
碳水化合物	20g
蛋白质	3g
维生素C	3mg
维生素D	7IU
维生素E	0mg
烟酸	1mg
叶酸	14μg
维生素B_6	0.1mg
维生素B_{12}	0.1μg
锌	0.7mg
硒	7μg

蔓越莓藜麦粥

忘掉那些乏味结块的粥吧——这道早餐拥有藜麦的能量和蛋白质，以及蔓越莓、蜂蜜或枫糖浆的营养和天然甜味，将为你开启美妙的一天。

3 杯	水	750ml
1 杯	清洗干净的藜麦	250ml
1/2 杯	蔓越莓干	125ml
	枫糖浆或蜂蜜	
	牛奶或非乳制饮品（可选）	

制作6份

1. 在深平底锅中，中火加热至水沸腾。一边加入藜麦和蔓越莓一边搅拌，直到水再次沸腾。调至小火，盖上盖子，慢炖15分钟，直到藜麦煮熟(此时在藜麦粒周围能看到一条白线)。从火上取下，盖上盖子，静置约5分钟。在食用时可与枫糖浆、牛奶或非乳制品搭配食用。

菜谱变变看

可用樱桃干、蓝莓干或葡萄干代替蔓越莓干。

可换用红色藜麦。

小贴士

除非你的炉子有慢炖功能，否则就需要在降低温度后，在锅下放置一个散热片来防止锅里的粥沸腾。这个散热片有助于确保谷粒的均匀受热，防止局部热点的形成，避免可能引起的焦糊。这种散热片在煤气或电炉上使用，可以在厨具店和五金店买到。

▶ 健康小贴士

藜麦含有所有人体必需氨基酸，是很好的蛋白质来源。

每份所含营养成分	
能量	135cal
脂肪	2g
碳水化合物	27g
蛋白质	4g
维生素C	0mg
维生素D	0IU
维生素E	2mg
烟酸	1mg
叶酸	52μg
维生素B$_6$	0.1mg
维生素B$_{12}$	0μg
锌	0.9mg
硒	3μg

早餐米饭

简单而又美味的早餐，没有比米饭更容易做的了。而且，由于大米是一种无麸质谷物，对于那些无法忍受麸质的人来说，以米饭作为早餐堪称完美。

制作6份

小贴士

用这种定量液体做好的米饭，边缘会有点硬。如果你喜欢那种软一点的，或者想要烹煮8小时以上，可在原有食谱的基础上再多加1/2杯(125ml)的水或米浆。

菜谱变变看

将半量大米与半量的小麦、斯佩尔特小麦或卡姆浆果混合使用。

* 选用小型至中型的 (1.5 ~ 3.5 夸脱) 慢煮锅，并抹上少许食用油

1 杯	糙米	250ml
4 杯	香草味的营养米浆	1L
1/2 杯	樱桃干或蔓越莓干	125ml

1. 备好慢煮砂锅，将大米、米浆和樱桃干放入其中，搅拌均匀。取一条干净的茶巾，对折 (因此有 2 层)，然后覆盖在砂锅上吸收水分。加盖，小火煮 8 小时或一整夜，或者大火煮 4 小时。搅拌均匀后即可上桌。

▶ 健康小贴士

米饭不仅容易做，而且易消化。

每份所含营养成分	
能量	236cal
脂肪	2g
碳水化合物	51g
蛋白质	3g
维生素C	0mg
维生素D	67IU
维生素E	1mg
烟酸	2mg
叶酸	6μg
维生素B$_6$	0.2mg
维生素B$_{12}$	1.0μg
锌	0.6mg
硒	7μg

鸡蛋蔬菜能量皮塔饼

这是一种很容易做的早餐，而且改变了麦片和烤面包的饮食习惯。它不但让你心满意足，而且丝毫无须为油脂和脂肪担心。

制作2份

小贴士

如果要使用辣调味汁，就应选择营养成分表显而易见，而且口味和营养都最好的品牌。

3 个	大个鸡蛋蛋清	3 个
1 个	大个鸡蛋	1 个
1/2 杯	沥干水分并捣碎的嫩豆腐	125ml
1 茶匙	特级初榨橄榄油	5ml
1/2 杯	新鲜或解冻的西蓝花，切碎	125ml
1/2 杯	红柿子椒碎	125ml
2 张	6 英寸 (15cm) 全麦皮塔饼，加热	2 张
1/4 杯	低钠辣调味汁（可选）	60ml

1. 取一个小碗，将备好的蛋清和大个鸡蛋搅拌至充分混合。加入豆腐继续拌匀。

2. 取一个小煎锅，用中高火加热橄榄油。然后放入西蓝花碎和红柿子椒碎，同时搅拌，烹煮 4 ~ 5 分钟或烹煮至变软为止。减至中火，把之前混合好的鸡蛋倒在蔬菜上继续烹煮，用小铲子轻轻搅动，烹煮 2 ~ 4 分钟，或直至鸡蛋完全凝固。

3. 如果你喜欢的话，可以把煮好的鸡蛋用勺子浇在热的皮塔饼上，配上辣调味汁。然后从中间对折，立刻就可以享用了，或者可以用锡箔纸包起来边走边吃。

每份所含营养成分	
能量	306cal
脂肪	8g
碳水化合物	41g
蛋白质	20g
维生素C	67mg
维生素D	21IU
维生素E	2mg
烟酸	3mg
叶酸	67μg
维生素B$_6$	0.4mg
维生素B$_{12}$	0.3μg
锌	1.8mg
硒	46μg

▶ 健康小贴士

鸡蛋是一种营养价值很高的优质蛋白质；豆腐的加入提供了有益的大豆异黄酮；西蓝花和红柿子椒让这道早餐具备了优良的解毒性能和抗氧化功能。

鳄梨鸡蛋早餐包

鳄梨作为一种用途广泛的食材，已经受到越来越多的人的欢迎。这道菜以鳄梨为基础，兼具了山羊奶酪的美味，其意境可用皮塔饼里美味的菠菜煎蛋卷来形容。

制作2份

小贴士

哈斯鳄梨是一种黑色果皮的牛油果，肉质似坚果、黄油，比其他水果品种的保质期更长，这使它们成为北美最受欢迎的鳄梨。成熟的哈斯鳄梨都有紫黑色果皮，且轻轻按压顶部会有稍许软绵绵的下陷感。

2 个	大个鸡蛋	2 个
2 个	大个鸡蛋清	2 个
少量	优质海盐	少量
1/4 茶匙	现磨黑胡椒粉	1ml
1 茶匙	特级初榨橄榄油	5ml
3 杯	松散包装的菠菜，切碎	750ml
2 茶匙	水	10ml
2 张	6 英寸 (15cm) 墨西哥玉米卷饼，加热	2 张
2 汤匙	山羊奶酪粉	30ml
1/2 个	成熟的小哈斯鳄梨，切成薄片	1/2 个

1. 取一个小碗，将鸡蛋、蛋清、盐和胡椒粉搅拌，直到充分混合。
2. 取小号煎锅，用中高火加热橄榄油。然后一边放入菠菜和水，烹煮，并搅拌，直至菠菜萎蔫。减至中火，把之前混合好的鸡蛋倒在菠菜上继续烹煮，用小铲子轻轻搅动，烹煮 2 ~ 4 分钟直到鸡蛋完全凝固为止。
3. 将混合好的鸡蛋取半量，倒在每个温热的墨西哥玉米饼的中心，然后分别撒上 1 汤匙 (15ml) 山羊奶酪粉，并将准备好的鳄梨薄片覆盖在上面，最后折叠起来或卷好。

▶ 健康小贴士

鳄梨含有丰富的有益健康的脂肪，并且能够促进人体对类胡萝卜素的吸收；菠菜中含有重要的抗氧化分子，就是这些分子赋予菠菜以独特的绿色。

每份所含营养成分	
能量	315cal
脂肪	20g
碳水化合物	22g
蛋白质	14g
维生素C	18mg
维生素D	43IU
维生素E	3mg
烟酸	2mg
叶酸	157μg
维生素B$_6$	0.4mg
维生素B$_{12}$	0.5μg
锌	1.5mg
硒	23μg

鼠尾草蘑菇煎蛋饼

这道菜品别有风味，它配以大葱、蘑菇和鼠尾草，使富含蛋白质的豆腐混合的煎蛋饼变得鲜活起来。

制作6~8份

小贴士

你可以用1茶匙(5ml)干鼠尾草代替1汤匙(15ml)新鲜鼠尾草。

- 将烤箱预热至 350 ℉ (180℃)
- 铁锅或者其他煎锅
- 料理机

2 汤匙	橄榄油	30ml
1 磅	切好的蘑菇片	500g
1/4 杯	切好的大葱片（大约 2 大片）	60ml
1 汤匙	素食硬黄油	15ml
1 汤匙	切碎的新鲜鼠尾草叶(详见左侧小贴士)	15ml
1 磅	沥干水分并切碎的老豆腐	500g
1 份	包装好的嫩豆腐 (12.3 盎司 /350g)	1 份
1/4 杯	纯豆浆	60ml
2 汤匙	营养酵母片	30ml
1 汤匙	玉米淀粉	15ml
3/4 茶匙	研磨好的姜黄粉	3ml
3/4 茶匙	盐	3ml
1/2 茶匙	现磨黑胡椒粉	2ml

1. 将煎锅用中高火加热，锅热后加入橄榄油使其均匀覆盖锅底，再加入蘑菇和大葱。接着减至中火，并一边烹煮一边搅拌，直到菜变软并略带咖啡色为止，需要 6 ~ 8 分钟。加入黄油、鼠尾草和老豆腐，边煮边搅拌，2 ~ 3 分钟，让食材充分混合。关火，让食材均匀地摊放在煎锅中。

2. 把嫩豆腐、豆浆、营养酵母片、玉米淀粉、姜黄、盐和胡椒粉放入料理机中混合处理，直至表面顺滑为止。再将此混料均匀倒入平底锅中的蔬菜混料上，并轻轻搅拌，使食材配料充分混匀。

3. 在预热好的烤箱中烤制，直至表面定型，呈金黄色，25 ~ 30 分钟。再将煎蛋饼静置冷却，切成块，即可食用。

每份所含营养成分	
能量	192cal
脂肪	11g
碳水化合物	11g
蛋白质	15g
维生素C	1mg
维生素D	14IU
维生素E	1mg
烟酸	9mg
叶酸	92μg
维生素B$_6$	0.2mg
维生素B$_{12}$	0.1μg
锌	1.7mg
硒	12μg

▶ 健康小贴士

研究表明，鼠尾草是一种可以改善认知能力和促进脑健康的食材。

法式香草起酥

这种"起酥"以面包作为主料，配以延年益寿的草本植物，不仅令人心满意足而且还能给人提供丰富的营养。

小贴士

青蒜生长在沙地中，有时清洗起来会比较困难。一种很好的清洗方法是在白色和浅绿色的叶子之间垂直切开，留下大部分呈深绿色的叶子。然后握住深绿色叶子，将呈现白色和浅绿色的底部做扇形散开，将青蒜的内面大部分裸露出来，然后用冷水冲洗。

每份所含营养成分

能量	215cal
脂肪	4g
碳水化合物	34g
蛋白质	10g
维生素C	5mg
维生素D	11IU
维生素E	1mg
烟酸	3mg
叶酸	42μg
维生素B$_6$	0.1mg
维生素B$_{12}$	0.2μg
锌	1.0mg
硒	15μg

- 10 杯容量（2.5L）的烤盘，涂抹少许油
- 料理机

1 汤匙	橄榄油	15ml
2 棵	青蒜，彻底洗净并切好备用（详见左侧小贴士）	2 棵
8 盎司	细芦笋，去老根后切成 3 英寸 (7.5cm) 的碎段	250g
3 瓣	蒜瓣，切碎	3 瓣
1 汤匙	鲜榨柠檬汁	15ml
1 茶匙	盐，分 2 份	5ml
1/2 茶匙	现磨黑胡椒粉	2ml
1/2	当天做好的纯素食法式面包 (1lb 或 500g)，切成 2 英寸（5cm）的片	1/2
1 份	包装好的嫩豆腐（12.3 盎司或 350g）	1 份
4 盎司	中等普通豆腐	125g
1 杯	普通非奶制饮品	250ml
1/4 杯	干白葡萄酒	60ml
2 汤匙	玉米淀粉	30ml
2 茶匙	第戎芥末酱	10ml
1 茶匙	洋葱粉	5ml
1/4 茶匙	姜黄末	1ml
1 汤匙	新鲜龙蒿叶	15ml
1 茶匙	普罗旺斯香草	5ml

1. 取煎锅，用中火加热，锅热后加入油，均匀覆盖在煎锅底，再加入青蒜，搅拌，烹煮 3 ～ 4 分钟。加入芦笋、蒜瓣、柠檬汁以及 1/2 茶匙（2ml）盐和胡椒粉，继续烹煮 2 ～ 3 分钟，或至芦笋呈现鲜绿色为止。关火，拌入面包，移至备好的烤盘中。

2. 把嫩豆腐和普通豆腐、牛奶、葡萄酒、玉米淀粉、芥末、洋葱粉、1/2 茶匙 (2ml) 盐和姜黄放入料理机中混匀，加工至非常顺滑。加入龙蒿叶和普罗旺斯香草，搅拌均匀，将混料浇在蔬菜和面包上。

挑选你喜欢的非奶制饮品，如大豆、杏仁、大米或麻仁制成的饮品。

盖上起酥，冷藏至少 2 小时或过夜，使面包吸收蛋奶油冻。

3. 预热烤箱至 350 ℉ (180℃)。

4. 从冰箱中取出起酥，静置，使其回复至室温。打开预热好的烤箱，将起酥置入其内烘烤，至稍微膨胀、定型，需烘烤 45 分钟至 1 小时。静置 6 ~ 8 分钟，切好后上桌即可。

▶ 健康小贴士

龙蒿叶具有很高的抗氧化价值。

番茄阿齐亚戈干酪起酥

这是一种用鸡蛋和奶酪制作的较为传统的起酥。这道菜品营养丰富但不油腻，由于加入了大蒜、洋葱、橄榄油和圣女果，因此具有地中海菜品的风味。

制作4～6份

小贴士

如果是新鲜的面包，可以把面包放在烤盘上，置于350℉(180℃)烤箱内，烤8～10分钟，或至边缘变脆为止。

菜谱变变看

可用2汤匙(30ml)欧芹代替新鲜罗勒，烹制洋葱时可加入1茶匙(5ml)干罗勒。

- 烤箱预热至350℉（180℃）
- 8英寸（20cm）的方形烤盘，涂好油脂

2 汤匙	橄榄油	30ml
1 杯	切好的洋葱	250ml
2 瓣	蒜瓣，剁碎	2 瓣
2 杯	切好的圣女果（5～6个）	500ml
1/2 茶匙	盐	2ml
1/4 茶匙	现磨黑胡椒粉	1ml
2 汤匙	切好的鲜罗勒	30ml
6 杯	意大利或法式干面包块（详见左侧小贴士）	1.5L
1½ 杯	切碎的阿齐亚戈干酪或意大利奶酪	375ml
4 个	大个鸡蛋	4 个
1 杯	即用即取蔬菜或鸡肉汤	250ml

1. 取大号不粘锅，放油，用中高火把油加热，烹制洋葱和大蒜，同时持续搅拌，共2分钟。拌入圣女果、盐和胡椒粉；加热，不时搅拌，共5分钟，或至西红柿呈酱状为止。拌入罗勒。

2. 取一半的面包块，铺在事先准备好的烤盘内，然后将一半的番茄混料均匀的浇盖在上面，再撒上一半的奶酪。接着用剩下的面包块和番茄混料再铺上一层。

3. 用碗盛肉汤，把鸡蛋打入肉汤中搅匀，之后淋在面包混料上。继续撒上剩余的奶酪。静置10分钟，让面包充分吸收鸡蛋混料(此步骤可以提前一天完成，加盖后冷藏备用)。

4. 在预热好的烤箱里烤35～40分钟（如果经过冷藏，则需要多烤5～10分钟），直到顶部呈现金黄色，且用小刀探探内部，看看是否已经定型。可趁热上菜，或冷却至室温后上菜。

每份所含营养成分	
能量	403cal
脂肪	18g
碳水化合物	42g
蛋白质	20g
维生素C	11mg
维生素D	34IU
维生素E	2mg
烟酸	4mg
叶酸	49μg
维生素B₆	0.2mg
维生素B₁₂	0.8μg
锌	2.2mg
硒	32μg

▶ 健康小贴士

番茄是番茄红素的重要来源，番茄红素是一种有效的抗氧化剂和细胞保护剂(抗癌抗氧化剂)。

家常煎饼

这道菜品是全谷物食品爱好者的首选，它与你平时吃的白面粉、高糖指数的煎饼很不一样。这道菜品的风味既有香草的味道，又有谷物所具备的天然坚果的味道。

小贴士

选择你最喜欢的无麸质非奶制饮品，比如以大豆、大米、杏仁或土豆为原料制成的奶，或者，如果你能耐受乳糖的话，可以使用常规的1%牛奶。

1/2 杯	高粱粉	125ml
1/2 杯	糙米粉	125ml
2 汤匙	洋车前子壳粉	30ml
1 茶匙	无麸皮发酵粉	5ml
1/4 茶匙	小苏打	1ml
1/4 茶匙	盐	1ml
1 个	大个鸡蛋	1 个
1 杯	强化无麸质非奶制饮品或1% 无乳糖牛奶	250ml
1 汤匙	液体蜂蜜，纯枫糖浆或龙舌兰糖浆	15ml
2 茶匙	葡萄子油	10ml
2 茶匙	香草精	5ml
	黄油或者葡萄籽油	

1. 取一个大碗，加入高粱粉、糙米粉、洋车前子壳粉、发酵粉、小苏打和盐，混匀。

2. 取另一个碗，打入鸡蛋，再加入奶、蜂蜜、油和香草；然后倒入面粉混料，搅拌约1分钟，或至顺滑即可。

3. 在煎锅或不粘锅中，用中火熔化1茶匙(5ml)黄油。每制作一个煎饼需要倒入1/4杯(60ml)的面糊。每张饼需要煎1～2分钟，或煎至开始形成气泡，边缘变硬为止。然后再翻至另一面继续煎1～2分钟，或煎至底部呈现金黄色为止。移至盘中，保温。在煎锅上涂好油，用剩下的面糊再煎。按需要调整不同批次间的温度。

▶ 健康小贴士

这道菜品是膳食纤维的极佳来源。膳食纤维不但有助于调节消化道，而且全谷物和洋车前子壳中的纤维可以与肠道中的一些毒素结合，并在毒素被身体重新吸收之前将其排出体外。

每份所含营养成分	
能量	139cal
脂肪	3g
碳水化合物	24g
蛋白质	4g
维生素C	0mg
维生素D	21IU
维生素E	1mg
烟酸	1mg
叶酸	8μg
维生素B$_6$	0.1mg
维生素B$_{12}$	0.4μg
锌	0.5mg
硒	3μg

肉桂苹果酸奶佐土豆煎饼

按照这个食谱来制作成煎饼上桌。再配上加拿大培根或农家香肠，或根据你的喜好用煮鸡蛋或煎蛋替换苹果，即可食用。

制作4份

小贴士

苹果切片完后请立即倒入柠檬汁拌匀，防止变色。

你可以使用粉质普通土豆来做这道菜，甚至蜡质土豆也行。但这样就必须多花一些精力，将土豆碎聚在一起。

每份所含营养成分	
能量	499cal
脂肪	29g
碳水化合物	52g
蛋白质	12g
维生素C	33mg
维生素D	36IU
维生素E	3mg
烟酸	2mg
叶酸	60μg
维生素B$_6$	0.4mg
维生素B$_{12}$	0.7μg
锌	1.5mg
硒	11μg

配料

1 汤匙	黄油	15ml
1 汤匙	橄榄油	15ml
3 个	苹果（可特兰，克里斯宾或斯巴达）去皮，去芯，切片，拌好，加 2 汤匙 (30 ml) 柠檬汁	3 个
1/2 茶匙	肉桂粉	2ml
1/2 茶匙	肉豆蔻粉	2ml
少量	甜椒粉	少量
1 汤匙	包好的红糖	15ml

煎饼

1 磅	粉质土豆，去皮	500g
1 个	小洋葱	1 个
3 个	大个鸡蛋，略打散	3 个
2 ~ 3 汤匙	普通面粉	30 ~ 45ml
	盐和现磨黑胡椒粉	
3 汤匙	黄油（大约量），分好份	45ml
3 汤匙	橄榄油（大约量），分好份	45ml
1 杯	纯希腊酸奶	250ml

1. 配料：取煎锅，中火加热黄油和橄榄油。加入苹果、肉桂、肉豆蔻和甜椒粉，搅拌，持续 10 分钟。拌入红糖，加热 15 分钟，或至苹果上色为止 (不要煮过头，不要让苹果变得完全柔软)。关火，保温。

2. 薄饼：与此同时，使用装有切碎刀片或挫刀盒的料理机，将土豆切成粗块。使用有沟槽的勺子，将其移到干净的纱布上，沥干液体。纱布包住土豆，并置于水槽上面，尽可能多挤出水分。然后把切好的洋葱碎覆盖在土豆上面，放置一边备用。

3. 在碗里将鸡蛋打散，加入土豆、洋葱和 2 汤匙 (30ml) 面粉，轻轻搅拌 (如果混料看起来太湿，可再加入少许面粉)。加入盐和黑胡椒入味。

4. 将烤箱预热至 140 °F (60℃)。取大号重煎锅，中高火加热 1 汤匙 (15ml) 黄油和 1 汤匙 (15ml) 食用油。分批将一匙量的土豆混料倒入

如果你切土豆不够快，它们可能会变色。为了避免土豆变色，就需要提前准备一个盛满冷水的碗，及时将切好的土豆放入冷水中。所以你不得不花费额外的精力，在土豆使用前将其沥干。

注意面粉不可使用过量——使用太多会使煎饼变成铅灰色。

菜谱变变看

可选用当季新鲜的桃子代替苹果。在烹调前需要先用沸水焯一下桃子，然后去皮备用。

锅中，用金属抹刀轻轻将其压平至 1/4 英寸（0.5cm）厚。每面煎 3 分钟左右，或煎至变成棕黄色为止。完成以上步骤后，将其移到之前预热好的烤箱中保温。重复以上步骤，直到面糊全部用完，必要时可以再加适量黄油和食用油，并确保在加入下一批之前，煎锅足够热。

5. 将煎饼分到 4 个单独的温热盘中。在每一份上均匀地涂上苹果混料和 1/4 杯的酸奶。

▶ 健康小贴士

研究表明，肉桂有促进身体更好利用胰岛素的功能。

核桃亚麻华夫饼

这是一款丰盛的华夫饼，不但可以尝出非常宜人的枫糖浆和香草的风味，而且还能感受到核桃的酥脆口感。

小贴士

寻找外包装上贴有"亚麻子粉"标签的已经研磨好的亚麻子粉备用，或者用咖啡研磨机将亚麻子磨成细粉。

每块华夫饼所含营养成分	
能量	165cal
脂肪	10g
碳水化合物	16g
蛋白质	5g
维生素C	0mg
维生素D	19IU
维生素E	1mg
烟酸	1mg
叶酸	11μg
维生素B_6	0.1mg
维生素B_{12}	0.0μg
锌	0.8mg
硒	11μg

- 用中高火预热好华夫饼机
- 搅拌机

1½ 杯	纯杏仁乳	375ml
2 汤匙	植物油	30ml
1 汤匙	纯枫糖浆	15ml
2 茶匙	香草香精	10ml
1½ 茶匙	苹果醋	7ml
3 汤匙	亚麻子（亚麻子粉）	45ml
1 杯	全麦面粉	250g
1½ 茶匙	发酵粉	7ml
1½ 茶匙	小苏打	2ml
1/8 茶匙	细海盐	0.5ml
1/2 杯	烘烤好的核桃碎	125ml
	不粘锅喷雾油	

1. 用搅拌机将杏仁乳、油、枫糖浆、香草和苹果醋搅拌混合在一起，静置10分钟。加入亚麻子粉，搅拌1分钟或至微微冒泡为止。
2. 在一个大碗里中，将面粉、发酵粉、小苏打和盐搅拌在一起，加入杏仁乳混料，搅拌混匀，轻轻拌入核桃碎。
3. 用食用油喷雾器给已经预热好的华夫饼机喷油。每个华夫饼需要大约1/3杯 (75 ml) 的面糊，将面糊倒入华夫饼机中进行制作。按照华夫饼机说明书制作华夫饼，直至呈现金黄色为止。

▶ 健康小贴士

核桃仁是 ω−3 脂肪酸的绝佳来源，也是一种我们推荐的健脑食物。亚麻子（亚麻子粉）是另一种很好的 ω−3 脂肪酸来源，你可以买真空包装并在冰箱里保存的亚麻子粉。

小吃和开胃菜

什锦杂果

无须长途跋涉即可享受到这道美食——这是一道极好的高能量小吃，并且每一口都能提供丰富的营养。

制作3.5杯（875ml）

小贴士

以这个食谱为基础，可以根据你的喜好和你手头上现有的食材，加入其他一些配料，如葡萄干、椰子丝、榛子，甚至黑巧克力块。发挥你的创意，可以让你每次所做的什锦杂果都有一点不同的口味！

1/2 杯	杏干，一分为四	125ml
1/2 杯	蔓越莓干	125ml
1/2 杯	干枸杞（可选）	125ml
1/2 杯	全杏仁	125ml
1/2 杯	切好的核桃仁碎	125ml
1/2 杯	无盐葵花子	125ml
1/2 杯	生南瓜子	125ml

1. 取一个大碗，将杏干、蔓越莓干、干枸杞(如果使用)、杏仁、核桃、葵花子和南瓜子充分混合。
2. 在密闭容器中室温下最长存放一个月。

▶ 健康小贴士

这道美食中的每一种成分都是抗氧化剂或健康脂肪的主要来源。这种高能量美食有提神醒脑的功效，在让你的身体得到更好营养的同时，还能让你整个下午都精神饱满。

每1/4杯 (60ml)所含营养成分	
能量	144cal
脂肪	11g
碳水化合物	10g
蛋白质	5g
维生素C	0mg
维生素D	0IU
维生素E	3mg
烟酸	1mg
叶酸	15μg
维生素B$_6$	0.1mg
维生素B$_{12}$	0μg
锌	0.6mg
硒	5μg

蔓越莓核桃松饼

在感恩节餐桌上，蔓越莓因其酱汁风味而广受赞誉，而且当它那红宝石般色泽的果实被烤成松饼时，也同样是一道美味。

小贴士

寻找在外包装上贴有"亚麻子粉"标签的亚麻子粉备用，或者用咖啡研磨机把亚麻子磨成细粉。

将切成两半的核桃仁放在平底煎锅中，用文火不断翻炒，持续3~4分钟，或翻炒至有香味溢出。然后把烤好后的坚果放到盘子中，冷却后再切碎。

每块松饼所含营养成分	
能量	235cal
脂肪	13g
碳水化合物	25g
蛋白质	6g
维生素C	2mg
维生素D	7IU
维生素E	1mg
烟酸	0mg
叶酸	21μg
维生素B_6	0.1mg
维生素B_{12}	0.1μg
锌	0.9mg
硒	7μg

- 烤箱预热至 350 ℉（180℃）
- 12 杯容量的松饼盘，涂上食用油

1¼ 杯	全麦低筋面粉	300ml
1/4 杯	麦芽粉	60ml
1½ 杯	发酵粉	7ml
1 茶匙	肉桂粉	5ml
1/2 茶匙	盐	2ml
1/4 茶匙	小苏打粉	1ml
2 个	大个鸡蛋	2 个
1/4 杯	亚麻子粉	60ml
1/2 杯	龙舌兰花蜜	125ml
1/3 杯	低脂 (1%) 原味酸奶	75ml
1/4 杯	植物油	60ml
1 茶匙	香草精	5ml
1 杯	粗切好的新鲜蔓越莓	250ml
1 杯	烤核桃仁碎	250ml

1. 取一个大碗，加入面粉、麦芽粉、发酵粉、肉桂粉、盐和小苏打后搅拌混合。
2. 取一个大碗，将鸡蛋、亚麻子粉、龙舌兰花蜜、酸奶、食用油和香草精混合均匀。
3. 向面粉混料中加入鸡蛋，搅拌混匀。轻轻拌入蔓越莓和核桃。
4. 把面糊分成等份，加入到已经制备好的松饼盘中。
5. 置于预热好的烤箱中烘烤 20 ~ 25 分钟，或烤至表面呈现金黄色，且插入一根牙签并拔出后，牙签表面干净无粘结物。再连同平底煎锅一起放于架子上冷却 5 分钟，随后将松饼从平底煎锅中取出冷却。

▶ 健康小贴士

蔓越莓中富含对抗疾病的抗氧化剂，是维生素C、纤维、锰和钾的良好来源。

椰枣核桃松饼

这款无麸质松饼可以为饥肠辘辘的一家人提供数天的优质且益于健康零食。

- 烤箱预热至 350 ℉（180℃）
- 12 个松饼盘，内衬纸巾

3/4 杯	切好的椰枣碎	175ml
2/3 杯	沸水	150ml
1½ 杯	混合好的糙米粉 (详见下页的菜谱)	375ml
1 茶匙	黄原胶	5ml
3/4 茶匙	无麸质发酵粉	3ml
3/4 茶匙	小苏打	3ml
3/4 茶匙	肉桂粉	3ml
1/2 茶匙	盐	2ml
3/4 杯	袋装黑棕糖	175ml
6 汤匙	软化无盐黄油	90ml
2 个	大个鸡蛋	2 个
1 茶匙	香草精	5ml
3/4 杯	烤核桃仁碎	175ml

1. 取一个小碗，用沸水浸泡椰枣，静置 10 分钟（不要将水沥干）。
2. 取一个中碗，加入糙米粉、黄原胶、发酵粉、小苏打、肉桂和盐，搅拌混合。
3. 取一个大碗，用电动搅拌器以中速打碎黑棕糖和黄油，至柔顺蓬松为止。拌入鸡蛋，每次一个，混匀。拌入香草，混匀。拌入椰枣混料。
4. 将面粉混料加入鸡蛋混料中，用木勺搅拌混匀。缓慢地拌入核桃仁。
5. 将面糊平均分入准备好的松饼盘中。
6. 置于预热好的烤箱中烘烤 16 ~ 20 分钟，或烤至插入一根牙签并拔出后，牙签表面干净无粘结物。将松饼盘放在在铁架上冷却 5 分钟，最后再将松饼从盘中取出，移到架子上冷却。

每块松饼所含营养成分	
能量	263cal
脂肪	12g
碳水化合物	38g
蛋白质	4g
维生素C	0mg
维生素D	11IU
维生素E	1mg
烟酸	1mg
叶酸	11μg
维生素B$_6$	0.2mg
维生素B$_{12}$	0.1μg
锌	0.7mg
硒	4μg

▶ 健康小贴士

核桃仁中含有大量维生素E，以 γ 生育酚这种不寻常的形式存在，这种成分有益于人体的心血管健康。

混合糙米粉

如果你要做一些无麸质烘焙，那混合糙米粉的制作便是本书的一些食谱的关键所在。你也可以在许多超市和无麸质商店，或保健食品商店购买到这种混合糙米粉。

2 杯	细磨好的糙米粉	500 ml
2/3 杯	土豆淀粉	150 ml
1/3 杯	木薯淀粉	75 ml

1. 取一个大碗，放入糙米粉、土豆淀粉和木薯淀粉，混匀。
2. 储存在密封容器中，最长可冷藏保存 4 个月，冷冻保存 1 年。需静置达室温后，方可使用。

▶ 健康小贴士

全谷物粉，如糙米粉，仍然富含大部分原有的维生素和矿物质。

小贴士

你可以按此比例减量或加量制作：2份细磨好的糙米粉，2/3份土豆淀粉和1/3份木薯淀粉。

每2汤匙（30ml）所含营养成分	
能量	68cal
脂肪	0g
碳水化合物	15g
蛋白质	1g
维生素C	0mg
维生素D	0IU
维生素E	0mg
烟酸	1mg
叶酸	3μg
维生素B$_6$	0.1mg
维生素B$_{12}$	0.0μg
锌	0.3mg
硒	0μg

肉桂苹果片

它将苹果的酸甜口味融合到甜叶菊和肉桂的天然甜美之中，成为一道令人愉悦且血糖指数低的美食。

制作8份

小贴士

为了避免果片粘在一起，请务必趁热将果片从内衬的羊皮纸上移到铁丝架上。

菜谱变变看

梨片：选用4个中等大小的梨，切成两半并去核，用以代替苹果。

- 烤炉预热至 325 ℉（160℃）
- 2 张大边框烤盘，内衬羊皮纸

4个	酸甜味的大苹果（比如布瑞本苹果、嘎啦果、丕平果），切成两半，去核	4个
4茶匙	甜叶菊糖	20ml
1/2茶匙	肉桂粉	2ml
	不粘锅的食用油喷雾（橄榄油最佳）	

1. 用一把非常锋利的小刀或切菜器，将苹果切成 1/8 英寸（3cm）厚的薄片。
2. 取一个小碗，放入甜叶菊和肉桂，混合。
3. 将苹果片在准备好的烤盘里铺成单层。喷上食用油，再撒上甜叶菊糖混料。
4. 将其置于预热好的烤箱中烘烤 35 ~ 40 分钟，或烤至边缘变成棕黄，且果片变干且酥脆。将果片移至铁丝架上，静置完全冷却（冷却后，会更酥脆）。储存在密封容器中，室温条件下最长可保存 1 周。

▶ 健康小贴士

近期研究表明，每天仅食用0.5茶匙(2ml)的肉桂粉就能够提高认知功能和记忆力。

每份所含营养成分	
能量	59cal
脂肪	0g
碳水化合物	16g
蛋白质	0g
维生素C	5mg
维生素D	0IU
维生素E	0mg
烟酸	0mg
叶酸	3μg
维生素B$_6$	0.1mg
维生素B$_{12}$	0.0μg
锌	0.1mg
硒	0μg

腰果酱

这种坚果酱简单、美味。早餐吃烤全麦面包的时候，配上它再好不过了。它也是芝麻酱的很好的替代品，因为它比那些通常被用来代替芝麻酱的花生酱要温和得多。

**制作2.5杯量
（625ml）**

小贴士

糖米糖浆不太甜，味道清淡、温和，外观与蜂蜜相似。

• **搅拌机或料理机**

1/2 杯	非增甜苹果汁	125ml
2 杯	低钠烤腰果	500ml
2 汤匙	糙米糖浆	30ml
2 汤匙	鲜榨柠檬汁	30ml

1. 在搅拌机中，将苹果汁、腰果、糙米糖浆和柠檬汁混合在一起。搅拌至细腻光滑。
2. 将其移到一个有盖子的洁净容器中，盖紧盖子，于冰箱内储存，最长可达1周。

每1汤匙 (15ml)所含营养成分	
能量	42cal
脂肪	3g
碳水化合物	3g
蛋白质	1g
维生素C	0mg
维生素D	0IU
维生素E	0mg
烟酸	0mg
叶酸	5μg
维生素B_6	0.0mg
维生素B_{12}	0.0μg
锌	0.4mg
硒	1μg

红辣椒鹰嘴豆泥

在这道鹰嘴豆泥面前，所有三明治都得甘拜下风。这是一道开胃菜，与皮塔三角饼和蔬菜沙拉一起食用会更加美味。

制作1.5杯 (375ml)

小贴士

芝麻酱是用芝麻研磨而成的。你可以在杂货店的国际商品区找到它，如果你找不到芝麻酱，可用细腻的花生酱代替。

可以用白色豆子代替鹰嘴豆。

每2汤匙 (30 ml)所含营养成分	
能量	67cal
脂肪	3g
碳水化合物	9g
蛋白质	3g
维生素C	9mg
维生素D	0IU
维生素E	0mg
烟酸	0mg
叶酸	27μg
维生素B_6	0.2mg
维生素B_{12}	0.0μg
锌	0.6mg
硒	3μg

• 料理机

1 罐	罐头 (14 ~ 19 盎司或 398 ~ 540ml) 鹰嘴豆，沥干、洗净	1 罐
1/3 杯	干烤红辣椒	75ml
2 瓣	蒜瓣，粗切好	2 瓣
1/4 杯	芝麻酱（详见左侧小贴士）	60ml
2 汤匙	切成末的新鲜平叶（意大利）欧芹	30ml
2 汤匙	鲜榨柠檬汁	30ml
1½ 茶匙	孜然粉	7ml
1/4 茶匙	粗盐	1ml
1/4 茶匙	辣椒粉	1ml

1. 在料理机内，将鹰嘴豆、干辣椒、大蒜、芝麻酱、欧芹、柠檬汁、孜然、盐和辣椒粉混匀；然后搅拌至细腻糊状，可立即使用或盖好，冷藏最多 2 天。

▶ **健康小贴士**

鹰嘴豆的纤维对胃肠健康有益。

注: 欧芹（parsley），又名法香，是西餐中常用的一种香料，有扁叶和卷曲叶两种。

浓厚鳄梨沙拉酱

这种浓郁的奶油鳄梨酱风味醇厚，是所有美味的最佳伴侣。可作为配菜，与墨西哥炸玉米片、薄饼干或新鲜蔬菜一道食用。

<table>
<tr><td>2 个</td><td>鳄梨（即牛油果），去皮，去核，切成四等份</td><td>2 个</td></tr>
<tr><td>2 瓣</td><td>蒜瓣，切成末（大约 2 茶匙或 10ml）</td><td>2 瓣</td></tr>
<tr><td>1 个</td><td>小番茄，去籽，切成细丁</td><td>1 个</td></tr>
<tr><td>$1^1/_2$ 茶匙</td><td>鲜榨酸橙汁</td><td>7ml</td></tr>
<tr><td>1 个</td><td>墨西哥辣椒，去籽切成细末（可选）</td><td>1 个</td></tr>
<tr><td>1/2 茶匙</td><td>足够辣的辣椒酱（可按食用者口味）</td><td>2ml</td></tr>
<tr><td></td><td>盐和现磨黑胡椒粉</td><td></td></tr>
</table>

制作约1杯（250ml）

1. 在碗中，使用叉子或土豆搅碎机，将鳄梨捣碎，直到达到所需稠度。再加入大蒜、番茄、柠檬汁、墨西哥辣椒和辣椒酱，混合均匀，加入盐和现磨黑胡椒粉入味。立即上桌，或盖上盖子冷藏。最好在1天之内将鳄梨酱吃完。

小贴士

如果没有新鲜辣椒，可使用1汤匙(15ml)切碎的墨西哥腌辣椒。

给辣椒加醋会略微改变食材味道，所以在加入满满一汤匙(15ml)腌辣椒之前，需要先尝尝味道。

如果你喜欢更顺滑的口感，可以使用料理机来制作鳄梨酱。

每2 汤匙 (30 ml)所含营养成分	
能量	84cal
脂肪	7g
碳水化合物	5g
蛋白质	1g
维生素C	7mg
维生素D	0IU
维生素E	1mg
烟酸	1mg
叶酸	43μg
维生素B_6	0.2mg
维生素B_{12}	0.0μg
锌	0.4mg
硒	0μg

奶油蘑菇核桃仁烤面包

这是一道开胃菜，不仅能做到让客人们满意，而且能给他们留下深刻的印象，或让他们愉快地度过周日的下午时光。

制作40份开胃菜

小贴士

制作面包片：将1只面包切成1/3英寸(8mm)厚的薄片。放在烤盘上，轻轻刷2汤匙(30ml)橄榄油或熔化的黄油。在375℉(190℃)烤箱中烤5分钟，或烤至边缘略焦为止。

- 将烤箱预热至 375 ℉（190℃）
- 料理机

1 磅	蘑菇（白色，属平菇和波多贝罗蘑菇），切成粗块	500g
2 汤匙	黄油	30ml
1/3 杯	切成细末的大葱	75ml
2 瓣	蒜瓣，切成末	2 瓣
1/2 茶匙	干百里香	2ml
4 盎司	奶油干酪或山羊奶酪，切成块	125g
1/3 杯	现磨帕玛森乳酪（可洒在表面）	75ml
1/3 杯	细切好的核桃仁	75ml
2 汤匙	细切好的新鲜欧芹	30ml
	盐和现磨黑胡椒粉	
40 片	面包片（详见左侧小贴士）	40 片

1. 使用料理机，分批将蘑菇切为碎末。
2. 在一个大平底煎锅中，中高火加热黄油。加入蘑菇、大葱、蒜和百里香；烹制 5 ~ 7 分钟，或至蘑菇变软为止。如有必要，可再煮 1 ~ 2 分钟，至所有的水分都蒸发掉（混料应该是干燥、易碎的）。关火。
3. 加入奶油干酪，搅拌至顺滑，加入帕玛森乳酪、核桃仁和欧芹。加盐和胡椒入味。然后盛入碗中，盖好，放凉即可。

每份所含营养成分	
能量	39cal
脂肪	2g
碳水化合物	3g
蛋白质	1g
维生素C	1mg
维生素D	2IU
维生素E	0mg
烟酸	1mg
叶酸	7μg
维生素B$_6$	0.0mg
维生素B$_{12}$	0.0μg
锌	0.2mg
硒	1μg

小贴士

在烘烤前撒上蘑菇混料以防止它们受潮。蘑菇核桃馅可以冷冻储存最长达1个月。

4. 将一大茶匙 (5 ~ 7ml) 蘑菇混料均匀地洒在面包片上，铺好并放置在烤盘上，然后在表面撒上余下的帕玛森乳酪。置于预热好的的烤箱里烤 8 ~ 10 分钟，或者直到边缘略焦为止。

▶ 健康小贴士

核桃仁是矿物质锰（不是镁，而是锰）的良好来源。锰对于关节健康尤为重要。锰还是极其重要的抗氧化系统的组成部分，起到保护人体细胞的作用。

烤辣椒开胃菜

去地中海享受这种开胃菜吧，它将给你带来甜椒般美妙而甜蜜的风味。

制作4份

小贴士

为了节省时间和减少麻烦，可以在烤或烧烤前先把辣椒切成两半，这往往会使辣椒肉脱水，并有些收缩，使它变得更脆弱些，这样会使制作过程更容易些。

在派对上，你可以试着把这些辣椒和黑橄榄、干番茄、酸豆、熟番茄片、马苏里拉奶酪或小马苏里拉奶酪、洋蓟心和腌制过的蘑菇一起烹制成一份真正的意大利开胃菜。

每份所含营养成分	
能量	231cal
脂肪	20g
碳水化合物	7g
蛋白质	6g
维生素C	115mg
维生素D	3IU
维生素E	3mg
烟酸	1mg
叶酸	44µg
维生素B$_6$	0.3mg
维生素B$_{12}$	0.3µg
锌	0.8mg
硒	3µg

- **将烤箱预热至 400 ℉（200℃）**

3 个	甜椒，最好选用不同的颜色（比如绿色、红色和黄色）	3 个
1 茶匙	植物油	5 ml
1 汤匙	意大利香醋	15 ml
1/4 杯	特级初榨橄榄油	60 ml
	盐和现磨黑胡椒粉	
2 盎司	刮好的帕玛森乳酪	60 g
1/4 杯	切好的红洋葱薄片	60 ml
	带叶的鲜罗勒枝和 / 或切碎的欧芹	

1. 将辣椒纵向切成两半，然后去核、去籽。在表面刷一层植物油，再把辣椒（不能拥挤在一起）放在预热好的烤箱里，将外皮朝上，烤 20 ~ 25 分钟，直到表皮起皱为止，但要在表皮变黑之前（如果你等到表皮变黑，这些半切辣椒肉就会完全分解）。最后将辣椒从烤箱中取出，冷却 5 ~ 10 分钟。
2. 用抹刀将冷却后的辣椒从锅中取出，并将其移到案板上。去皮（表皮应该很容易脱下来，或多或少连在一起）。把每个辣椒切成 5 ~ 6 条，然后放到一个盘子里。
3. 用醋浸湿辣椒条，然后用橄榄油蘸湿。加盐和胡椒粉入味。在上菜之前，使用帕玛森乳酪屑、洋葱、罗勒和 / 或欧芹作为装饰。淋上油的辣椒可以静置（并得到改善）最长一个小时。

▶ 健康小贴士

意大利香醋浓缩了葡萄中一些强大的抗氧化分子，这种物质被统称为多酚。

汤羹类

姜味甜菜和藜麦汤

这里提供的是一道非常令人满意，且极富营养的素食餐，它也可以作为一道主菜的后备军。

制作6份

小贴士

如果你喜欢质地细腻的汤，那么你可以做成浓汤，再分批把浓汤调到料理机或搅拌机中(或者在锅里使用浸入式搅拌器)，然后搅拌至细腻为止。可以把汤放回锅里(如果需要)，用文火加热，开盖，加热4～5分钟，或者加热至变暖。冷却后的汤可放入密闭容器中，冰箱内冷藏最多存放2天，在冷冻条件下则最长存放6个月。

每份所含营养成分	
能量	188cal
脂肪	4g
碳水化合物	33g
蛋白质	7g
维生素C	9mg
维生素D	0IU
维生素E	1mg
烟酸	1mg
叶酸	137μg
维生素B$_6$	0.2mg
维生素B$_{12}$	0.0μg
锌	1.1mg
硒	3μg

4 杯	甜菜去皮并切成小块	1L
6 杯	即取即用的低钠蔬菜汤或鸡汤，分2份	1.5L
1 汤匙	特级初榨橄榄油	15ml
2 杯	洋葱碎	500ml
1½ 汤匙	姜粉	22ml
2/3 杯	细海盐和现磨黑胡椒粉	150ml
1/2 杯	希腊原味酸奶	125ml
1/3 杯	袋装新鲜薄荷叶，切碎	75ml

1. 在一个可以用于微波炉的碗中，将甜菜和2杯(500ml)的汤混合在一起。轻轻地盖上盖子，微波炉调至高火加热15分钟，直到甜菜变软为止。备用。

2. 同时，在一个大锅里，用中高火加热食用油，加入洋葱烹煮，翻炒6～8分钟，炒至变软。加入姜末，烹制，搅拌30秒。

3. 拌入甜菜混料、藜麦和剩下的汤，煮沸。减至文火，加盖，焖15～20分钟，直至藜麦变软。加盐和胡椒粉入味。涂上一层酸奶然后撒上薄荷即可上桌。

> ▶ **健康小贴士**
>
> 甜菜不仅美味，而且含有一种促进健康的物质——统称为甜菜碱的色素，可以帮助身体解毒，减少低密度脂蛋白颗粒(胆固醇)所引起的对人体不利的化学变化。

西蓝花奶油汤

这种汤的美味源于腰果中的蛋白质和脂肪，为素食和非乳制汤品代表。

制作6份

菜谱变变看

按食用者口味，可加入1/8茶匙(0.5ml)研磨好的肉豆蔻或甜椒香味粉或更多香料。

冷藏至彻底冷却即可上桌。

• 料理机

1 杯	生腰果	250ml
1 磅	西蓝花	500g
2 茶匙	橄榄油	10ml
1/2 个	洋葱，切碎	1/2 个
5 杯	即取即用的蔬菜汤	1.25 L
1 个	赤褐色（爱达荷州）土豆，去皮切成1英寸 (2.5cm) 的小块	1 个
1/4 茶匙	现磨黑胡椒粉	1ml
1/2 茶匙	盐	2ml

1. 将腰果放入碗中，加入 3 英寸（7.5cm）深的水将腰果覆盖。加盖，浸泡至少 2 小时。

2. 将西蓝花切成 2 英寸（5cm）的小朵。将茎剥开，纵切成两半，然后横切成 1 英寸（2.5cm）的碎块。总共需要 8 杯（2L）切好的西蓝花碎块。

3. 取适量的腰果和 2 汤匙 (30ml) 的水放入料理机中，加工成半顺滑的糊状即可。把它留在料理机中，备用。

4. 取大号平底锅，中火加热。加入油并倾摇使平底锅表面润滑。加入洋葱烹煮，不时进行搅拌直到变软，需 3 ~ 4 分钟。再加入蔬菜汤和土豆，调大火，直到煮沸为止。减至小火，焖至稍变软，需 5 ~ 6 分钟。加入西蓝花和黑胡椒粉，开大火至沸腾。减至小火，焖至土豆和西蓝花变软，需 6 ~ 8 分钟。

5. 静置、稍冷却。用长柄的勺子分批次把汤舀进有腰果的料理机中，搅拌至细腻为止。然后回锅，拌入盐。尝味，调整调料，再用文火加热，频繁搅拌，直到汤热透。趁热上桌即可。

每份所含营养成分

能量	206cal
脂肪	12g
碳水化合物	21g
蛋白质	7g
维生素C	73mg
维生素D	0IU
维生素E	1mg
烟酸	1mg
叶酸	78μg
维生素B$_6$	0.3mg
维生素B$_{12}$	0.0μg
锌	1.7mg
硒	5μg

▶ 健康小贴士

一种叫作糖苷酸盐的植物化合物使西蓝花具有强大的解毒作用，同时帮助人体清除那些加速大脑老化进程的毒素。

番茄罗勒汤

这道菜简单、经典，对忙于工作的厨师而言绝对是一个理想选择。

小贴士

　　为了保持罗勒的新鲜，就像保存其他新鲜的香草(包括欧芹)一样，可以用几层纸巾将其包起来，放在塑料袋里，存放在冰箱最温暖的地方，比如黄油存放处，即冰箱门处的格子里。

- 料理机

2 茶匙	橄榄油	10ml
1/2 个	洋葱，切碎	1/2 个
1 罐	整只番茄罐头（28 盎司或 796ml），带汁液	1 罐
2 杯	即取即用的蔬菜汤	500ml
2 杯	番茄酱	500ml
1/2 茶匙	盐	2ml
1/2 茶匙	现磨黑胡椒粉	2ml
1/2 杯	袋装鲜罗勒叶，分好份	125ml
1/4 杯	烘烤松子仁	60ml

1. 取中号煎锅，开中火，热锅。加入食用油，倾摇以使锅表面润滑，加入洋葱，翻炒，不时进行搅拌，直到变软但未变黄，需要 3 ~ 4 分钟。加入番茄、蔬菜汤、番茄酱、盐和胡椒粉。减至文火，持续焖，不时进行搅拌，同时使用勺背把番茄压碎，约焖 10 分钟。拌入 1/4 杯（60ml）的罗勒。静置冷却。

2. 将汤倒入料理机中，搅匀，需 20 ~ 30 秒。将汤回锅，品尝并调整口味到合适为止。减至文火，焖至汤热透。加入剩下的罗勒叶细丝。撒一些松散罗勒和少许松仁，即可趁热上桌。

▶ 健康小贴士

　　罗勒含有保护大脑的黄酮类化合物莸草素和维采宁，这些只是这种常用草本植物中的一部分作用神奇的化合物。

每份所含营养成分	
能量	151cal
脂肪	9g
碳水化合物	18g
蛋白质	5g
维生素C	29mg
维生素D	0IU
维生素E	4mg
烟酸	3mg
叶酸	38μg
维生素B$_6$	0.4mg
维生素B$_{12}$	0.0μg
锌	1.1mg
硒	1μg

蔬菜通心粉汤

这道营养丰富的蔬菜通心粉汤为人体提供了优质的蛋白和多样风味的蔬菜——这本身就是美味大餐。

制作6~8份

小贴士

一罐19盎司(540ml)脱水罐装干豆子,漂洗让它吸水膨胀,实际将得到大约2杯(500ml)的豆子。不管你的豆子罐头规格偏大或偏小,可按需要量操作,或按照你手头罐头的实际含量加减即可。

菜谱变变看

可以使用煮熟的牛肉来替代鸡肉。

向做好的蔬菜通心粉汤内加入1杯(250ml)煮熟的无麸质蔬菜通心粉。

每1/8份所含营养成分	
能量	137cal
脂肪	3g
碳水化合物	18g
蛋白质	11g
维生素C	16mg
维生素D	1IU
维生素E	1mg
烟酸	3mg
叶酸	71μg
维生素B$_6$	0.3mg
维生素B$_{12}$	0.1μg
锌	1.0mg
硒	7μg

1 汤匙	葡萄子油	15ml
1 瓣	蒜瓣,切成末	1 瓣
1/2 杯	切好的洋葱	125ml
1 汤匙	切好的新鲜欧芹碎	15ml
1 个	土豆(无须去皮),切丁	1 个
1 个	番茄,切碎	1 个
2 杯	罐装罗曼诺豆,漂洗干净并沥干	500ml
1 杯	熟鸡肉,切成丁	250ml
1/2 杯	豌豆	125ml
1/2 杯	西蓝花小朵	125ml
1/2 杯	切好的芹菜	125ml
1/4 杯	切好的番茄干	60ml
	盐和现磨黑胡椒粉	

1. 取大号煎锅,中火加热,加入大蒜、洋葱和新鲜欧芹煸炒 3 ~ 4 分钟,或炒至洋葱变软。

2. 拌入土豆、切碎的番茄、豆子、鸡肉、豌豆、西蓝花、芹菜、番茄干和 8 杯(2L)水,中火煮沸。加盖,让盖子半开,减至文火焖,并不时搅拌,持续 30 分钟,或直到蔬菜变软为止(如果你喜欢质地很软的菜品,最多可煮 1.5 小时)。加盐和胡椒粉入味。

▶ 健康小贴士

西蓝花是维生素C和维生素K的优质来源。

摩洛哥南瓜汤

如今，南瓜风味广受大众喜爱，且总是与芳香香料相得益彰。这道菜定会满足你的需要！

制作6份

小贴士

任何厚皮的小南瓜或冬南瓜都能用于本食谱。可将磨好的咖喱粉放在方格盒子中备用，它通常可以在美食专卖店或天然食品店中买到。

每份所含营养成分	
能量	277cal
脂肪	13g
碳水化合物	40g
蛋白质	5g
维生素C	22mg
维生素D	17IU
维生素E	3mg
烟酸	2mg
叶酸	55μg
维生素B$_6$	0.3mg
维生素B$_{12}$	0.3μg
锌	1.4mg
硒	4μg

- 搅拌机

1 茶匙	完整的孜然粒	5ml
1 茶匙	完整的香菜子	5ml
1/2 茶匙	完整的茴香子	2ml
3 汤匙	橄榄油，分2份	45ml
2 个	红洋葱，切碎	2 个
1 汤匙	黑糖糊	15ml
1 棵	青蒜，切成片（段）	1 棵
1 汤匙	有机蔗糖	15ml
1 张	甜南瓜或小南瓜（2磅或1kg）去皮并切成1英寸（2.5cm）大小的丁	1 张
2 个	苹果，切碎	2 个
1 汤匙	咖喱粉或咖喱丁(详见左侧小贴士)	15ml
1 茶匙	研磨好的黄姜粉	5ml
1/2 茶匙	研磨好的肉桂粉	2ml
4 杯	即取即用的蔬菜汤或者水	1L
1 杯	米浆	250ml
1/2 杯	腰果	125ml

1. 取大号煎锅，用高火煎炒孜然粒、香菜子和茴香子，直至爆裂、香味溢出为止，大约需要2分钟。不得冒烟或者炒糊。再将2汤匙(30ml)食用油倒入锅中加热，拌入红洋葱。减至中火，继续煮，并反复搅拌，持续10分钟，或直至洋葱变软，达到焦糖化即可。取3/4杯(175ml)倒入碗中，加入黑糖糊。搅拌好，备用。

青蒜生长在沙土中，有时清洗起来会比较困难。一种很好的清洗方法是在白色和浅绿色的叶子之间垂直切开，留下大部分深绿色的叶子。然后握住深绿色叶子，将呈现白色和浅绿色的底部做扇形散开，将青蒜的内面大部分裸露出来，然后用冷水冲洗。

2. 在煎锅中把剩余的油加到洋葱中，并用大火加热，拌入青蒜。再减至中火，继续加热，频繁搅拌，持续6分钟或翻炒至变软为止。逐次加入糖、南瓜、苹果、咖喱粉、姜黄粉和肉桂粉，每次加入后都需要搅拌，加热，同时翻炒1分钟。然后加入蔬菜汤，调大火煮沸。加盖，减至中小火，煮40分钟，或煮至蔬菜能被刀尖刺破。

3. 使用搅拌机将米浆和腰果充分混合。再将2杯(500ml)汤料混料倒入搅拌机中，搅拌，直至顺滑。拌入汤汁并使其热透。使用汤勺将汤盛入碗中，并将保留好的2汤匙（30ml）红洋葱放在各个碗中，并使其漂浮在汤中即可。

▶ 健康小贴士

孜然、香菜和茴香都是有效的消化滋补品。黑糖糊则是铁、钙、锰和其他营养物质的重要来源。

咖喱烤南瓜苹果汤

这是一道辛辣温热的美味浓汤，其中所含有的活性香料和风味调料可促进消化。

制作8份

- 烤箱预热至 450 °F（230℃）
- 大边框烤盘，无须涂食用油
- 浸入式搅拌机或直立搅拌机

小贴士

要给南瓜去皮，横切成两半，从而形成两个稳固的平面。使每一半的平整面朝向工作台放好，最后用一把锋利的刀去除坚硬的果皮。

菜谱变变看

可使用2个大甘薯代替南瓜，去皮，并切成1/2英寸（1cm）见方的小块。

2 茶匙	盐	10ml
1 茶匙	香菜子粉	5ml
1 茶匙	孜然粉	5ml
1/2 茶匙	姜黄粉	2ml
1/4 茶匙	肉桂粉	1ml
1/4 茶匙	现磨黑胡椒粉	1ml
1/4 杯	植物油	60ml
2 汤匙	苹果醋或白葡萄酒醋	30ml
4 瓣	蒜瓣	4 瓣
2 个	苹果，去皮并切碎	2 个
1 个	南瓜，去皮切成 1/2 英寸（1cm）大小的块（大约 8 杯或 2L）	1 个
1 个	大洋葱，切碎	1 个
6 杯	水（大约）	1.5L
1/2 茶匙	什香粉，分 2 份	2ml
	盐和现磨好的黑胡椒粉	

每份所含营养成分	
能量	161cal
脂肪	7g
碳水化合物	25g
蛋白质	2g
维生素C	33mg
维生素D	0IU
维生素E	3mg
烟酸	2mg
叶酸	43μg
维生素B$_6$	0.3mg
维生素B$_{12}$	0.0μg
锌	0.3mg
硒	1μg

1. 在一个小碗中，将盐、香菜、孜然、姜黄、肉桂、胡椒、油和醋充分混合。

2. 在烤盘上，将大蒜、苹果、南瓜和洋葱充分混合，淋上混合香料使其均匀覆盖在其表面，然后置于预热好的烤箱中烘烤，并搅拌 2 次，持续烘烤大约 45 分钟，或直到变软且表面呈金黄色为止。

3. 将烤好的蔬菜放入大锅中，加水，中高火煮沸，再减至文火炖，并不时搅拌，直到蔬菜软烂且汤汁减少约 1/3 为止，约需 30 分钟。关火。

小贴士

汤可以提前做好，冷却，加盖，最多可冷藏2天或冷冻储存2个月（可在冰箱里解冻过夜）。使用中火再次加热至蒸汽溢出，调好味后即可上桌。

4. 用浸入式搅拌机搅拌或将汤分批放入直立搅拌机中搅拌，直到顺滑。如果有必要，可回锅。

5. 再用中火加热至热气溢出，频繁搅拌。若必要，可加入少许水稀释，以达到理想的浓度。拌入半量的什香粉，加盐和胡椒粉入味。然后用汤勺将其舀入热碗中，撒上剩余的什香粉即可上桌。

▶ 健康小贴士

香菜和肉桂可有效调节血糖。

鼠尾草黄油烤南瓜杂烩浓汤

这是一道用白葡萄酒、大蒜和洋葱等精心烹制出的具有浓郁味道的菜肴，极其鲜美。

制作6份

小贴士

你可以使用1.5杯（375ml）的餐桌稀奶油（18%）代替对半混合奶油和稀奶油。

- 将烤箱预热至 400 ℉（200℃）
- 带有边框的烤盘，垫好羊皮纸

1个	小南瓜（3.5 ~ 4磅或 1.75 ~ 2kg），纵向切成两半并去子，备用	1个
1/4 杯	橄榄油，分2份	60ml
10 片	新鲜鼠尾草叶，切成细丝	10 片
1个	大洋葱，剁成细末	1个
1个	蒜瓣，剁碎	1个
1 杯	干白葡萄酒	250ml
2个	大土豆，去皮，切成 0.5 英寸（1cm）见方的丁	2个
6 杯	即取即用的蔬菜汤或鸡肉汤（或两者混合的汤）	1.5L
1 茶匙	盐	5ml
1 茶匙	鲜榨柠檬汁	5ml
少量	胡椒粉	少量
少量	豆蔻粉	少量
	现磨黑胡椒粉	
1 杯	对半（10%）混合奶油	250ml
1/2 杯	稠奶油或稀（35%）奶油	125ml
1/4 杯	无盐黄油	60ml
12 片	整片新鲜的鼠尾草叶子	12 片

每份所含营养成分	
能量	542cal
脂肪	29g
碳水化合物	62g
蛋白质	7g
维生素C	83mg
维生素D	14IU
维生素E	6mg
烟酸	5mg
叶酸	98μg
维生素B$_6$	0.8mg
维生素B$_{12}$	0.2μg
锌	1.1mg
硒	3μg

1. 将 1 汤匙 (15ml) 食用油涂在切好的半个南瓜的切面上，将这半个南瓜切面朝下放在预热好的烤盘上。再置于预热好的烤箱中烘烤，直到用刀很容易刺入最厚的根蒂部为止，大约需要 40 分钟。放在煎锅内冷却。

2. 与此同时，将剩下的半个南瓜去皮，切成 0.5 英寸 (1cm) 见方的丁，备用。

现磨好的肉豆蔻味道比许多提前磨好的肉豆蔻要好得多。完整的肉豆蔻可以在你附近的超市或散装食品商店的香料区买到。需要使用打磨机（如微面刨刀）来打磨肉豆蔻粉。

3. 取大锅，倒入油，中高火加热，加入切好的鼠尾草叶，煎炒持续约 1 分钟直到有香味溢出。再放入洋葱继续煎炒约 4 分钟直到其变软。加入大蒜，翻炒至香味溢出，约需 1 分钟。加入料酒，加热至体积缩小一半，约需 5 分钟。加入南瓜块、土豆块、汤和盐，加热至煮沸。减至文火，焖约 20 分钟，至蔬菜变软。

4. 用勺子从南瓜皮中挖出烤好的南瓜肉，将其捣碎后加入汤中。加入柠檬汁、辣椒粉、豆蔻和黑胡椒粉入味。拌入对半混合奶油和稀奶油；再次中火加热至蒸汽溢出，同时反复翻炒。尝尝味道，若必要，可使用辣椒、豆蔻、盐和黑胡椒粉来调味。

5. 使用中火在一个平底煎锅中将黄油融化，至发出嗞嗞声为止。再加入整片的鼠尾草叶，煎炒大约 2 分钟至酥脆且表面呈现金黄色或接近金黄色。将鼠尾草放到一个已经垫好羊皮纸的盘子中，备用。

6. 用长柄的勺子将做好的浓汤舀入加热好的碗中，然后在每个碗中的浓汤表面淋放上一层鼠尾草黄油和 2 片油炸好的鼠尾草叶。

▶ 健康小贴士

研究表明，鼠尾草既是一种强效抗氧化剂，也是一种记忆增强剂。

大米扁豆羹

首选褐色意大利小扁豆或深绿色的小扁豆，这种豆子在烹煮过程中能很好地吸收汤汁，且不会破裂；不仅香味十足，还能保持完美的外观。

制作6份

1 汤匙	黄油	15ml
1 汤匙	橄榄油	15ml
2 个	蒜瓣，切碎	2 个
1 个	小洋葱，切碎	1 个
1 根	芹菜茎，切碎	1 根
1 个	小胡萝卜，切碎	1 个
4 盎司	意大利烟肉，剁碎	125g
2 汤匙	新鲜马郁兰，切碎	30ml
1½ 杯	漂洗干净并脱水的干扁豆	375ml
1½ 杯	含汁的罐装番茄，切碎	375ml
6 杯	即取即用的牛肉汤	1.5L
1/2 杯	意大利米	125ml
	盐和现磨好的黑胡椒粉	
1/2 杯	磨碎的帕玛森乳酪	125ml
2 汤匙	切好的芹菜叶	30ml

1. 取平底锅，加橄榄油和黄油，中火加热将黄油熔化。加入大蒜、洋葱、芹菜、胡萝卜、意大利烟肉和马郁兰，翻炒5分钟，或炒至蔬菜变软。
2. 拌入扁豆和番茄，加热3分钟。加入肉汤直至煮沸。减至文火，加盖，焖30分钟，或至扁豆变软。
3. 拌入米饭，加盖焖，不时搅拌，共20分钟，或直到米饭和小扁豆变软为止。加盐和胡椒入味。
4. 上桌前撒上帕玛森乳酪和芹菜叶。

▶ 健康小贴士

扁豆营养丰富。并且少有人知道它们富含叶酸。

注：马郁兰，又名甜牛至，可以作为烹饪中的调味剂。如果无新鲜马郁兰，可用瓶装马郁兰碎代替。

每份所含营养成分	
能量	395cal
脂肪	10g
碳水化合物	53g
蛋白质	27g
维生素C	9mg
维生素D	3IU
维生素E	1mg
烟酸	4mg
叶酸	158μg
维生素B$_6$	0.5mg
维生素B$_{12}$	0.2μg
锌	3.0mg
硒	11μg

大马哈鱼杂烩浓汤

这是一道浓缩三文鱼、肉汤、牛奶和香草精华的美味浓汤。

制作5份

小贴士

热烟熏大马哈鱼的熏制温度要比冷熏鲑鱼高得多。这使得它更饱满、更具烟熏风味并且质地更坚实。

如果你找不到热熏大马哈鱼，可以用碎辣椒加入普通熏制的三文鱼中。你也可以用熏制的白鱼或鳟鱼来代替。

▶ 健康小贴士

大马哈鱼是 ω−3 脂肪酸重要来源，其存在的形式很容易被人体吸收利用。

每份所含营养成分

能量	172cal
脂肪	3g
碳水化合物	26g
蛋白质	12g
维生素C	30mg
维生素D	202IU
维生素E	1mg
烟酸	4mg
叶酸	44μg
维生素B$_6$	0.3mg
维生素B$_{12}$	1.3μg
锌	0.9mg
硒	11μg

- 预热好的烧烤架或烘烤机

1 个	小洋葱，切成 0.25 英寸（0.5cm）的厚片	1 个
1 个	土豆，切成 0.25 英寸（0.5cm）的厚片	1 个
1 个	大个胡萝卜，纵向切成 0.25 英寸（0.5cm）的厚片	1 个
1/4 根	芹菜茎	1/4 根
1 个	青柿椒，去子、切成四瓣	1 个
2 杯	即取即用鱼汤或鸡肉汤	500ml
1/2 茶匙	干百里香叶碎	2ml
1/4 茶匙	干罗勒碎	1ml
2 杯	1% 牛奶，分好份	500ml
1/4 杯	普通面粉	60ml
4 盎司	无盐热烟熏大马哈鱼或烟熏白鱼	125g
3/4 杯	冷冻的玉米粒	175ml
少量	盐	少量
	现磨黑胡椒粉	

1. 将洋葱、土豆、胡萝卜、芹菜、青柿椒放置于烧烤架上或烘烤机下；加热，不时翻动，直到有明显的烤痕且青柿椒表皮变黑为止。把烤好的蔬菜放入塑料袋中；密封，静置 20 分钟备用。

2. 剥去青柿椒皮。将柿椒切成块，将用来烤蔬菜余下的柿椒块放入煎锅中。加入 1 杯 (250ml) 汤、百里香和罗勒，加热煮沸。加入剩余的汤和 1.5 杯 (375ml) 牛奶，减至文火炖煮。拌入面粉连同余下的牛奶，直至顺滑；慢慢搅拌汤。并用文火炖 5 分钟。

3. 将鱼皮和鱼骨去掉，将鱼肉切成 0.25 英寸 (0.5cm) 见方的丁。汤内加入玉米，加热 10 分钟。加盐和胡椒入味。趁热上菜。

这份食谱由主任厨师米歇尔和营养学家苏珊娜·热努尔特－海姆斯多克友情提供。

对虾玉米法式浓汤

并非只有住在海边或渔人码头才能享用这道美味浓汤。只要你手头有新鲜的或冷冻的对虾就可亲手做这道美味。当你品尝到这份亲手所做的美味且营养丰富的美食时，便会喜欢上它。

制作6份

小贴士

可加入少量辣椒和肉豆蔻，虽然食用时无从察觉它们的存在，但可极大限度提升浓汤的风味。

5 汤匙	分装好的无盐黄油	75ml
2 个	洋葱，切碎并分装好	2 个
2 根	芹菜茎，切成小块并分装好	2 根
1 个	切成小块的胡萝卜	1 个
2 磅	中等大小的对虾，去皮、去虾线	1kg
	纵向对半切开，保留虾壳	
1 个	蒜瓣，切成末	1 个
6 粒	完整的黑胡椒子	6 粒
1 片	月桂叶	1 片
1/2 茶匙	干百里香	2ml
4 根	穗玉米，去穗并保留，玉米棒切成四段	4 根
8 杯	即取即用的贝类海鲜汤、鸡肉汤或蔬菜汤	2L
3 汤匙	普通面粉	45ml
1/2 茶匙	盐	2ml
1 杯	稠奶油或稀（35%）奶油	250ml
少量	研磨好的肉桂	少量
少量	辣椒	少量
	现磨黑胡椒粉	
3 汤匙	新鲜韭黄，切成末	45ml

每份所含营养成分	
能量	472cal
脂肪	29g
碳水化合物	26g
蛋白质	31g
维生素C	8mg
维生素D	21IU
维生素E	3mg
烟酸	9mg
叶酸	66μg
维生素B$_6$	0.4mg
维生素B$_{12}$	2.1μg
锌	2.4mg
硒	46μg

1. 在一个大锅里，用中火熔化 2 汤匙 (30ml) 黄油。加入半量洋葱、半量芹菜和胡萝卜，炒至变软，约需 6 分钟。再加入虾壳、大蒜、胡椒子、月桂叶和百里香；炒至虾壳表面呈粉红色并有大蒜香气溢出，约需 4 分钟。再加入玉米棒和汤，煮沸。减火，焖 30 分钟。

2. 同时，在平底锅中用中火熔化剩余的黄油。加入剩下的洋葱和芹菜，煎炒至变软，约需 6 分钟。加入面粉和盐，炒 2 分钟。逐渐加入奶油，加热，同时搅拌至浓稠，约需 3 分钟。关火，静置备用。

小贴士

切洋葱会让你流泪吗？试着把它们放在冰箱里10分钟，然后再切。

3. 滤出汤汁，去掉所有的固体残渣；把汤汁放回锅里，用中火炖煮。然后加入玉米粒，继续焖至几乎变软，约需 5 分钟。加入虾，焖至呈粉红色且不透明，约需 2 分钟。加入奶油混料，继续焖，同时反复搅拌。拌入肉豆蔻和辣椒。加入盐和黑胡椒粉入味。

4. 用勺子将浓汤盛进加热的碗中，再以香葱作为浓汤的花式配菜。

▶ **健康小贴士**

建议使用海洋捕获的（野生的）虾或有机(认证)的人工养殖虾，因为一些人工养殖的虾来自于污染发源地——通常含有抗生素，极具毒性。

藏红花西班牙海鲜羹

我们常把汤羹当作开胃菜，但这是一道可以作为一顿餐的饭羹。西班牙海鲜饭是地中海地区的一道传统菜肴，而这道菜也体现了这一传统特色。

制作6份

小贴士

选购青口贝烹煮之前，要让鱼贩分别轻敲每条青口贝，以确保青口贝是活的。活青口贝被敲击时就会闭合。任何在烹饪时不能打开的青口贝在烹饪前就已经死亡，应该丢弃。

1/4 杯	橄榄油，分装好	60ml
1 个	大洋葱切碎，分装好	1 个
1 磅	鸡大腿肉	500g
3 个	大蒜瓣，切碎	3 个
8 杯	即取即用的鸡汤，分装好	2L
1 罐	罐装（14 盎司或 398ml）的番茄小块，含汤汁	1 罐
1/2 杯	长粒白米	125ml
1/4 茶匙	盐	1ml
1/4 茶匙	藏红花丝	1ml
1 个	红柿椒，切成丁	1 个
1 磅	熏制的西班牙香辣肠或辣熏肠，切丁	500g
12 个	擦洗干净、完全去须的青口贝（详见小贴士）	12 个
1 杯	解冻后的冷冻豆子	250ml
1 磅	去完皮和肠线的虾	500g
1/4 杯	切成末的新鲜扁叶（意大利）欧芹蒜味油炸面包丁	60ml

每份所含营养成分	
能量	642cal
脂肪	36g
碳水化合物	30g
蛋白质	50g
维生素C	44mg
维生素D	5IU
维生素E	4mg
烟酸	15mg
叶酸	109μg
维生素B$_6$	0.7mg
维生素B$_{12}$	6.7μg
锌	5.7mg
硒	61μg

1. 在一个大锅里，用中高火加热 3 汤匙 (45ml) 的油，再加入半量洋葱，炒至发软为止，约需 2 分钟。加入鸡肉，把皮朝下，烹煮直到呈金黄色为止，大约需要 4 分钟 (小心不要把洋葱炒焦)。然后把鸡肉翻过来，将另一边也煎成金黄色。加入大蒜，炒 2 分钟。加入 5 杯量 (1.25L) 汤和番茄，煮至沸腾。减火，焖至鸡肉被刺破时明显看到汤汁流出来为止，约需 30 分钟。关火。

2. 用钳子把鸡肉夹取到大盘子里，稍微放凉。去皮去骨。然后把肉切成一口大小的小丁备用。焖肉用的汤汁留用。

处理青口贝时，需要将青口贝放在流动的冷水下，并用硬毛刷擦洗贝壳。用手指抓住"胡须"的纤维，拽向贝壳的铰接点，把它们拉出来。

3. 将剩下的汤放入平底锅中，使用中火慢炖。然后加入大米、盐和藏红花丝，加盖，减至文火，继续炖至米基本变软，约需15分钟。关火，加盖，临用时再开盖。

4. 在另一个大锅里，用中火加热剩余的油。加入剩下的洋葱、红柿椒和香肠，炒至蔬菜变软，大约需要6分钟。加入保留的汤汁，继续焖制。加入保留的鸡肉和大米、青口贝和豆子，继续焖制。加盖，减至文火，慢焖5分钟。加虾入锅，加盖，焖至青口贝开壳，虾呈粉红色且不透明为止，需2～3分钟。丢掉烹煮过程中没有开壳的所有青口贝。

5. 用勺子将羹舀入加热的碗里，确保每个碗里都有几只虾和2个青口贝。最后使用欧芹碎和油炸面包丁作为装饰配菜。

▶ **健康小贴士**

ω－3脂肪酸是大脑所必需的营养物质。这道菜是人体摄取ω－3脂肪酸的重要来源。出于对毒素、寄生虫和抗生素方面的考虑，要避免使用养殖海鲜，除非是真正有机且可持续的食物。

卷心菜肉卷汤

卷心菜肉卷，就是在西弗吉尼亚州人们称之为"夹有香肠的烤薄饼"，同样可以做出一道美味的汤！

小贴士

纳帕卷心菜有时也叫中式大白菜。长长的叶子很容易卷起来。如果你是一个纯粹主义者，那就选用普通的圆形卷心菜叶来做这些美味的肉馅菜卷吧。

1½ 杯	适量的清水	375ml
3/4 杯	长粒白米	175ml
1 汤匙	分装好的盐	15ml
3 汤匙	分装好的橄榄油	45ml
3 杯	分装好的洋葱碎	750ml
3 瓣	大蒜瓣，切成末，分装好	3 瓣
8 盎司	瘦的牛肉糜	250g
8 盎司	普通猪肉或瘦猪肉	250g
8 盎司	瘦小牛肉酱	250g
1 个	大个鸡蛋	1 个
1/2 杯	切好的新鲜欧芹，分好份	125ml
2 茶匙	辣椒粉	10ml
1/2 茶匙	现磨好黑胡椒粉	2ml
8 片	大白菜叶	8 片
3 杯	切好的大白菜叶	750ml
2 个	切成小方块的胡萝卜	2 个
1 根	切好片的西芹茎	1 根
1 罐	罐装（28 盎司或 796ml）的番茄碎	1 罐
1 杯	干白葡萄酒	250ml
8 杯	即取即用的牛肉汤	2L
1 汤匙	白醋	15ml
1 汤匙	袋装红糖	15ml

每份所含营养成分	
能量	376cal
脂肪	11g
碳水化合物	38g
蛋白质	28g
维生素C	42mg
维生素D	7IU
维生素E	2mg
烟酸	11mg
叶酸	114μg
维生素B$_6$	0.9mg
维生素B$_{12}$	1.3μg
锌	4.1mg
硒	26μg

1. 在小平底锅中，用中火将水煮沸。加入大米和少许盐，加盖，减至文火，文火慢炖至汁液大部分收干，大约需要 15 分钟。关火，静置，至汁液完全吸收、大米变软，需 2 ~ 3 分钟。揭开盖子用叉子铲松，冷却。

2. 在平底煎锅中，用中火加热 1 汤匙 (15ml) 的食用油，加入 1 杯量 (250ml) 洋葱和 1/3 量的大蒜，炒至开始发软，约需 3 分钟。然后盛入大碗中并加入 3/4 杯量的 (175ml) 大米、牛肉、猪肉、小牛肉、鸡蛋、半量欧芹、辣椒、2 茶匙 (10ml) 盐和胡椒粉。用手将其充分混合，备用。

小贴士

卷心菜肉卷可以按第1~4步提前1天备好。放入密闭容器中冷藏，做汤时再取用。

3. 用中火煮一大锅盐水。加入整片卷心菜叶，煮2～3分钟直到菜叶变软为止。沥干，并在流动的冷水下使其变凉，吸干水分。

4. 将约1/3杯(75ml)的馅料放在每一片菜叶的中间，从最厚的一端开始，把两边折起来，再卷起来包住馅料。

5. 在一个大锅里，用中火加热剩余的油。加入剩下的洋葱，炒到开始变软为止，约需2分钟。加入切碎的卷心菜、胡萝卜、芹菜和剩下的大蒜，炒至蔬菜基本变软，约需5分钟。

6. 加入番茄和葡萄酒，加热至沸腾。再继续加热至酱汁变稠为止，约需5分钟。然后加入肉汤、醋、红糖和剩下的盐，再次煮沸。小心地加入卷心菜卷，然后再煮沸。加盖，减至文火，轻轻地煮至卷心菜卷熟透，约需30分钟。若需要，加入剩下的大米使汤变稠。如必要，加入盐和胡椒入味。

7. 将卷心菜卷放入加热的碗中，并把汤汁浇在上面，用剩下的欧芹作为装饰配菜。

▶ 健康小贴士

卷心菜是氨基酸谷氨酰胺的天然来源，而氨基酸谷氨酰胺是供给小肠能量的来源。

海军豆火腿汤

你将会一次又一次品尝这个汤品，寻找猪蹄和豆类最质朴的味道。

制作6～8份

小贴士

以下是快速浸泡干豆的方法：将豆子放在漏盆中，在冷水中冲洗干净，然后把变色的豆子去掉。接着在平底锅中，将豆子与足够的冷水混合，使水覆盖2英寸(5cm)深即可。用中火煮沸2分钟。关火，加盖浸泡1小时。

每1/8份所含营养成分	
能量	315cal
脂肪	6g
碳水化合物	33g
蛋白质	31g
维生素C	5mg
维生素D	0IU
维生素E	0mg
烟酸	6mg
叶酸	177μg
维生素B$_6$	0.7mg
维生素B$_{12}$	0.7μg
锌	3.6mg
硒	39μg

8 杯	冷水	2 L
2 杯	干海军豆（也称菜豆），浸泡过夜或者快速浸泡（详见左侧小贴士）并沥干水分	500ml
2 个	大块烟熏猪火腿（总重大约1.75磅或875g）	2 个
1 个	粗切好的洋葱碎	1 个
1 个	粗切好的胡萝卜碎	1 个
1 个	粗切好的大蒜瓣	1 个
2 枝	新鲜的百里香枝叶	2 枝
1 片	月桂叶	1 片
	盐和现磨黑胡椒粉	
2 汤匙	切好的新鲜欧芹	30ml

1. 将水、豆子、火腿、洋葱、胡萝卜、大蒜、百里香枝叶和月桂叶放入一个大锅中，用中火煮沸。减至文火，焖至豆子变软，大约需要1.5小时。

2. 弃掉百里香枝叶和月桂叶。

3. 从汤中取出火腿，静置冷却。将肉取出，切碎成一口大小的肉片。丢掉骨头、肥肉和肉皮。把肉放回汤里，继续焖至熟透。加入盐和胡椒入味。

4. 用勺子将汤盛入加热好的碗中，并以欧芹碎作为装饰配菜。

▶ 健康小贴士

海军豆（菜豆）含有一些蛋白质，且纤维含量高。

沙拉类

日常沙拉

这是一款能迅速完成的沙拉，为每个人提供的不止是一整份的新鲜蔬菜沙拉。

制作4份

小贴士

至于干香料，不妨试试意大利干调味料。你也可以用罗勒或百里香，或者两者的组合。

4 杯	包装好的嫩菠菜（约 6 盎司 /175g）	1L
1/2 杯	切好的紫甘蓝丝	125ml
1/2 杯	去皮并切好的黄瓜丝	125ml
1/2 杯	切好的黄色柿子椒	125ml
1/4 杯	切好的红色柿子椒	60ml
20 个	圣女果	20 个
2 汤匙	意大利香脂醋	30ml
1½ 汤匙	特级初榨橄榄油	22ml
1 茶匙	干香料（详见左侧小贴士）	5ml
	盐和现磨黑胡椒粉	

1. 取一个大碗，加入菠菜、紫甘兰、黄瓜、黄柿子椒、红柿子椒和圣女果，混匀。
2. 取一个小碗，加入醋、食用油和香料，混匀。浇于蔬菜上并混匀。加入盐和胡椒，入味。

▶ 健康小贴士

菠菜和柿子椒中含有大量类胡萝卜素，它们在人体内具有重要的抗氧化作用。将多种类胡萝卜素混合起来使用是其最佳的使用方式，因为它们在食物中就是这样天然存在的。

每份所含营养成分

能量	89cal
脂肪	6g
碳水化合物	9g
蛋白质	2g
维生素C	63mg
维生素D	0IU
维生素E	2mg
烟酸	1mg
叶酸	89μg
维生素B$_6$	0.2mg
维生素B$_{12}$	0.0μg
锌	0.4mg
硒	0μg

橘子蘑菇菠菜沙拉

此菜肴加入了烤杏仁和荸荠，所以非常爽口。

制作6份

小贴士

可以使用1.5杯量(375ml)罐装已沥干的柑桔来代替橘子。

平菇，以及其他野生蘑菇特别鲜美。

在当天需要提前准备好沙拉，并冷藏。提前2天制备搭配用的调味料，在上桌前浇上即可。

沙拉

8 杯	洗净、沥干的新鲜菠菜，切成便于入口的段	2L
1½ 杯	切好的蘑菇薄片	375ml
3/4 杯	切好的荸荠薄片	175ml
1/2 杯	切好的红洋葱薄片	125ml
1/4 杯	葡萄干	60ml
2 汤匙	切成薄片或切碎的杏仁并烘烤好	30ml
1 个	橘子去皮并将每瓣切成块	1 个

调味料

3 汤匙	橄榄油	45ml
3 汤匙	意大利香醋	45ml
2 汤匙	解冻好的浓缩橘子汁	30ml
1 汤匙	液体蜂蜜	15ml
1 茶匙	磨碎的橘子皮	5ml
1 茶匙	大蒜末	5ml

1. 沙拉：将菠菜、蘑菇、荸荠、红洋葱、葡萄干、杏仁和橘子放入大碗，搅匀。
2. 调味料：在一个小碗中，将橄榄油、意大利香醋、浓缩的橘子汁、蜂蜜、桔皮和大蒜搅匀，倒入沙拉，拌匀。

▶ 健康小贴士

与鲜葡萄的抗氧化能力相比，葡萄干的抗氧化能力有所下降，但其包含黄烷醇在内的有益分子仍是大量存在的。

每份所含营养成分	
能量	163cal
脂肪	8g
碳水化合物	22g
蛋白质	3g
维生素C	33mg
维生素D	1IU
维生素E	3mg
烟酸	2mg
叶酸	107μg
维生素B$_6$	0.2mg
维生素B$_{12}$	0.0μg
锌	0.5mg
硒	1μg

甜肉桂沃尔多夫沙拉

没有什么菜品比沃尔多夫沙拉更有营养价值，这道菜总是赢家。

制作6～8份

小贴士

可以选择以下这个不错的方案进行尝试，将豌豆和苹果混合在一起，共计2.5杯(625ml)。当天提早准备好沙拉并冷藏，临上桌前搅拌均匀即可。可在冰箱内保存2天。

沙拉

2½ 杯	切好的苹果丁	625ml
3/4 杯	切好的芹菜丁	175ml
1 杯	红色或绿色的无子葡萄，分作4份	250ml
1 杯	切好的红、绿柿子椒碎	250ml
1/3 杯	葡萄干	75ml
1/2 杯	罐装橘子，沥干	125ml
2 汤匙	碧根果仁碎末	30ml
1 个	橘子去皮并将每瓣切成块	1 个

调味料

1/4 杯	淡味蛋黄酱	60ml
1/4 杯	淡 (1%) 酸奶油	60ml
2 汤匙	液体蜂蜜	30ml
1 汤匙	现榨柠檬汁	15ml
1/2 茶匙	研磨好的肉桂粉	2ml

1. 沙拉：取一个碗，放入苹果、芹菜、葡萄、柿子椒、葡萄干、蜜桔和碧根果仁，混匀。
2. 调味料：取一个小碗，放入蛋黄酱、酸奶油、蜂蜜、柠檬汁和肉桂，彻底混匀。倒上沙拉，搅拌好。

▶ 健康小贴士

碧根果有降低胆固醇的作用，肉桂有稳定血糖的作用。

每份所含营养成分	
能量	128cal
脂肪	5g
碳水化合物	22g
蛋白质	1g
维生素C	33mg
维生素D	1IU
维生素E	1mg
烟酸	0mg
叶酸	16μg
维生素B$_6$	0.1mg
维生素B$_{12}$	0.0μg
锌	0.3mg
硒	1μg

四季豆碧根果石榴沙拉

这种沙拉与那些以生菜作为主料的沙拉相比，有很大的区别。而这区别正是它惹人喜爱之处、竞争优势所在。石榴和绿豆赋予了这道沙拉的独特的风味和酥脆感。加入橄榄后，地中海风味就更明显了。

制作4份

小贴士

豆子烹煮时间不要超过3分钟，否则它们将变得过于柔软。

沙拉

1 磅	四季豆，切成 2 英寸（5cm）的小片	500ml
1/2 杯	切好的红洋葱丁	125ml
1 杯	完整碧根果仁	250ml
1 杯	石榴粒	250ml
1/4 杯	切好的绿橄榄（可选）	60ml

石榴调味料

1/3 杯	橄榄油	75ml
3 汤匙	石榴糖浆	45ml
1 汤匙	切好的新鲜欧芹碎	15mll

1. 沙拉：将四季豆放在一锅沸腾的盐水中煮 3 分钟，捞出沥干，用冷水冲洗干净，冷却至室温。取一个碗，放入熟四季豆、红洋葱、碧根果仁、石榴粒和橄榄 (如果使用)，混匀。

2. 调味料：与此同时，将油、糖浆和欧芹放在一个密闭加盖的罐子里，摇匀，然后淋在沙拉上。

每份所含营养成分	
能量	451cal
脂肪	37g
碳水化合物	32g
蛋白质	5g
维生素C	21mg
维生素D	0IU
维生素E	4mg
烟酸	1mg
叶酸	64μg
维生素B$_6$	0.4mg
维生素B$_{12}$	0.0μg
锌	1.6mg
硒	5μg

▶ 健康小贴士

调味料所含的浓缩石榴糖浆富含强效血管保护分子。

鳄梨沙拉

这是一道易于制作的沙拉，它能满足越来越多的鳄梨粉丝，并由此派生出更多新式鳄梨沙拉。

制作2份

小贴士

哈斯鳄梨是一种黑色果皮的牛油果，肉质似坚果、黄油，比其他品种水果的保质期更长，这使它们成为北美最受欢迎的鳄梨。成熟的哈斯鳄梨拥有紫黑色果皮，且轻轻按压顶部会有稍许软绵绵的下陷感。

1 汤匙	鲜榨的酸橙汁	15ml
1 个	成熟的鳄梨	1 个
1/4 杯	切成条的红柿子椒	60ml
1/4 杯	切成条的红洋葱	60ml
2 汤匙	植物油	30ml
	盐和现磨黑胡椒粉	
	些许切好的新鲜香菜碎	
	碎番茄粒	
	炸玉米片	

1. 把酸橙汁放进一个小碗里。将鳄梨去皮，切成薄片（或用小勺子舀出），然后加入酸橙汁中。轻轻搅拌均匀，再加入红柿子椒和洋葱，并淋上油。接着轻轻摇匀，直到所有的食材都完全混合在一起。加盐和胡椒入味。

2. 把沙拉盛到一个盘子里，然后在盘子中摊开，摆成喜爱的样式。用切碎的香菜作为装饰配菜，并在 1 小时内上桌，且配以碎番茄粒和炸玉米片。

▶ 健康小贴士

鳄梨中的油脂不但本身营养丰富、健康，而且还能促进人体对其他营养物质的吸收，如柿子椒中的类胡萝卜素。

每份所含营养成分	
能量	298cal
脂肪	29g
碳水化合物	12g
蛋白质	2g
维生素C	37mg
维生素D	0IU
维生素E	5mg
烟酸	2mg
叶酸	93μg
维生素B_6	0.3mg
维生素B_{12}	0.0μg
锌	0.7mg
硒	1μg

烤甜菜和甜菜叶沙拉

对于甜菜爱好者来说，白醋为这道美食增加了酸味，与此同时还添加了甜甜的橘子和足量大蒜。

小贴士

任何类型的甜菜(红色、金色或红白条纹的基奥贾)在这道沙拉里都非常美味。为了避免手被染色，在剥深色的甜菜根时，要记得戴上塑料手套。

- 将烤箱预热至 400 ℉（200℃）
- 有边框的大号烤盘

4 个	甜菜，带绿叶（大约 1.5 磅或 750g）	4 个
2 个	橘子	2 个
2 个	蒜瓣，切成碎末	2 个
1/2 杯	切成薄片的红色柿子椒	125ml
1/2 茶匙	细海盐	2ml
2 汤匙	特级初榨橄榄油	30ml
1 汤匙	红葡萄酒醋	15ml

1. 将甜菜的绿叶剪下来，切掉甜菜杆并丢弃，再将甜菜叶切成粗块，备用。
2. 用锡纸将甜菜紧紧地包好，放在烤盘上。置于预热好的烤箱中烤大约 90 分钟，或者直到用叉子可以刺穿、甜菜变软为止。用锡纸包好并放于烤盘上使其完全冷却。
3. 与此同时，在一个盛满沸水的大平底锅中，将甜菜叶烹煮 2 ~ 3 分钟，或至其变软为止。然后捞出沥干水分，使其完全冷却。
4. 将甜菜去皮，并切成 8 瓣。把切好的甜菜块放在一个中等大小碗中备用。
5. 挤出甜菜绿叶中多余的水分，然后加入切好的甜菜根。
6. 取 1 茶匙（5ml）桔皮末，加入甜菜混料中，还有大蒜、红洋葱、盐、油和醋。
7. 用一把锋利的刀将橘子皮和芯去掉。然后将橘子肉外包裹的膜划开，挤压果膜使果汁全部流出并淋在甜菜上。同时轻轻地搅拌使甜菜可以均匀地被果汁包裹上一层。最后放置至少 30 分钟或过夜，使味道完全融合在一起。

每份所含营养成分	
能量	115cal
脂肪	7g
碳水化合物	13g
蛋白质	2g
维生素C	50mg
维生素D	0IU
维生素E	1mg
烟酸	0mg
叶酸	8μg
维生素B$_6$	0.1mg
维生素B$_{12}$	0.0μg
锌	0.2mg
硒	1μg

▶ 健康小贴士

甜菜绿叶中含有叶黄素，是血管和视网膜的保护剂；甜菜根是一种对肝脏有益的食物。

卡布里风味沙拉

这是一道别具风味的沙拉，而且添加了卡拉马塔橄榄，其制作方式绝对符合"地中海饮食"标准。

制作4份

小贴士

意大利干酪是一种新鲜的、高尔夫球大小的马苏里拉奶酪凝乳，使用前必须将其放入水中浸泡。

1 磅	成熟的番茄，切成 1/2 英寸 (1cm) 厚的片（约 4 个番茄）	500g
1/4 杯	切好的红洋葱薄片	60ml
1/4 杯	切好的绿柿子椒薄片	60ml
1/4 杯	特级初榨橄榄油	60ml
2 汤匙	意大利香醋	30ml
	盐和现磨黑胡椒粉	
6 盎司	意大利干酪（详见左侧小贴士）	175g
1/4 杯	卡拉马塔橄榄（大约 8 个）	60ml
12 片	大新鲜罗勒叶	12 片

1. 在一个大盘上，铺一层番茄片。将洋葱片和柿子椒均匀地撒在番茄上。

2. 在一个小碗里，将油、醋、盐和胡椒粉搅拌至乳化。然后均匀地浇在番茄上。

3. 沥干水并拍干意大利干酪，切成 0.25 英寸 (0.5cm) 厚的圆形。在每一片番茄片顶上至少放一片奶酪。

4. 在番茄中间放上橄榄，并用罗勒叶装饰，30 分钟内即可食用。

▶ 健康小贴士

橄榄富含一系列有益的植物营养成分，这可能是地中海菜系总宣称自己是健康饮食的一个原因吧。

注：卡拉马塔橄榄是一种黑橄榄，通常种植在地中海地区。

每份所含营养成分	
能量	282cal
脂肪	22g
碳水化合物	9g
蛋白质	13g
维生素C	24mg
维生素D	6IU
维生素E	3mg
烟酸	1mg
叶酸	26μg
维生素B_6	0.2mg
维生素B_{12}	0.4μg
锌	1.6mg
硒	7μg

蔓越莓葵花子配西蓝花胡萝卜沙拉

这是一种非常好的能够获取西蓝花有益营养成分的沙拉，而且还加入了其他的调味料，使其色香味俱全。

制作6份

小贴士

龙舌兰花蜜(又名龙舌兰糖浆)是一种植物性的甜味剂，来源于墨西哥本土的龙舌兰仙人掌。用龙舌兰汁可以生产一种淡金色的糖浆。

1/4 杯	脱脂希腊酸奶	60ml
2 汤匙	鲜榨柠檬汁	30ml
1 汤匙	龙舌兰花蜜或液体蜂蜜	15ml
2 茶匙	第戎芥末酱	10ml
1/8 茶匙	细海盐	0.5ml
3 杯	切好的去皮西蓝花茎碎（从一大朵花束中获取）	750ml
2 杯	切好的去皮胡萝卜碎丁	500ml
1/2 杯	切好的大葱碎末	125g
1/3 杯	切好的蔓越莓干碎	75ml
1/4 杯	淡盐烘烤的葵花子	60ml

1. 在一个小碗里，将酸奶、柠檬汁、龙舌兰花蜜、芥末和盐搅拌在一起。
2. 在一个大碗里，将西蓝花、胡萝卜、大葱和蔓越莓干充分混合在一起。再加入调味料，轻轻搅拌，使调味料可以在食材表面形成一层完整包裹。加盖，放入冰箱冷藏至少30分钟，直至冰凉，或冷藏最长至2小时。在上菜前，撒上葵花子。

> **▶ 健康小贴士**
>
> 西蓝花中含有的化合物可以激活人体的抗癌分子和解毒分子。

每份所含营养成分	
能量	105cal
脂肪	3g
碳水化合物	18g
蛋白质	3g
维生素C	36mg
维生素D	0IU
维生素E	2mg
烟酸	1mg
叶酸	71μg
维生素B$_6$	0.2mg
维生素B$_{12}$	0.0μg
锌	0.6mg
硒	5μg

核桃葡萄干佐蔓越莓卷心菜沙拉

这不是一份普通的卷心菜沙拉。它不仅具有很高的甜度和酥脆度，还加入了一系列有益于身体健康的配料食材。

制作8～10份

小贴士

"帕皮塔"是南瓜种子，它是去掉了白色的外壳后剩下的平整而呈深绿色的种子。它们不仅有奇妙的甜味和果仁味，还略带嚼头。

3 杯	切好的紫色和 / 或绿色卷心菜碎	750ml
2 杯	切好的胡萝卜碎	500ml
1 杯	切好的芹菜碎	250ml
1/2 杯	切好的大葱碎	125ml
1 汤匙	鲜榨柠檬汁	15ml
1/2 杯	葡萄干	125ml
1/2 杯	生的绿色南瓜子（帕皮塔）	125ml
1/2 杯	新鲜的蔓越莓	125ml
1/2 杯	核桃仁，切成两半	125ml
6 汤匙	特级初榨橄榄油	90ml
1/4 杯	棕色或天然米醋	60ml
1 罐	罐装（10 盎司或 284ml）柑桔，沥水	1 罐

1. 在一个大碗里，将卷心菜、胡萝卜、芹菜和大葱混合在一起。淋上柠檬汁，搅拌均匀。再加入葡萄干、南瓜子、蔓越莓和核桃。

2. 在一个小碗里，把油和醋搅拌在一起。然后将其淋在沙拉上，倾摇，使调味料可以在沙拉表面形成一层完整包裹。接着把柑桔浇在上面。加盖，冷藏一夜，使味道充分混合。

每份所含营养成分	
能量	199cal
脂肪	15g
碳水化合物	16g
蛋白质	4g
维生素C	22mg
维生素D	0IU
维生素E	1mg
烟酸	1mg
叶酸	30μg
维生素B$_6$	0.1mg
维生素B$_{12}$	0.0μg
锌	0.9mg
硒	1μg

▶ 健康小贴士

仅仅0.25杯（60ml）的核桃就有足够的日常大脑营养所需的推荐剂量的ω-3脂肪酸。

烤地中海蔬菜和小扁豆沙拉

虽然在夏天使用烤架可以让厨房保持凉爽，但蔬菜是可以在烤箱中烘烤的(详见下方小贴士)。

小贴士

在烤箱中烤蔬菜，需要提前在烤盘上涂抹食用油，并在400℉(200℃)的烤箱中烤30分钟或者直到蔬菜变软为止。

▶ 健康小贴士

这是一种绝佳方式，确保我们能把每日膳食中应该采用的多种蔬菜食谱，至少应用其中一种到实际生活中。

每份所含营养成分

能量	205cal
脂肪	14g
碳水化合物	17g
蛋白质	5g
维生素C	37mg
维生素D	0IU
维生素E	3mg
烟酸	2mg
叶酸	105μg
维生素B$_6$	0.3mg
维生素B$_{12}$	0.0μg
锌	0.8mg
硒	2μg

- 将烧烤架预热至高温
- 2个烧烤篮，涂上少许食用油

烤蔬菜

1 个	红柿子椒，切成两半	1 个
2 个	小西葫芦	2 个
2 汤匙	橄榄油，分好份	30ml
1 个	茄子，切成 0.5 英寸 (1cm) 大小的圆片	1 个

调味料

1/4 杯	橄榄油	60ml
1 汤匙	鲜榨柠檬汁	15ml
1 汤匙	意大利香醋	15ml
1 汤匙	塔迈里酱油或中式酱油	15ml
1 瓣	蒜瓣，切成末	1 瓣
1 汤匙	鲜牛至碎末	15ml
1 汤匙	切好的新鲜薄荷叶或龙蒿叶碎	15ml

沙拉

1/2 个	红色洋葱，切成薄片	1/2 个
1/2 根	黄瓜，切丁	1/2 根
1 杯	熟扁豆或豇豆，沥干、冲洗干净	250ml
	海盐和现磨胡椒粉	

1. 烤蔬菜：将红柿子椒和西葫芦放在备好的烧烤篮中。刷 1 汤匙 (15ml) 油，烧烤 8 ~ 10 分钟，或烤至用刀尖可刺穿证实其变软。将茄子放在剩余的篮子里，刷上余下的食用油，烤 3 ~ 4 分钟直到变软为止。待烤好的蔬菜足够凉时处理。先将红柿子椒去皮切片，再将西葫芦和茄子切成大块。

2. 调味料：在一个大碗中，将油、柠檬汁、醋、酱油、大蒜、牛至叶和薄荷叶混合在一起。

3. 沙拉：在调味料中加入红洋葱、黄瓜和小扁豆。再加入烤蔬菜，搅拌均匀。如果需要，加盐和胡椒粉入味。

希腊式土豆沙拉

烧烤好的小土豆与希腊经典沙拉中的所有食材充分融合，成为一道令人难以忘怀的美味。

制作4份

小贴士

无论带核的橄榄，还是去核的橄榄，都适合本菜谱。

每份所含营养成分	
能量	471cal
脂肪	30g
碳水化合物	41g
蛋白质	13g
维生素C	54mg
维生素D	9IU
维生素E	4mg
烟酸	3mg
叶酸	94μg
维生素B_6	0.8mg
维生素B_{12}	1.0μg
锌	2.6mg
硒	10μg

- 将烤箱预热至 375 ℉（190℃）
- 11 英寸 ×7 英寸 (2L) 浅烤盘

烤蔬菜

$1^1/_2$ 磅	清洗干净的小土豆	750g
6 瓣	蒜瓣（无需去皮）	6 瓣
1 汤匙	干牛至，切碎	15ml
1/4 杯	橄榄油	60ml
	盐和现磨黑胡椒粉	

调味醋汁

1/4 杯	白葡萄酒醋	60ml
1 汤匙	液体蜂蜜	15ml
1 汤匙	干牛至叶	15ml
1/2 茶匙	盐	2ml
少量	干辣椒碎	少量
3/4 杯	特级初榨橄榄油	175ml

沙拉

1 个	红色洋葱，细切成薄片	1 个
1 根	无子小黄瓜，去皮，对半开，然后切成一口大小的小块	1 根
1 杯	卡拉马塔橄榄（详见左侧小贴士）	250ml
8 盎司	葡萄或圣女果	250g
8 根	长叶莴苣的芯	8 根
1/3 杯	切好的新鲜平叶（意大利）欧芹叶	75ml
8 盎司	切成小块的羊乳酪	250g

1. 烤蔬菜：在烤盘里，把土豆、大蒜、牛至叶和橄榄油混匀。加盐和新鲜的胡椒粉入味。然后置于预热好的烤箱中烤 30 分钟或至土豆变软为止。从烤箱中取出备用，直到大蒜冷却到可以处理为止。

菜谱变变看

你也可以这样烤这些小配料：把它们熬10分钟达到半熟以后，加入橄榄油搅拌好，将其放到预热好的烤架上烤，期间翻转一两次，直到表面呈现金黄色且完全熟透，大约需要8分钟。蒜头可以穿在浸过油的竹签上，再淋上一点橄榄油，然后放在土豆旁边烤上相同一段时间，直到表面呈现金黄色且变软为止。

2. 调味醋汁：将蒜瓣从皮中挤入碗中，用叉子将其捣成糊状。加入醋、蜂蜜、牛至叶、盐和辣椒碎，用搅拌器拌匀。拌入食用油。尝一尝味道，加入醋或调味料入味，然后再使用搅拌器搅拌一次。

3. 沙拉：在一个大碗里，轻轻搅拌土豆、洋葱、黄瓜、橄榄和番茄使之混匀。淋上 3/4 量的调味醋汁，然后摇动几下。

4. 将莴苣芯垂直切成两半，把切面朝上，放在一个大浅盘上。把土豆混料均匀地铺在莴苣芯上，再撒上欧芹碎、羊乳酪。最后淋上剩下的调味醋汁。

▶ **健康小贴士**

牛至可以提供高抗氧化活性。

塔博勒沙拉

这是世界上最有益健康的沙拉之一，是既美味可口又富含营养的美食典范。

制作6份

小贴士

如果你喜欢更甜的口味，可以再加2汤匙油（30ml）。

剩的塔博勒沙拉可以放在冰箱里加盖保存，最长保存3天。一定要恢复到室温后再食用。

2 杯	袋装新鲜西芹，切成末	500ml
1 个	洋葱，切成细末	1 个
1 个	番茄，切碎	1 个
1/2 杯	碾碎的干小麦（约4盎司或125g）	125ml
6 汤匙	鲜榨柠檬汁	90ml
1/4 杯	橄榄油	60ml
	盐和现磨黑胡椒粉	

1. 在碗里，将西芹、洋葱和番茄混合在一起，拌匀。备用。
2. 在一个平底煎锅里，用大量的水将碾碎的干小麦煮6～8分钟，直到变软为止。沥干并过冷水保鲜。再次完全沥干水分，并将煮熟后的碾碎干小麦加入到蔬菜碗中。拌匀。
3. 将柠檬汁和橄榄油淋在沙拉上，加入盐和胡椒粉入味，轻摇使其充分混合。然后盛入菜盘。沙拉可以马上上桌啦。不过，要是你可以再等上2个小时，加盖但不冷藏，再上桌的话味道会更加鲜美。

> ▶ **健康小贴士**
>
> 西芹含有对身体起利尿作用的天然化合物，也是维生素K的极佳来源。

每份所含营养成分	
能量	139cal
脂肪	9g
碳水化合物	13g
蛋白质	2g
维生素C	37mg
维生素D	0IU
维生素E	2mg
烟酸	1mg
叶酸	42μg
维生素B_6	0.1mg
维生素B_{12}	0.0μg
锌	0.5mg
硒	0μg

罗勒松仁佐蒸粗麦沙拉

这款蒸粗麦沙拉将蔬菜、橘子与蒜香整合为一体，快来尝尝吧。

制作4份

小贴士

质地柔软的罗勒叶切碎时容易留下擦痕。你可以把叶子一层一层地叠起来，再卷成雪茄形状，用锋利的刀子将其切成细细的碎屑，这样就能避免擦痕的产生了。如果你找不到新鲜罗勒叶，可以使用1/4杯（60ml）切碎的新鲜欧芹叶和1茶匙(5ml)干罗勒代替。

1 杯	蒸粗麦	250ml
1 杯	即取即用的低钠鸡汤或蔬菜汤	250ml
4 根	大葱，切碎	4 根
1 个	红柿子椒，切碎	1 个
1 个	西葫芦，切丁	1 个
1/4 杯	葡萄干	60ml
1/4 杯	橄榄油	60ml
2 汤匙	红葡萄酒醋	30ml
1 茶匙	桔皮碎	5ml
2 汤匙	鲜榨橘子汁	30ml
1 瓣	蒜瓣，剁成碎末	1 瓣
1/2 茶匙	盐（可选）	2ml
	现磨黑胡椒粉	
1/4 杯	切好的新鲜罗勒碎（详见左侧小贴士）	60ml
1/4 杯	烘烤松子仁	60ml

1. 将蒸粗麦放在一个大碗中，倒入热汤汁，盖上餐盘，静置5分钟。用叉子将其中所有的结块弄碎。冷却至室温。然后加入大葱、红柿子椒、西葫芦和葡萄干。

2. 取一个小碗，将油、醋、橘子皮、橘子汁、大蒜、盐(如果有此食材备用)和胡椒粉混在一起入味。再倒入沙拉并搅拌好。食用之前拌入罗勒和松子，在室温下食用。

▶ 健康小贴士

松仁含有松仁酸，有利于控制食欲。

每份所含营养成分

能量	394cal
脂肪	20g
碳水化合物	46g
蛋白质	9g
维生素C	46mg
维生素D	0IU
维生素E	3mg
烟酸	3mg
叶酸	34μg
维生素B$_6$	0.2mg
维生素B$_{12}$	0.1μg
锌	1.2mg
硒	0μg

藜麦沙拉

这种全能的超级谷物又出现了，这次是用作含有全套蔬菜和香草的佐餐沙拉。

小贴士

为了尽可能保持藜麦的新鲜，可以将它保存在一个密封的容器中。若在冰箱里冷藏，最长可存放6个月；在冷冻条件下最长可存1年。

菜谱变变看

如果食客并非素食主义者，那么在做这道沙拉时，可以使用低钠鸡肉汤或火鸡肉汤来代替蔬菜汤。

每份所含营养成分	
能量	201cal
脂肪	9g
碳水化合物	25g
蛋白质	6g
维生素C	29mg
维生素D	0IU
维生素E	2mg
烟酸	1mg
叶酸	79μg
维生素B_6	0.2mg
维生素B_{12}	0.0μg
锌	1.2mg
硒	3μg

1¼ 杯	即取即用的低钠蔬菜汤	300ml
3/4 杯	冲洗干净的藜麦	175ml
1/2 杯	解冻好的豌豆	125ml
1/4 杯	切好的橙色柿子椒碎	60ml
1/4 杯	切好的黄色柿子椒碎	60ml
1 汤匙	切好的红洋葱碎	15ml
2 汤匙	特级初榨橄榄油	30ml
1 汤匙	切好的新鲜欧芹碎	15ml
1 茶匙	干百里香叶	5ml
1 茶匙	鲜榨的柠檬汁	5ml
	盐和现磨黑胡椒粉	

1. 在炖锅里，将汤汁大火煮沸。加入藜麦，减至文火，加盖，焖20分钟，直至藜麦变软，且汤汁几乎被藜麦吸收。关火，放置一边，加盖，闷5分钟或直到汤汁被完全吸收为止。
2. 在一个大碗里，将藜麦、豌豆、橙色柿子椒、黄色柿子椒和红洋葱混匀。
3. 在一个小碗里，用搅拌器将油、欧芹、百里香和柠檬汁搅拌好，然后淋在沙拉上，轻摇使沙拉表面裹上一层调味汁。加盐和胡椒入味。趁热上桌，或加盖冷藏1小时后，清爽上桌。

▶ 健康小贴士

藜麦不同于其他谷物，可被视作完全蛋白质。

素食主菜

耶路撒冷菊芋炖菜

这道素食炖菜以蔬菜汤和葡萄酒为原料，先制做老汤底料，再加入各种蔬菜。

制作6份

小贴士

要是手头没有耶路撒冷菊芋备用，就拿土豆来替代吧。

你可以使用2杯(500ml)煮熟后沥干并冲洗干净的白豆来代替罐装豆子。

1 汤匙	橄榄油	15ml
1 个	洋葱，切碎	1 个
2 根	芹菜茎，切碎	2 根
2 瓣	蒜瓣，切碎	2 瓣
4 杯	即取即用的蔬菜汤或清水	1L
2 杯	切好的耶路撒冷菊芋小块或土豆小块	500ml
1 个	胡萝卜，切成小块	1 个
1/2 杯	芜菁甘蓝丝或绿色卷心菜丝	125ml
1/4 杯	干白葡萄酒	60ml
1 罐	罐装（14 ~ 19盎司或398 ~ 540ml）意大利白豆或者笛豆，脱水并漂洗干净	1 罐
3 汤匙	切好的新鲜欧芹碎	45ml
2 汤匙	鲜榨柠檬汁	30ml
	海盐和现磨胡椒粉	

1. 在一个大炖锅里，用中火把油加热。再加入洋葱和芹菜，加热，不断翻炒6 ~ 8分钟，或者炒至蔬菜变软。然后加入大蒜，继续加热，不断搅拌，持续2分钟。再加入备好的汤汁，调至高火，煮沸。加耶路撒冷菊芋、胡萝卜、芜菁甘蓝片和白葡萄酒。加盖，减至中小火，继续焖煮，搅拌1 ~ 2次；焖15分钟，或者焖至蔬菜变软且可以用刀刃挑破，就可以了。

2. 加入豆子、欧芹和柠檬汁，加热使其完全热透。加入盐和胡椒入味。可用马铃薯捣碎机将一些蔬菜捣碎，使炖菜更加香浓。

每份所含营养成分	
能量	146cal
脂肪	3g
碳水化合物	25g
蛋白质	5g
维生素C	12mg
维生素D	0IU
维生素E	1mg
烟酸	1mg
叶酸	46μg
维生素B$_6$	0.2mg
维生素B$_{12}$	0.0μg
锌	0.5mg
硒	1μg

▶ 健康小贴士

耶路撒冷菊芋是矿物质的优质来源，它可以为人体提供镁、钾和铁元素——不仅本身有益于神经系统，而且利于把氧气输送到神经系统中。

羊乳干酪炖甜菜根

这道菜的特点是混合了甜菜的香甜、蘑菇的浓郁和羊乳干酪颠覆传统般的味道。如果你更喜欢味道温和些的奶酪，可以使用软山羊奶酪来做，并配上糙米一起食用，那真是一顿营养完备的美餐！

制作4～6份

小贴士

如果你喜欢的话，可以先把甜菜混合食材盛到耐热盘中，然后再加入面包屑混料。可以完成步骤1和步骤2的操作后，加盖冷藏2天。这样，在准备烹饪的时候，就可以按照食谱提示完成后续的所有步骤了。

每份所含营养成分	
能量	252cal
脂肪	14g
碳水化合物	26g
蛋白质	8g
维生素C	6mg
维生素D	1IU
维生素E	1mg
烟酸	2mg
叶酸	99μg
维生素B$_6$	0.2mg
维生素B$_{12}$	0.2μg
锌	1.0mg
硒	9μg

- 中号（容积约为 4 夸脱）慢炖锅

1 份	包装好的（0.5 盎司或 14g）干蘑菇，比如牛肝菌	1 份
2 杯	热水	500ml
2 汤匙	植物油	30ml
1 杯	切好的红葱头碎	250ml
4 瓣	蒜瓣，切成末	4 瓣
2 茶匙	干龙蒿叶	10ml
1 茶匙	盐	5ml
1/2 茶匙	碾碎的黑胡椒子	2ml
4 个	大甜菜，去皮并切成薄片（大约 2 磅或 1kg）	4 个
1 杯	新鲜的面包屑	250ml
1/2 杯	羊乳干酪碎或者软山羊奶酪	125ml
1 汤匙	熔化的黄油	15ml

1. 将干蘑菇和热水放入碗中，混匀，静置 30 分钟。再用细筛过滤，保留滤液。去除茎部后将蘑菇拍干并切碎，将切好的蘑菇和滤液分开放置备用。
2. 在煎锅中，用中火将油加热。再加入葱末，翻炒至蔬菜变软为止，大约需要 3 分钟。然后加入大蒜、龙蒿叶、盐、胡椒子和备用的蘑菇，加热、搅拌 1 分钟。加入浸泡蘑菇时过滤出的滤液。改用慢炖锅继续烹煮。
3. 一边加入甜菜一边搅拌。然后加盖，文火煮 6 小时，或大火煮 3 小时，直到甜菜变软为止。
4. 将烤箱预热。把面包屑和奶酪放在碗里搅拌均匀，然后均匀地淋在甜菜上，再淋上熔化的黄油。放到预热好烤箱中烘烤直到面包屑表面呈现金黄色和奶酪熔化为止。即刻上桌。

▶ 健康小贴士

甜菜是叶酸的重要来源。

路易斯安那蔬菜什锦

茄子、番茄和秋葵汤具有典型的南方风味，很可能起源于著名的地中海风味料理。

制作6份

小贴士

选择2~4英寸（5~10cm）长的且摸起来不会觉得黏的嫩秋葵荚。轻轻地擦洗豆荚，并把豆荚的顶部和尾部剪掉。

茄子脱水：将切好的茄子放入滤锅中，撒上大量的盐，搅拌均匀，放置30~60分钟。用新鲜的冷水彻底冲洗，用手挤出多余的水分，再用纸擦干。

- 中号（大约4夸脱）慢炖锅

数量	材料	公制
2个	茄子去皮，并切成2英寸(5cm)见方的块，脱水并沥干（详见左侧小贴士）	2个
2汤匙	植物油	30ml
2个	洋葱，切碎	2个
4瓣	蒜瓣，切成末	4瓣
1茶匙	干牛至叶	5ml
1茶匙	盐	5ml
1/2茶匙	碾碎的黑胡椒子	2ml
1罐	罐装（28盎司或796ml）含汤汁的番茄并粗切好	1罐
2汤匙	红葡萄酒醋	30ml
1磅	修剪好的秋葵，切成1英寸（2.5cm）长（大约2杯量或50ml）的段	500 g
1个	绿色的柿子椒，切成0.25英寸（0.5cm）见方的小块	1个

1. 在平底煎锅中加入油，并使用中高火加热。分批地加入茄子并搅拌，翻炒至微棕色即可。然后改用慢炖锅烹煮。

2. 减至中火，向锅里一边加入洋葱一边翻炒，大约3分钟，直到变软为止。再加入大蒜、牛至叶、盐和胡椒子，并搅拌，持续1分钟。然后一边加入番茄、汤汁和红葡萄酒醋一边搅拌，直到煮沸。再改用慢炖锅烹煮。

3. 加盖，文火煮6小时，或者高火煮3小时，直到热气腾腾为止。再加入秋葵和柿子椒。盖上盖子，高火煮30分钟，直到秋葵变软即可。

▶ 健康小贴士

这个食谱提供给了我们一种将营养丰富的蔬菜做成美味菜肴的好方法。

每份所含营养成分	
能量	152cal
脂肪	5g
碳水化合物	24g
蛋白质	5g
维生素C	49mg
维生素D	0IU
维生素E	2mg
烟酸	2mg
叶酸	110μg
维生素B$_6$	0.4mg
维生素B$_{12}$	0.0μg
锌	0.8mg
硒	2μg

西蓝花藜麦什锦菜卷

这是一道富含蛋白的素食菜品，虽然没有肉，但独有风味。

小贴士

为了尽可能保持藜麦的新鲜，可以将它保存在一个密封的容器中。在冷藏条件下最多可存放6个月；在冷冻条件下最多可存放1年。

- 将烤箱预热至 350 ℉（180℃）
- 8 或 9 英寸 (20 ~ 23cm) 方形玻璃烤盘或金属烤盘，并喷洒好不粘锅的烹饪喷雾

2 茶匙	橄榄油	10ml
1¼ 杯	切好的洋葱碎	300ml
2 杯	西蓝花分成小朵	500ml
1 茶匙	研磨好的孜然粉	5ml
1½ 杯	墨西哥莎莎酱，分好份	375ml
1½ 杯	煮熟的藜麦，已冷却	375ml
1 杯	白软干酪或意大利乳清干酪	250ml
1 杯	切碎的（老式）白色切达干酪，分好份	250ml
8 张	8 英寸 (20cm) 多谷物墨西哥玉米卷饼，加热	8 张

1. 在一个大平底煎锅中，使用中火将油加热。一边加入洋葱一边加热，6 ~ 8 分钟，或加热至蔬菜变软。加入西蓝花、孜然和约 1/3 杯量 (75ml) 的墨西哥莎莎酱并搅拌，持续 1 分钟。关火，拌入藜麦、白软干酪和约 1/3 杯切达干酪 (75ml)。

2. 将大约 1/3 杯 (75ml) 的藜麦混料舀在每个玉米卷饼中间。像雪茄一样卷起来，然后接缝侧朝下，放在准备好的烤盘里。再把剩下的墨西哥莎莎酱浇在上面。

3. 将其盖好后放入预热好的烤箱里烤 20 ~ 25 分钟，直到完全热透为止。撒上剩余的切达干酪。开盖烘烤 5 分钟，或烤至奶酪开始冒泡为止。

每份所含营养成分	
能量	268cal
脂肪	7g
碳水化合物	38g
蛋白质	13g
维生素C	18mg
维生素D	1IU
维生素E	1mg
烟酸	2mg
叶酸	85μg
维生素B$_6$	0.2mg
维生素B$_{12}$	0.3μg
锌	1.1mg
硒	16μg

▶ 健康小贴士

孜然有几千年的历史，它含有一些强效抗氧化剂分子，通常用来治疗消化系统疾病。

菠菜番茄乳蛋饼

尽管这种蛋饼与传统风味相比有些许不同，但鉴于脆皮面包屑以及这种奶油馅很容易准备，而且吃起来也非常可口，所以便餐、午餐或晚餐时与一份绿色沙拉搭配会变得妙不可言。

制作4～6份

小贴士

要想提前准备这道菜，可以首先完成第一步，可加盖冻存2天。当你准备烹饪时，再按照菜谱提示完成所有步骤，就可以了。

- 6杯量 (1.5L) 烘焙或蛋奶酥模型盘，并涂油润滑耐用铝箔
- 大号（最小5夸脱）椭圆形慢炖锅
- 料理机

面包皮

1 杯	饼干碎屑 (约20个饼干)	250ml
2 汤匙	熔化好的黄油	30ml

馅料

3 个	鸡蛋	3 个
1 杯	浓奶油或稀奶油（35%）	250ml
2 杯	包装好的嫩菠菜叶	500ml
1 罐	罐装（14盎司或398g）含汤汁番茄块	1 罐
1/2 杯	细磨好的意大利干酪粉	125ml
1/3 杯	细切好的红葱头碎	75ml

1. 面包皮：在一个碗中，将饼干碎屑和黄油混合。再将混料挤压到准备好的盘子底部。放入冰箱，待用。
2. 馅料：在料理机中，将鸡蛋和奶油完全混合。再加入菠菜、番茄、意大利干酪和葱。开动机器直到菠菜被切碎，食材充分混合好为止，再倒入冷冻好的面包皮。用锡纸紧紧地盖住盘子，并用绳子固定。放置在慢炖锅里，向盘子的两边各倒入足够的沸水，1英寸 (2.5cm) 深即可。
3. 加盖，大火煮3～4个小时，直到将刀叉插入中心奶油处，拔出时不粘奶油即可。静置稍冷却。趁热上桌。

每份所含营养成分	
能量	306cal
脂肪	24g
碳水化合物	15g
蛋白质	9g
维生素C	10mg
维生素D	36IU
维生素E	2mg
烟酸	1mg
叶酸	58μg
维生素B$_6$	0.2mg
维生素B$_{12}$	0.5μg
锌	1.0mg
硒	10μg

▶ 健康小贴士

番茄是番茄红素的主要来源。番茄红素是一种抗氧化剂，可以保护心血管和眼睛的健康。

奶油芝麻酱豆饼堡

每天清早准备好豆饼，然后冷藏，直到做好烹饪准备。酱汁也要提前一天备好。

制作4份

小贴士

可用莳萝或欧芹替代香菜。

可用花生酱代替芝麻酱。

• 料理机

2 杯	沥干的罐装鹰嘴豆	500ml
1/4 杯	切好的大葱碎	60ml
1/4 杯	切好的新鲜香菜	60ml
1/4 杯	切好的胡萝卜碎	60ml
1/4 杯	干面包糠	60ml
3 汤匙	鲜榨柠檬汁	45ml
3 汤匙	水	45ml
2 汤匙	芝麻酱	30ml
2 茶匙	蒜末	10ml
1/4 茶匙	现磨黑胡椒粉	1ml

奶油芝麻酱

1/4 杯	淡酸奶油	60ml
2 汤匙	芝麻酱	30ml
2 汤匙	切好的新鲜香菜	30ml
2 汤匙	水	30ml
2 茶匙	鲜榨的柠檬汁	10ml
1/2 茶匙	蒜末	2ml
2 茶匙	植物油，分好份	10ml

每份所含营养成分

能量	318cal
脂肪	14g
碳水化合物	39g
蛋白质	10g
维生素C	12mg
维生素D	1IU
维生素E	1mg
烟酸	2mg
叶酸	113μg
维生素B$_6$	0.6mg
维生素B$_{12}$	0.1μg
锌	2.2mg
硒	11μg

1. 在料理机中，将鹰嘴豆、大葱、香菜、胡萝卜、面包糠、柠檬汁、水、芝麻酱、大蒜和黑胡椒混匀，用搅拌机切碎。使双手湿润，然后做成单个大小为 1/4 杯 (60ml) 的小饼。

2. 酱汁：在一个小碗里，将酸奶油、芝麻酱、香菜、水、柠檬汁和大蒜搅匀。

3. 在不粘锅中喷上植物油，用中火加热 1 茶匙 (5ml) 的油。加入 4 块小饼，煎超过 3.5 分钟的时间，或者煎到表面金黄且内部热透为止。接着从平底锅中取出。再加热剩下的油，煎完剩下的小饼。然后涂上奶油芝麻酱即可上桌。

▶ 健康小贴士

芝麻含有一种叫做芝麻酚的物质，它是一种强效抗氧化剂。

柠檬番茄酱蔬菜奶酪面包

这种肉质含量较少的面包有很多不同的风味，上面的酱汁有扑鼻的浓香。

制作6份

小贴士

买芹菜的时候，一定要找芹菜茎较为紧致的。不能有任何变色或开裂，这样的不新鲜。在这个食谱中，用芹菜给蔬菜面包调味。芹菜也算是有史以来最健康的食物之一。可以多存一些，它很容易存放，只要冷藏就可以了。

- 将烤箱预热至350 ℉（180℃）
- 9英寸×5英寸(23cm×12.5cm) 的烤盘，抹上少许油润滑

3/4 杯	切好的洋葱碎	175ml
3 汤匙	黄油或人造黄油	45ml
3/4 杯	细切好的芹菜碎	175ml
2 个	胡萝卜，去皮，磨碎	2 个
2 杯	小块白软干酪	500ml
2 杯	新鲜面包屑	500ml
2 个	大个鸡蛋，打散	2 个
	半个柠檬果皮和果汁	
1 茶匙	盐	5ml
1/2 茶匙	现磨黑胡椒粉	2ml
1/4 茶匙	干罗勒	1ml

柠檬番茄酱

2½ 杯	番茄汁，分好份	625ml
1 个	洋葱，切成两半	1 个
4 根	鲜欧芹	4 根
1 片	月桂叶	1 片
1 瓣	整瓣大蒜	1 瓣
1/2 茶匙	干罗勒	2ml
1/2 茶匙	白砂糖	2ml
1/3 杯	黄油或人造黄油	75ml
1/4 杯	普通面粉	60ml
	半个柠檬榨汁	

每份所含营养成分

能量	327cal
脂肪	19g
碳水化合物	24g
蛋白质	15g
维生素C	37mg
维生素D	26IU
维生素E	1mg
烟酸	1mg
叶酸	61μg
维生素B_6	0.2mg
维生素B_{12}	0.7μg
锌	0.8mg
硒	15μg

1. 取中等大小的煎锅，中火加热，用熔化的黄油煎炒洋葱约5分钟或炒至其变软。再加入芹菜和胡萝卜，炒1分钟。
2. 在一个大碗里，将白干酪、面包屑、鸡蛋、柠檬果皮和果汁、盐、胡椒和罗勒混合在一起。加入蔬菜混料，并搅拌。
3. 放在准备好的烤盘里。并置于预热好的烤箱里烤35～40分钟，或者直到小刀插入中心，拔出时小刀保持干净即可。将面包从烤盘中取下。

小贴士

　　为了保持罗勒的新鲜，就像保存其他新鲜的香草(包括欧芹)一样，可以用几层纸巾将其包起来放在塑料袋里；存放在冰箱最温暖的地方——比如黄油存放处，或冰箱门处的格子。

4. 酱汁：在中等大小的炖锅中，将1.5杯（375ml）番茄汁、洋葱、欧芹、月桂叶、丁香、罗勒和糖混匀。煮至沸腾，然后减至小火，焖15 ~ 20分钟。按压混料过筛。保存已过滤好的番茄酱。

5. 在小平底锅中，熔化黄油，加入面粉；煮1 ~ 2分钟。逐渐加入剩余的番茄汁。不断搅拌，持续4 ~ 5分钟，或者直到顺滑浓稠为止。再加入番茄酱和柠檬汁，加热至可上桌的温度。然后把面包切成薄片并浇上酱汁即可上桌。

▶ 健康小贴士

　　番茄红素被证明是一种能有效地预防癌症的植物化学物质。

本食谱由玛格丽特·麦克林特友情提供。

蔬菜穆萨卡

穆萨卡是巴尔干和地中海最受欢迎的料理，很多读者会在他们最喜欢的希腊餐厅吃到穆萨卡。但这道菜是素餐版本的，而且很美味。

小贴士

为了改变这道美味菜肴的口味，可以在茄子里面加入烤好的辣椒和西葫芦，从而为你的聚会增色添彩。

切洋葱会让你流泪吗?试着把它们放在冰箱里10分钟，然后再切。

▶ 健康小贴士

番茄红素被证明是一种能有效预防癌症的植物化学物质。

每份所含营养成分

能量	246cal
脂肪	7g
碳水化合物	34g
蛋白质	17g
维生素C	15mg
维生素D	1IU
维生素E	1mg
烟酸	2mg
叶酸	102μg
维生素B$_6$	0.5mg
维生素B$_{12}$	0.1μg
锌	2.2mg
硒	15μg

- 烤箱预热至 350 ℉（180℃）
- 涂好油的烤盘
- 料理机
- 13 英寸 ×9 英寸（33cm×23cm）烤盘，涂好食用油

2 个	茄子	2 个
1½ 茶匙	盐，分好份	7ml
1 个	洋葱，切碎	1 个
1 瓣	蒜瓣，切成碎末	1 瓣
1 罐	罐装（19 盎司或 540ml）鹰嘴豆，洗净沥干	1 罐
1 罐	西红柿（28 盎司或 796ml）	1 罐
1 汤匙	干牛至	15ml
1 汤匙	干罗勒	15ml
1/2 茶匙	研磨好的肉桂粉	2ml
1/2 茶匙	现磨黑胡椒粉	2ml
1/4 杯	现磨帕玛森乳酪	60ml
配料		
1 磅	豆腐	500g
1 个	洋葱，切成 4 份	1 个
2 个	大个鸡蛋蛋清	2 个
少量	研磨好的肉豆蔻粉	少量

1. 将茄子纵向切成 0.25 英寸 (0.5cm) 厚的薄片，撒上 1 茶匙 (5ml) 盐。在漏盆中沥干 30 分钟。在准备好的烤盘上铺上一层面包。在预热好的烤箱里烤 15 分钟。然后翻面再烤 15 分钟。

2. 在不粘锅中喷上不粘锅食用油，加入洋葱、大蒜，加热并搅拌 2 分钟。加入加鹰嘴豆，轻轻捣碎。拌入番茄、牛至、罗勒、肉桂粉、胡椒粉和余下的盐，然后煮至沸腾。减至文火，无盖炖 20 分钟，不时进行搅拌。在料理机中加工，直到混料呈现粗面粉状。

3. 在准备好的烤盘里，先将半量茄子分层铺好，然后铺所有的鹰嘴豆混料，再铺半量的帕玛森乳酪，最后铺上剩余的茄子。

4. 配料：在料理机中，将豆腐、洋葱、蛋白和肉豆蔻搅拌细腻，再加到穆萨卡上。撒上剩余的帕玛森乳酪。在预热好的烤箱里烤 30 分钟。

这道菜由主任厨师马克·马根森和营养师玛莎·罗森友情提供。

桃味甘薯蒸粗麦粉午餐便当

这是一份既方便又营养，并且在极短时间内就可以准备妥当的热午餐。

小贴士

你可以在前一天晚上将需要的食材准备就绪。如果在你的工作单位或学校里有微波炉的话，那就可以随时随地享受一顿可口美味啦。

菜谱变变看

为了变换新的口味，你可以使用咖喱粉代替姜和肉桂粉。如果你喜欢的话，还可以加入一些剩下的猪肉条。

- 可在微波炉上使用的 3 杯（750ml）大小的玻璃杯或陶瓷容器

1 个	小甘薯（约 6 盎司 /175g）	1 个
1/4 杯	蒸粗麦粉	60ml
2 汤匙	葡萄干	30ml
1 茶匙	鸡肉或蔬菜清汤粉	5ml
1/4 茶匙	研磨好的生姜粉	1ml
1/8 杯	研磨好的肉桂粉（可选）	0.5ml
1 罐	罐装（5 盎司或 142g）桃子碎粒，含汤汁	1 罐
1/4 杯	水	60ml

1. 微波炉调至高火将甘薯烘烤 2 ~ 2.5 分钟，或直到甘薯刚刚烤熟为止。静置冷却，去皮并切成 1 英寸（2.5cm）见方的小块。然后再将其放入可以用于微波炉的容器中。

2. 加入蒸粗麦粉、葡萄干、鸡汤、生姜粉和肉桂粉 (如果有此食材备用)。在冷藏条件下最多可存放 1 天。

3. 当你准备制作便当时，拌入桃子碎粒和清水。将微波炉盖子轻轻盖上，调至高火加热 2 ~ 3 分钟。然后用叉子抖松即可。

> ### ▶ 健康小贴士
>
> 甘薯中富含类胡萝卜素。这是一种有益的抗氧化剂，可以在体内转化为维生素A。

这道菜谱由营养学家贝夫·卡拉汉和琳恩·博林友情提供。

每份所含营养成分	
能量	317cal
脂肪	1g
碳水化合物	75g
蛋白质	6g
维生素C	10mg
维生素D	0IU
维生素E	1mg
烟酸	3mg
叶酸	31μg
维生素B$_6$	0.5mg
维生素B$_{12}$	0.0μg
锌	0.8mg
硒	13μg

藜麦蔬菜西饼

在这道菜中，藜麦蔬菜西饼是经过烘烤而成，不但消除了所有油腻的余味，而且完整保留了食材本身的风味和营养。

制作4份

小贴士

如果你喜欢的话，可以用等量切碎的新鲜香菜、罗勒或欧芹来代替莳萝。

将藜麦用铝箔或密封容器包裹或存储，在冰箱中最多可保存2天。从冰箱中取出后，使用中火(50%)再次加热45～60秒，或加热至热透。

每份所含营养成分	
能量	308cal
脂肪	7g
碳水化合物	47g
蛋白质	17g
维生素C	10mg
维生素D	21IU
维生素E	3mg
烟酸	1mg
叶酸	193μg
维生素B$_6$	0.4mg
维生素B$_{12}$	0.6μg
锌	2.9mg
硒	18μg

- 将烤箱预热至 400 ℉（200℃）
- 镶有边框的大烤盘，喷上不粘锅食用油（最好使用橄榄油）

2 瓣	蒜瓣，切成末	2 瓣
1 份	包装的冷冻菠菜碎（10 盎司或 300g），解冻并挤干水分	1 份
3 杯	冷却后的煮熟藜麦	750ml
3/4 杯	切好的胡萝卜碎	175ml
1/2 杯	切好的大葱碎	125ml
1/4 杯	藜麦粉	60ml
1 汤匙	意大利调味料	15ml
1 茶匙	发酵粉	5ml
	优质海盐和现磨黑胡椒粉	
2 个	轻度打匀的鸡蛋	2 个
1 汤匙	切好的新鲜莳萝子	15ml
1 杯	原味酸奶	250ml
1 汤匙	鲜榨柠檬汁	15ml

1. 在一个大碗中，将大蒜、菠菜、藜麦、胡萝卜、葱、藜麦粉、意大利调味料、发酵粉、1/2 茶匙 (2ml) 盐、1/2 茶匙 (2ml) 胡椒和鸡蛋混合在一起。
2. 将 8 份等分好的藜麦混料舀到准备好的烤盘上。用抹刀将混料压成 0.5 英寸 (1cm) 厚的薄饼，再将其放在预热好的烤箱里烘烤 15 分钟。翻面，再烘烤 8 ~ 12 分钟，或者烘烤到表面呈现金黄色且中心熟透为止。
3. 同时，在一个小碗里，将莳萝子、原味酸奶和鲜榨柠檬汁拌匀。加入盐和胡椒入味。
4. 趁热在藜麦西饼上淋上之前调好的酸奶酱，或者在旁边摆上酸奶酱，就可以上桌了。

▶ 健康小贴士

藜麦不仅营养丰富，而且纤维含量很高，即使与全谷物食材相比，它也毫不逊色。

番茄扁豆

顾名思义，这道美味扁豆使用了大量的番茄来提升口味。上桌时需要配以米饭食用。

<table>
<tr><td>制作6~8份</td></tr>
</table>

1 杯	干红扁豆	250ml
2$\frac{1}{2}$ 杯	切好的番茄（大约 3 个）碎	625ml
1/4 茶匙	研磨好的黄姜粉	1ml
1$\frac{1}{2}$ 茶匙	盐（或者用来调味使用）	7ml
1/2 杯	包装并切好的新鲜香菜碎	125ml
1 茶匙	姜末	5ml
1 茶匙	蒜	5ml
1 汤匙	植物油	15ml
1/2 茶匙	芥末子	2ml
1/2 茶匙	孜然粒	2ml
2 个	红色印度干辣椒，切成两半	2 个
8~10 片	新鲜咖喱叶（可选）	8~10 片

1. 去除红扁豆中所有的小石子和砂砾，并用冷水反复冲洗干净，至水完全澄清。置入煎锅中，使用 4 杯 (1L) 水浸泡 10 分钟。

2. 使用中高火加热并煮沸，且可观察到表面起沫。然后一边加入番茄和姜黄一边搅拌。减至中小火，焖 20 分钟。撒上盐，煮至扁豆变软，约需 10 分钟。用浸入式搅拌器或普通搅拌器搅拌，搅拌后再慢慢煮沸。拌入香菜、姜和大蒜。

3. 与此同时，在一个小的深平底锅里，使用大火加热食用油，直至一放入几粒芥末子就即刻爆开的温度。然后放入剩下的芥末子，立刻加盖。几秒钟后芥末子停止爆裂，此时揭开盖子并减至中火继续加热。加入孜然粒、辣椒和咖喱叶。如果有咖喱叶备用的话还需要煎炒，持续 30 秒。然后立即倒入红扁豆。加盖炖煮 10 分钟后即可上桌。

每份中所含营养成分	
能量	116cal
脂肪	3g
碳水化合物	18g
蛋白质	7g
维生素C	24mg
维生素D	0IU
维生素E	1mg
烟酸	1mg
叶酸	60μg
维生素B$_6$	0.2mg
维生素B$_{12}$	0.0μg
锌	1.1mg
硒	2μg

▶ 健康小贴士

这道菜中所使用的姜和孜然粒都是天然的助消化剂。

椰子香菜红扁豆咖喱

这道菜加入了带有咖喱香味的调味料。

制作6份

小贴士

选择浓缩的椰子汁作为食材，可以增加人体对钙质和维生素D的摄入量。

传统意义上，印度红扁豆的菜品，制作得都十分松软、富于汤汁。你可以根据你的口味来调整质地，加入更多的水或者炖更长时间来增稠。剩下食物在冷却时，将会明显变得浓稠。如果需要在微波炉或平底锅中重新加热，就必须在加热前加入适量的沸水，调整到你想要的浓度。

每份所含营养成分	
能量	291cal
脂肪	20g
碳水化合物	23g
蛋白质	10g
维生素C	3mg
维生素D	0IU
维生素E	1mg
烟酸	1mg
叶酸	77μg
维生素B$_6$	0.2mg
维生素B$_{12}$	0.0μg
锌	1.7mg
硒	3μg

2 汤匙	植物油	30ml
1 个	小洋葱，切碎	1 个
2 瓣	大蒜瓣，切末	2 瓣
1 汤匙	姜末	15ml
	盐	
1 茶匙	研磨好的香菜子粉	5ml
1 茶匙	研磨好的孜然粉	5ml
1/4 茶匙	研磨好的姜黄粉	1ml
1 杯	干红扁豆，冲洗干净	250ml
1 罐	罐装（140 盎司或 400ml）椰子汁	1 罐
1 杯	水	250ml
1/4 杯	撕好的新鲜香菜叶	60ml
	什香粉	

1. 在平底煎锅中，放油，中火加热。一边加入洋葱一边搅拌，直到变软且表面开始呈现金黄色为止，约需 5 分钟。然后加入大蒜、姜、1 茶匙 (5ml) 盐、香菜子粉、孜然粉和姜黄粉；煮 2 分钟左右，直到蔬菜变软并有香味溢出为止。

2. 拌入红扁豆，搅拌直到调味料能够完全覆盖其表面为止。再加入椰子汁和清水继续搅拌。待到煮沸后，把粘在锅上的小块刮起来，并继续搅拌以防止结块。然后调至文火加热，半掩锅盖，慢慢焖煮，反复搅拌，直到红扁豆变得非常柔软且混料变稠为止，约需 15 分钟。

3. 关火，加盖，静置 5 分钟。用盐调好味道。除了香菜叶以外，其他的都要先搅拌好。上桌时撒上香菜和什香粉即可。

菜谱变变看

可以加入由 1～2 个辛辣的小米辣椒和大蒜混合切末来改变口味。

▶ 健康小贴士

这道菜中不仅有姜黄，还有其他各种香料，为人体提供了大量的抗氧化剂和抗炎化合物。

碎黄豆瓣冬季绿

对于那些热衷于使用平底煎锅烹饪，却时常因绿色蔬菜被炒糊而对炒菜失去兴致的家庭"煮"夫们来说，这道菜将带你回到正轨，并成为你们的最爱。

制作8份

小贴士

蔬菜煮熟之后，体积将大幅度减小，所以用料稍作加减，并不会改变菜品风味。

▶ 健康小贴士

羽衣甘蓝和芥末含有帮助人体解毒的化合物，它们是维生素K的极佳来源。

1 杯	碎黄豆瓣	250ml
1/2 茶匙	研磨好的黄姜粉	2ml
$2\frac{1}{2}$ 茶匙	分装好的盐（或者用来调味使用）	12ml
6 ~ 7 杯	切好并漂洗干净的菠菜，并切碎（详见左侧小贴士）	1.5 ~ 1.75L
6 ~ 7 杯	漂洗干净的青萝卜，并切碎	1.5 ~ 1.75L
6 ~ 7 杯	羽衣甘蓝，漂洗干净并切碎	1.5 ~ 1.75L
2 汤匙	植物油	30ml
2 汤匙	姜片	30ml
1 汤匙	切碎的绿色小米辣椒	15ml
2 汤匙	黑色芥末子，捣碎	30ml
1 汤匙	孜然粒	15ml
2 汤匙	鲜榨酸柠檬汁或青柠汁（或者用来调味使用）	30ml

1. 清洗豆子，去除所有小石头和沙子。用冷水冲洗几次，直到水完全清澈为止。在平底锅中加入 2.5 杯水 (625ml)，浸泡 15 分钟。

2. 加入豆子，用中火加热至煮沸，减至小火。一边加入姜黄粉一边搅拌，略微敞开盖子，慢煮，直到水分被吸收且豆子软而不糊，这需要 20 ~ 25 分钟。在烹煮的最后 5 分钟内加入 1 茶匙盐 (5ml)，静置备用。

3. 将菠菜、青萝卜、羽衣甘蓝和 2 汤匙 (30ml) 水放入平底锅中，盖上盖子，文火煮约 5 分钟，直至水分被完全吸收。

4. 同时，在一个大的煮锅中，用中火加热油。再加入生姜和辣椒，炒 1 分钟。再加入芥末子和孜然煎炒，并持续搅拌 2 分钟。

5. 加入菠菜混料、豆子和剩余的盐，拌匀后热透，再加入酸柠檬汁入味，配上面包一起食用。

每份所含营养成分	
能量	158cal
脂肪	5g
碳水化合物	22g
蛋白质	9g
维生素C	65mg
维生素D	0IU
维生素E	3mg
烟酸	2mg
叶酸	273μg
维生素B$_6$	0.3mg
维生素B$_{12}$	0.0μg
锌	1.2mg
硒	5μg

藜麦辣椒

藜麦是这道辣椒菜品中无与伦比的装饰品，还伴有红辣椒的奇妙浓香。

制作6份

小贴士

就像大多数全谷物的菜品一样，这道菜里的辣椒会将剩下的汤汁吸收干净。所以需要在手头多留一些菜汤，在反复加热这道菜品时，就可以不断添加菜汤了。

▶ 健康小贴士

藜麦是铁的主要来源。所以事实上，这道素菜不仅铁含量丰富，还含有许多其他营养成分。

每份所含营养成分	
能量	306cal
脂肪	6g
碳水化合物	56g
蛋白质	13g
维生素C	52mg
维生素D	0IU
维生素E	3mg
烟酸	3mg
叶酸	193μg
维生素B_6	0.7mg
维生素B_{12}	0.0μg
锌	2.2mg
硒	8μg

1 汤匙	橄榄油	15ml
2 个	洋葱，切碎	2 个
2 根	芹菜茎，切成粒	2 根
1 个	胡萝卜，去皮并切成粒	1 个
1 个	绿柿子椒，切碎	1 个
4 个	蒜瓣，切成末	4 个
2 汤匙	干辣椒粉	30ml
1 个	阿斗波酱腌墨西哥烟熏辣椒	1 个
1 罐	不含盐的番茄汁罐头（28 盎司或 796ml）	1 罐
2 杯	即取即用型低钠蔬菜汤	500ml
	盐和现磨好的黑胡椒粉	
1 杯	漂洗干净的藜麦	250ml
2 杯	淋干、漂洗干净的煮熟或者罐装的花斑豆（详见下方菜谱变变看）	500ml
1 杯	玉米粒	250ml

1. 在配有密封锅盖、大而深的平底煎锅中，用中火加热油 30 秒钟。一边加入洋葱、芹菜、胡萝卜、柿子椒和大蒜一边搅拌均匀。减至文火。盖上盖子，煮至蔬菜变软，约需 10 分钟。

2. 调至中火，加入干辣椒粉和墨西哥烟熏辣椒，翻炒 1 分钟。再加入番茄和蔬菜汤，煮至沸腾。加盐和黑胡椒粉入味。加入藜麦、豆子和玉米粒，继续翻炒，直到混料再次沸腾。减至文火。盖上盖子焖，至藜麦变软为止，约需 20 分钟。

菜谱变变看

用等量的烤小米代替藜麦。将蔬菜汤的量增加到2.5杯（625ml），并将烹调时间延长至25分钟。用红腰豆、蔓越莓或小红豆代替花斑豆。

西南风味小南瓜玉米烤薄饼

这是一道简便易行的烘焙菜品，充满了传统的西南风味，同时也向我们展现了小南瓜这种烹饪食材绝佳的使用方式。

制作6份

小贴士

为了获得更多的热量，可使用2个无须去籽的辣椒。但是要注意，辣椒的筋和籽真的会使菜品热量大幅升高！

如果你把小南瓜用微波炉高火加热约2分钟，然后再去皮，就很容易切成小块了。

▶ 健康小贴士

除了味道鲜美，南瓜还富含类胡萝卜素，包括β胡萝卜素、维生素A前体。

每份所含营养成分

能量	300cal
脂肪	7g
碳水化合物	52g
蛋白质	12g
维生素C	30mg
维生素D	1IU
维生素E	2mg
烟酸	4mg
叶酸	133μg
维生素B$_6$	0.4mg
维生素B$_{12}$	0.1μg
锌	1.4mg
硒	4μg

- 将烤箱预热至 400 ℉（200℃）
- 8 杯量（2L）圆形烘焙盘

2 汤匙	分装好的橄榄油	30ml
1 个	洋葱，切碎	1 个
2 瓣	蒜瓣，切成末	2 瓣
1 个	辣椒，去籽并切成末	1 个
1 茶匙	红辣椒粉	5ml
1 茶匙	研磨好的孜然粉	5ml
1 茶匙	干燥的牛至叶	5ml
1 罐	罐装（16 盎司或 454ml）压碎的番茄	1 罐
1 磅	小南瓜，去皮，去子并切成小方块	500g
1 杯	即取即用的蔬菜汤	250ml
1 罐	罐装（14 ~ 19 盎司或 398 ~ 540ml）黑豆，漂洗干净并沥干	1 罐
1^1/$_2$ 杯	玉米粒（若为冷冻，则需解冻）	375ml
1/4 茶匙	盐	1ml
1/4 茶匙	现磨黑胡椒粉	1ml
8 张	6 英寸（15cm）墨西哥玉米卷饼，切成 0.75 英寸（2cm）宽的条	8 张
1/2 杯	老式经过粉碎的低脂切达奶酪	125ml

1. 取大号不粘煎锅，加入半量食用油，中火加热。将洋葱炒5 ~ 7分钟，或者炒至变软。再加入大蒜和辣椒，煎炒1分钟。然后加入红辣椒、孜然粉和牛至叶，煎炒1分钟。加入番茄、南瓜和蔬菜汤，焖一会。然后调至文火，盖上盖子焖10分钟，或者焖至南瓜刚好变软。拌入豆子、玉米、盐和胡椒粉。

2. 用勺子将南瓜混料舀进烘烤盘里。在上面铺上墨西哥玉米饼条。再刷上刚才余下的食用油。

3. 再将其放入预热好的烤箱中烘烤25 ~ 30分钟，或直至顶部呈现金黄色且馅料冒出小泡。最后淋上奶酪，烘烤3分钟或直至奶酪熔化即可。

三豆辣椒

谁不喜欢一碗好辣椒呢？这道美食将豆类、大蒜、洋葱和香料中所有对人体有益的成分汲取出来，供人体使用，并且恰恰没有饱和脂肪酸。

制作6~8份

小贴士

因为罐头的规格各不相同，所以在我们的食谱中可以使用的豆子也是范围广泛的。如果你使用的是19盎司（540ml）的罐头，就需要加入更多的辣椒粉从而使味道更加可口。无论有没有调味料，都可以使用切成丁的番茄。

每1/8份中所含营养成分	
能量	213cal
脂肪	3g
碳水化合物	38g
蛋白质	11g
维生素C	36mg
维生素D	0IU
维生素E	2mg
烟酸	3mg
叶酸	92μg
维生素B$_6$	0.4mg
维生素B$_{12}$	0.0μg
锌	1.3mg
硒	4μg

1 汤匙	植物油	15ml
1 个	粗切好的大洋葱碎	1 个
1 个	红柿子椒，切成 1 英寸（2.5cm）见方的小块	1 个
2 瓣	蒜瓣，切成末（大约 2 茶匙或 10ml）	2 瓣
1$\frac{1}{2}$ 汤匙	辣椒粉	22ml
1$\frac{1}{2}$ 茶匙	研磨好的孜然粉	7ml
1/2 茶匙	干燥的牛至叶	2ml
1/2 茶匙	研磨好的肉桂粉	2ml
1/2 茶匙	研磨好的香料粉	2ml
1/4 茶匙	辣椒碎	1ml
2 杯	即取即用的蔬菜汤	500ml
1/2 杯	番茄泥	125ml
1 罐	罐装（14~19盎司或398~540ml）黑豆，洗净沥干	1 罐
1 罐	罐装（14~19盎司或398~540ml）红腰豆，洗净沥干	1 罐
1 罐	罐装（14~19盎司或398~540ml）深蓝色或白腰豆，洗净沥干	1 罐
1 罐	罐装（28盎司或796ml）切成丁的番茄，含汤汁（详见左侧小贴士）	1 罐
1 汤匙	红葡萄酒醋	15ml

1. 取大号煮锅，使用中火将油加热 30 秒，再加入洋葱和红辣椒翻炒 3 分钟，或翻炒至变软。然后加入大蒜，继续翻炒 1 分钟。拌入辣椒粉、孜然粉、牛至叶、肉桂粉、香料和辣椒碎，继续翻炒 1 分钟。

小贴士

可以把剩余的食物放在密封的容器里。在冷藏条件下最长可存放4天，在冷冻条件下最多存放2个月。

菜谱变变看

想让这道辣菜更丰满充实吗？这好办，换用6盎司（175g）酱油肉末试试。在煎锅内加一汤匙橄榄油，中高火加热。加入酱油肉末，减至中火。加热并持续搅拌共5分钟，或加热至热透，然后加入辣椒与醋调味。

2. 加入蔬菜汤，并调至中高火加热。继续炖煮5分钟或直到辣椒变得非常软为止。再加入番茄泥，并搅拌均匀。加入黑色、红腰豆、深蓝色腰豆、番茄和醋，继续加热至沸腾。减至文火，盖上盖子，炖煮35分钟，或直到变得黏稠为止。

▶ 健康小贴士

牛至里面含有抗氧化和抗菌的挥发油，如百里香酚、蒎烯、柠檬烯、香芹酚、罗勒烯和石竹烯。

香米酿辣椒

这是以淡黄色大米和脆核桃仁为主要食材，精心制作的一道令人身心愉悦的美味酿辣椒。

制作4份

小贴士

甜菜的叶子和嫩茎经常被切去、扔掉。而这些被称为甜菜根的绿色青菜，既美味可口，又可以提供丰富的抗氧化剂。

取切成两半的核桃仁，放于平底煎锅中，使用文火烘烤，并持续搅拌3～4分钟，或直到有香气溢出。将烤好的果仁盛入盘子里，放凉，然后切碎。

- 将烤箱预热至 425 ℉（220℃）
- 烘焙板，铺上一层羊皮纸
- 13 英寸 ×9 英寸（33cm×23cm）大小的烤盘，涂少量食用油。

馅料

1 杯	香糙米	250ml
1³/₄ 杯	即取即用的蔬菜汤	425ml
8 个	甜菜根，修剪并去皮，留下绿叶	8 个
5 汤匙	分装好的橄榄油	75ml
3¹/₂ 茶匙	分好的意大利香脂醋	17ml
1/2 茶匙	分好的盐	2ml
1/2 茶匙	分好的现磨黑胡椒粉	2ml
2 根	大葱，葱绿和葱白分开并细切成薄片	2 根
2 瓣	蒜瓣，切成末	2 瓣
3/4 杯	粗切并烘烤好的核桃仁	175ml
4 个	黄色或红色的柿子椒	4 个

1. 馅料：取一个小号平底煎锅，使用中大火加热，将大米与蔬菜汤加入锅中拌匀，烹煮至沸腾。减至文火，盖上盖子，焖 50 分钟。

2. 将甜菜切成 0.25 英寸（0.5cm）大小的薄片，再加入 1 汤匙（15ml）橄榄油、3 茶匙（15ml）意大利香脂醋、0.25 茶匙（1ml）盐和 0.25 茶匙（1ml）黑胡椒粉。然后将甜菜铺在准备好的烘焙板上，放入预热烤箱中烘烤，直到变软并略带焦黄色，需要 20 ～ 25 分钟。

3. 将甜菜的绿色叶子从甜菜硬茎上取下来，将绿叶粗切好备用。取一

每份所含营养成分	
能量	588cal
脂肪	31g
碳水化合物	69g
蛋白质	13g
维生素C	351mg
维生素D	0IU
维生素E	3mg
烟酸	2mg
叶酸	236μg
维生素B₆	0.6mg
维生素B₁₂	0.0μg
锌	1.7mg
硒	6μg

菜谱变变看

可加入1杯量(250ml)煮熟的小扁豆或黑豆来增加这道菜品的蛋白质含量。

个大的平底煎锅，中大火加热后，加入 2 汤匙 (30ml) 油，倾斜平底锅使锅面覆盖一层油。再加入大葱和大蒜继续烹煮，并经常搅拌，直到蔬菜变软为止，约需 1 分钟。然后加入甜菜绿叶、0.5 茶匙 (2ml) 意大利香脂醋、0.25 茶匙（1ml）盐和 0.25 茶匙（1ml）黑胡椒，烹煮至大部分液体蒸发为止，需 2 ~ 3 分钟。关火，放入煮好的米饭、烤好的甜菜和烤好的核桃仁拌匀，品尝并调好味。

4. 切下辣椒的顶部并保存好备用。取出并丢掉辣椒子和薄膜，在辣椒底部切下一个细小的薄片，使辣椒能够立住。将辣椒放在准备好的烤盘上，用勺子逐个填入馅料。用剩下的 2 汤匙 (30ml) 油涂盖顶部并在辣椒上淋上一层油。最后将其置于预热的烤箱中烘烤大约 30 分钟，直到辣椒变软和轻微发焦为止。

▶ **健康小贴士**

摄入核桃仁可以提高大脑记忆力。

翠绿夏季比萨饼

这个比萨饼名字源于所含蔬菜的鲜明翠绿。

小贴士

如果你很忙，可以使用买来的烤好的比萨皮代替新鲜生面团。

菜谱变变看

可以使用羊乳酪代替半量乳清干酪。还可用半量莴苣、半量芝麻菜。

- 将烤箱预热至 400 ℉（200℃）
- 12 英寸（30cm）比萨盘，并轻轻涂抹一层油

1/2 个	大规格全麦比萨饼生面团（详见第 275 页）	1/2 个
3 汤匙	罗勒松仁酱	45ml
2 杯	切好的羽衣甘蓝碎	500ml
1/2 杯	刚煮熟或脱水解冻的冷冻豌豆	125ml
1 杯	意大利乳清干酪	250ml
3/4 杯	切成薄片的洋葱	175ml
1/2 茶匙	现磨黑胡椒粉	2ml
1 杯	撕好的芝麻菜叶子	250ml

1. 将生面团揉成直径为 12 英寸 (30cm) 的面团，放入准备好的盘子中，将罗勒松仁酱均匀地撒在至边缘 0.5 英寸 (1cm) 以内面皮上。将羽衣甘蓝和豌豆均匀地铺在罗勒松仁酱上。用汤匙将意大利乳清干酪倒在面团上，并轻轻地涂抹开。然后撒上洋葱和黑胡椒粉。
2. 然后将其置于预热好的烤箱中烘烤 14 ~ 16 分钟，或者直到奶酪稍微散开，洋葱呈浅黄色，比萨饼外壳呈现金黄色且酥脆为止。取出比萨，然后将芝麻菜摆放在比萨饼上即可。

每份所含营养成分	
能量	236cal
脂肪	8g
碳水化合物	31g
蛋白质	12g
维生素C	34mg
维生素D	3IU
维生素E	1mg
烟酸	3mg
叶酸	83μg
维生素B$_6$	0.2mg
维生素B$_{12}$	0.2μg
锌	1.7mg
硒	20μg

▶ 健康小贴士

羽衣甘蓝是一种很好的钙来源，与其他的钙来源(比如意大利乳清干酪)的食材形成互补关系。

这份食谱由营养专家哈内·布隆伯格提供。

小贴士

如果你没有一个带
搅面钩的电动搅拌机，
使用料理机也是可以
的。

大规格全麦面团比萨

当你有充足的时间，可自制比萨皮，因其能使比萨变得更加美味，且为你提供额外的营养。

- **带搅面钩的电动搅拌机**

2 包	包装好的（每包 0.25 盎司或 7g）速溶酵母	2 包
2 杯	全麦面粉	500ml
1 杯	普通面粉	250ml
1 茶匙	盐	5ml
1/2 茶匙	砂糖	2ml
$1^1/_2$ 杯	温水	375ml
1/2 茶匙	橄榄油	2ml

1. 将速溶酵母、全麦面粉、普通面粉、盐、糖混合在一起，加入带有搅面钩的搅拌机中，低速搅拌，并逐渐加入温水，揉至面团光滑且具有弹性为止，约 10 分钟。关闭搅拌机，从搅拌机缸边缘缓慢倒入油，并设置搅拌机慢速转动，使油可以完全覆盖在面团的表面和面缸表面，持续 15 秒。然后将面团取出，宽松地盖上盖子并用塑料膜包好。
2. 让面团在一个温暖的、体积不受限的地方发酵，直到面团体积变为原来的 2 倍大，约需 2 小时。
3. 在面团中间挤压出一道凹面，将面团切成两半并把切好的两半面团分别做成两个大面团，分别放在密封的冷冻袋里，存放时间最长可达 3 个月，或者铺展开来立即使用。
4. 要把面团做成比萨饼皮，需要将面团放在撒好面粉的面板上，揉成圆形，擀开，直到面团直径达到 12 ~ 15 英寸（30 ~ 38cm）为止。用叉子刺入面团检查面团的结皮情况，然后再加上配料。

本菜谱由艾琳·坎贝尔友情提供。

每份所含营养成分	
能量	112cal
脂肪	1g
碳水化合物	23g
蛋白质	4g
维生素C	0mg
维生素D	0IU
维生素E	0mg
烟酸	2mg
叶酸	56μg
维生素B$_6$	0.1mg
维生素B$_{12}$	0.0μg
锌	0.7mg
硒	13μg

番茄干西蓝花意大利面

这是一道真正的地中海美食，配上西蓝花，吃起来不但美味可口而且有益健康。

制作4份

小贴士

可使用 1/8 茶匙 (0.5ml)卡宴辣椒代替辣椒片。

买干包装的番茄干，而不是浸泡在油里的番茄。

提前2小时准备好意大利面，并在室温下保存，上桌前搅拌好。

8 盎司	意大利面	250g
1/2 杯	晒制的番茄干	125ml
2 杯	切好的西蓝花碎	500ml
$2\frac{1}{2}$ 杯	切好的番茄碎	625ml
2 汤匙	橄榄油	30ml
$1\frac{1}{2}$ 茶匙	碾碎的大蒜	7ml
少量	干辣椒碎	少量
1/2 杯	切好的新鲜罗勒	125ml
	（或 2 茶匙 /10ml 干罗勒）	
3 汤匙	碾好的帕玛森乳酪碎	45 ml

1. 按包装说明，将意大利面放入沸水中煮熟，或直至咬起来适口。沥水后放入盛好的碗中。
2. 将沸水倒入番茄干上，浸泡15分钟，沥干后切碎，加到意大利面中。
3. 将西蓝花放入沸水中烫至稍微发软即可。取出并用冷水冲洗干净，沥干，加到意大利面中。最后加入番茄、油、大蒜、干辣椒碎、罗勒和干酪，并拌匀。

▶ 健康小贴士

番茄中富含羟基肉桂酸，如咖啡酸和阿魏酸，这些都是重要的抗氧化剂。

每份所含营养成分	
能量	346cal
脂肪	10g
碳水化合物	54g
蛋白质	12g
维生素C	58mg
维生素D	1IU
维生素E	2mg
烟酸	6mg
叶酸	188μg
维生素B_6	0.3mg
维生素B_{12}	0.1μg
锌	1.5mg
硒	38μg

地中海式烤制蔬菜米粉

米粉具有吸收佐料的味道以及酱汁的超强能力，这道菜带给人们丰富的灵感。

<table>
<tr><td colspan="3">**制作4份**</td></tr>
</table>

小贴士

烤过的芝麻油呈深棕色，具有浓郁的坚果味。只需使用少量就可以大幅增添菜品的风味。

- 将烤箱预热至 375 ℉ （190℃）
- 烤盘，涂一薄层食用油

2个	西葫芦，修整后切成 1 英寸（2.5cm）厚的片	2个
2个	大番茄，切成两半	2个
2个	洋葱，每个切成四等份	2个
1个	茄子，修整好并切成 1 英寸（2.5cm）厚的片	1个
1个	红柿子椒，切成厚片	1个
2瓣	蒜瓣	2瓣
1/4 杯	日本酱油或大豆酱油	60ml
2汤匙	橄榄油	30ml
2汤匙	鲜榨的酸柠汁或青柠汁	30ml
1汤匙	烘烤好的芝麻油	15ml
8盎司	干燥的宽米粉	250g

1. 在准备好的烤盘里，将西葫芦、西红柿、洋葱、茄子、红柿子椒和大蒜混合在一起。

2. 在一个碗里，将酱油、橄榄油、酸柠汁和芝麻油搅拌在一起。将烤盘置于预热好的烤箱中烘烤，搅拌 1 ~ 2 次，烘烤 30 ~ 40 分钟，或者直到蔬菜变软、用刀尖可以刺入蔬菜为止。不要关闭烤箱电源。

3. 同时，在碗内用热水浸泡米粉，15 ~ 20 分钟，或按包装说明，直到咬劲十足为止，沥干水分，放在一边备用。待到蔬菜烤熟后，将沥干的米粉与烤好的蔬菜拌匀，最后放回烤箱内加热 10 分钟，直到完全热透为止。

每份所含营养成分	
能量	393cal
脂肪	11g
碳水化合物	70g
蛋白质	6g
维生素C	76mg
维生素D	0IU
维生素E	3mg
烟酸	3mg
叶酸	93μg
维生素B$_6$	0.6mg
维生素B$_{12}$	0.0μg
锌	1.2mg
硒	6μg

▶ 健康小贴士

无麸质面条很容易消化和吸收，米粉就是很好的例证。

蔬菜拌鸡蛋面

这菜谱中使用的是新鲜的鸡蛋面，但可以使用柔软的米粉代替鸡蛋面。由于我们做的是素食餐点，所以在食材选取方面，要使用素菜(蘑菇)蚝油代替真正的蚝油。

▶ 健康小贴士

鸡蛋面在上桌时最好保持筋道。另外在小麦粉中加入鸡蛋，就可提高其蛋白质含量。

1/4 杯	即取即用的鸡汤或清水	60ml
2 汤匙	蚝油	30ml
1 汤匙	大豆酱油	15ml
1 汤匙	鲜榨柠檬汁	15ml
1 茶匙	晶粒砂糖	5ml
1/4 茶匙	现磨黑胡椒粉	1ml
2 汤匙	植物油	30ml
4 瓣	蒜瓣，切碎	4 瓣
1/2 个	西蓝花（大约8盎司或250g），切成小朵，菜茎去皮并切成薄片	1/2 个
1 个	红柿子椒，切成1英寸（2.5cm）厚的小片	1 个
2 根	芹菜茎，切成薄片	2 根
4 盎司	摘好的荷兰豆（大约1杯量或250ml）	125g
8 盎司	新鲜鸡蛋面，将其在热水下漂洗干净并弄散	250g
1 杯	豆芽菜	250ml
3 根	大葱，切成薄片	3 根
1 个	小的新鲜红辣椒，去子并切成薄片	1 个
2 汤匙	新鲜香菜叶	30ml

1. 在一个小碗或量杯中，将清汤、蚝油、大豆酱油、柠檬汁、糖和胡椒粉充分混合。
2. 使用中大火加热大平底煎锅，然后放油。加入大蒜，翻炒30秒。加入西蓝花、红柿子椒、芹菜和荷兰豆。调至大火并翻炒3分钟，或者翻炒至蔬菜变酥脆。
3. 加入面条和备用的酱料，并搅拌至与蔬菜完全混合，加热3~4分钟，或者直到面条变软但不粘连为止。最后加入豆芽菜和大葱，并拌上面条。再配上辣椒薄片和香菜即可上桌。

每份所含营养成分	
能量	240cal
脂肪	10g
碳水化合物	31g
蛋白质	10g
维生素C	145mg
维生素D	2IU
维生素E	3mg
烟酸	3mg
叶酸	167μg
维生素B_6	0.5mg
维生素B_{12}	0.1μg
锌	1.2mg
硒	17μg

鱼和海鲜

帕玛森乳酪香草烤鱼片

只需一点点辣椒、罗勒和帕玛森乳酪，就能使这些鱼片比其他烤鱼更美味。

制作4份

小贴士

使用冷冻的鱼片是为方便快速起见，也可以使用鲜鱼。如果你喜欢更厚的鱼片，如鲑鱼或比目鱼，那么就需要延长约5分钟的烹饪时间。

如果有备用的食材可选择，可以将1～2汤匙（15～30ml）切碎的新鲜罗勒替换为干燥的罗勒。

注意在菜谱中使用的是干面包糠；新鲜的面包碎屑会使整道菜肴过于松散。

- 将烤箱预热至 400 ℉（200℃）
- 11 英寸 ×7 英寸（28cm×18cm）大小的烤盘，涂上一层油

1 份	包装好的（1 磅或 500 克）冻鱼片解冻后吸干水分	1 份
1/4 杯	蛋黄酱	60ml
1/4 杯	新鲜碾碎的帕玛森乳酪	60ml
2 汤匙	切好的大葱	30ml
1 汤匙	切好的红甜椒或红色柿子椒	15ml
	卡宴辣椒	
1/2 杯	干面包糠	125ml
1/2 茶匙	干罗勒叶	2ml
	现磨黑胡椒粉	

1. 在提前准备好的烤盘底部摆一层鱼片备用。
2. 在一个小碗里，将蛋黄酱、帕尔马干酪、洋葱、红甜椒，并用卡宴辣椒调味，搅拌均匀，然后均匀地撒在鱼片上。
3. 在另一个碗里，将面包糠、罗勒和胡椒粉混合好，入味，然后把这种混料撒在鱼片上面，再置于预热好的烤箱中烤 10 ～ 12 分钟，或烤至鱼变得不透明，且用叉子容易使鱼肉剥落。

▶ 健康小贴士

鱼是 ω−3 脂肪酸的主要来源。我们可以尝试轮换选择使用其他的食材，以尽量减少含汞高的鱼类的摄入量。

这份食谱由玛丽莲娜·鲁特卡友情提供。

每份所含营养成分	
能量	290cal
脂肪	18g
碳水化合物	5g
蛋白质	25g
维生素C	8mg
维生素D	2IU
维生素E	2mg
烟酸	10mg
叶酸	45μg
维生素B$_6$	0.5mg
维生素B$_{12}$	1.6μg
锌	0.8mg
硒	44μg

姜黄煎鱼

姜黄本身鲜艳的色泽赋予这道菜鲜亮、绚丽的外观。与此同时，在这道菜中，在鱼的周围配以生菜片、番茄和黄瓜，可使这道菜更加熠熠生辉。

小贴士

当你使用姜黄时，需要保护案板和衣服，避免着色、污染（手洗能够去掉姜黄）。

3 瓣	大蒜瓣，切成末	3 瓣
2 茶匙	研磨好的姜黄粉	10ml
1 茶匙	现磨黑胡椒粉	5ml
1 茶匙	晶粒砂糖	5ml
1/2 茶匙	盐	2ml
3 汤匙	植物油，分好份	45ml
$1^1/_2$ 磅	鱼片（比如罗非鱼、鲶鱼、石斑鱼或鳕鱼）	750g
3/4 杯	木薯淀粉、玉米淀粉或者普通面粉	175ml
2 汤匙	鱼酱	30ml
2 汤匙	米醋	30ml
1/2 茶匙	干辣椒碎	2ml

1. 将大蒜、姜黄、胡椒粉、糖、盐及 1 汤匙食用油（15ml）放在一个碗中并充分混合。
2. 在浅碟中铺上一层鱼片，用勺子将腌泡汁倒在鱼片上，然后在鱼片表面擦匀。
3. 将木薯淀粉铺在浅盘中，使鱼的两面都可以涂上一层淀粉，并抖掉多余的部分。
4. 在一个不粘煎锅中，使用中大火加热剩余的食用油，加入鱼片，将其每面煎 3～4 分钟，或煎至表面呈现金黄色且完全熟透。
5. 在一个小碗里，将鱼露、醋和辣椒片混合在一起，并配上鱼一起食用。

每1/5份所含营养成分	
能量	303cal
脂肪	11g
碳水化合物	24g
蛋白质	28g
维生素C	1mg
维生素D	169IU
维生素E	2mg
烟酸	6mg
叶酸	38μg
维生素B_6	0.3mg
维生素B_{12}	2.2μg
锌	0.6mg
硒	58μg

▶ 健康小贴士

姜黄具有抗炎特性，有助于维持关节的健康。

酸奶配烤鱼柳

这道菜简单，却令人印象深刻，酸奶不但保持了鱼柳润滑，还赋予鱼柳鲜美口感。

制造6~8份

小贴士

切洋葱会让你流泪吗？请把洋葱在冰箱里放上10分钟，然后再切。

- 烤箱预热至 400 °F（200℃）
- 备好衬箔的烘烤盘

2 ~ 2¹/₂ 磅	鲶鱼柳，或其他类似厚薄的鱼柳（比如鳕鱼或红鲷鱼）	1 ~ 1.25kg
1/2 茶匙	姜黄末	2ml
2¹/₂ 茶匙	盐（可根据口味增减），分好份	12ml
5 汤匙	分好份的植物油	75ml
3 杯	切碎的红洋葱末	750ml
3 杯	原味酸奶，将水沥干	750ml
2 茶匙	香菜子粉	10ml
1 茶匙	卡宴辣椒	5ml
1/2 茶匙	咖喱粉	2ml
1 杯	包装好的新鲜香菜，粗切好	250ml
2 茶匙	姜末	10ml
2 茶匙	蒜末	10ml
1 杯	切碎的李子形（罗马）番茄	250ml
3 ~ 4 汤匙	鲜榨柠檬汁	45 ~ 60ml
	黄瓜条	

1. 将鱼洗净，轻轻拍干。把姜黄末和 1.5 茶匙（7ml）盐抹入鱼肉内，静置 15 分钟（也可冰箱冷藏数小时）。

2. 在煎锅内放入 2 茶匙（30ml）食用油，中大火加热。放入洋葱炒 6 ~ 8 分钟，至变软且无蒸汽冒出为止。静置冷却，将锅内洋葱和余下的食用油拌入酸奶内。拌入香菜子粉、红辣椒、咖喱粉、香菜叶、姜、大蒜和番茄。拌入柠檬汁和余下的盐，混匀。

每1/8份所含营养成分	
能量	306cal
脂肪	17g
碳水化合物	14g
蛋白质	23g
维生素C	11mg
维生素D	11IU
维生素E	3mg
烟酸	3mg
叶酸	38μg
维生素B$_6$	0.3mg
维生素B$_{12}$	3.8μg
锌	1.5mg
硒	13μg

小贴士

酸奶调味料可提前2天备好，冰箱中冷藏。

3. 在同一煎锅内，将余下的食用油加热。煎一下新鲜鱼柳两面，不必煎透。将鱼柳移到备好的烤盘上。将酸奶均匀涂在鱼柳表面。置入预热好的烤箱中烘烤。若鱼柳较大，烘烤 30 分钟；若鱼柳较小，则烘烤 20 ~ 25 分钟。用叉子探探鱼柳内部，看看是否离骨，必要时可多烤一会儿。

4. 将鱼柳移入餐盘内，饰以黄瓜条。

▶ **健康小贴士**

鱼是蛋白质和健康脂肪的极佳来源。

鲽鱼片脆薯卷

记得儿时用牛皮纸包好、橡皮筋扎起来的美味食物吗？脆薯卷鲽鱼片就是这种略带金黄的可爱土豆卷，里面藏着令你惊喜的美味：润滑可口的雪白鲽鱼片，带着不打折扣的天然风味，就隐身在薄如纸张的土豆薄饼里。对烹饪新手来说，这道菜品可能需要点技巧，但只要尝试一下，就可收获美味。

做4人份

小贴士

你需要一个曼陀铃切片器，才能做成超薄土豆饼。若土豆片太厚，就没法卷起来当皮用。

如果愿意，可以事先把土豆片略微蒸一下，使土豆片变软些。但不要完全蒸熟。

每份所含营养成分	
能量	882cal
脂肪	58g
碳水化合物	57g
蛋白质	34g
维生素C	60mg
维生素D	303IU
维生素E	4mg
烟酸	12mg
叶酸	93μg
维生素B$_6$	1.7mg
维生素B$_{12}$	1.7μg
锌	1.5mg
硒	67μg

- 曼陀铃切片器

3 ~ 4个	大个的粉质马铃薯或普通马铃薯，去皮，纵向 3 ~ 4 个切成两半	
3 汤匙	橄榄油，分好份	45ml
	盐、现磨黑胡椒粉	
4 块	鲽鱼柳（每块 5 盎司或 150g）剥掉鱼皮，用盐和现磨黑胡椒粉稍腌一下	4 块
1/2 杯	清黄油（见第 285 页的小贴士），分好份	125ml
2 根	青蒜（仅用青蒜白和浅绿色部分），先切段，之后剁成末（见第 301 页小贴士）	2 根
1/2 茶匙	咖喱粉	2ml
1/4 杯	干白酒	60ml
1 杯	稠厚奶油或 35% 鲜奶油	250ml

1. 使用切片器进行纵向切片，将土豆切成薄片，薄到能打卷而不折断，又没到半透明的状态（见左侧小贴士）。在一块保鲜膜上，摆放一排共 5、6 片土豆片，沿长径彼此略交叠。然后按相同方式摆放第二排土豆片，沿短径与第一排彼此交叠。这样两排土豆片就形成了一个四方形。用刷子涂上食用油，用盐和现磨的胡椒粉腌渍一下。

2. 在四方形中央放上腌好的鱼柳。之后，借助保鲜膜，将多块土豆片组成的四方形卷起，把鱼柳包裹好，压紧，使其紧贴鱼柳，用塑料袋裹紧。用余下的土豆片和鱼柳，按上述步骤制作。冰箱冷藏 1 小时，备用。

3. 将 2 汤匙（30ml）清黄油加入平底锅内，中火加热。加入青蒜末，

清黄油（也称作融化奶油）制作起来很容易。由于制作过程中，会丧失大约1/4，所以需要3/4杯黄油（175ml），才够本菜需要的量。将黄油放在小炖锅里，文火熔化，直至锅底积聚有固体乳状物，同时有黄油脂肪升至顶部，即可。仔细收取清澈的黄油脂肪，弃掉剩余的水和固体乳状物。清黄油加盖，在冰箱内可保存1个月左右。

一定要把青蒜洗净。可将青蒜纵向切开、展开，同时用流动冷水冲洗干净。

菜谱变变看

可用鳕鱼、黑线鳕鱼或黑鲈鱼代替鲽鱼。

加入盐和现磨的胡椒粉入味，轻轻翻炒、搅拌5～7分钟，或翻炒至青蒜末变软即可。于青蒜末完全变软前，拌入咖喱粉和料酒，炒制2分钟。加入盐和现磨的胡椒粉入味。拌入奶油，焖5分钟，或焖至体积减小稠厚至酱状。关火，保温。

4. 预热烤箱至140 ℉（60℃）。使用大号炊具（最好是不粘平底锅），中火加热。加入3～4汤匙（45～60ml）清黄油，每次煎2个土豆包，入锅前去掉保鲜膜，放入锅内，接缝一侧朝下。加热约4分钟，或至底部变为金黄色。用金属铲，将其翻过来，再加热2～3分钟，或加热至呈金黄色且变脆。煎好后转入垫有纸巾的餐盘内，放入预热好的烤箱炉内保温。余下的黄油和土豆包按此处理。

5. 舀出一勺按上述方法配好的青蒜末调味汁，放到每个餐盘中（共4人份）。每份都有一个鱼卷，接缝处朝下，马上就可以上菜啦。

▶ 健康小贴士

鲽鱼是蛋白质的绝佳来源，是味道柔和的菜肴，深受大众喜爱。

黑白豆墨西哥辣调味酱配鲑鱼

墨西哥辣调味酱常用来配鱼肉，看一下这道菜就知道原因了。

制作4人份

小贴士

提前备好豆子，冷藏备用。临用前搅拌好。

• **把烤箱预热至高温或** 425 ℉（220℃）

1 杯	冲洗干净并沥干的罐头装黑豆	250ml
1 杯	冲洗干净并沥干的罐头装白色海军豆（菜豆）	250ml
3/4 杯	番茄碎块	175ml
1/2 杯	绿色甜椒碎块	125ml
1/4 杯	红洋葱碎块	60ml
1/4 杯	新鲜香菜叶	60ml
2 汤匙	意大利香醋	30ml
2 汤匙	鲜榨柠檬汁	30ml
1 汤匙	橄榄油	15ml
1 茶匙	蒜泥	5ml
1 磅	鲑鱼鱼排	500g

1. 将黑豆、海军豆、番茄、甜椒、红洋葱和香菜叶置于碗中，混匀。另取一个略小点的碗，加入香醋、柠檬汁、橄榄油和蒜泥，混匀。浇在豆子调味酱上，混匀。
2. 用烤架或烤箱敞口烤制鱼排，每 1 英寸（2.5cm）厚的鱼排烤 10 分钟左右，或烤至离骨。浇上辣调味酱即可上菜。

▶ **健康小贴士**

鲑鱼是 ω–3 脂肪酸的极佳来源，尽可能要使用野生的鲑鱼哟。

每份所含营养成分	
能量	313cal
脂肪	9g
碳水化合物	25g
蛋白质	31g
维生素C	23mg
维生素D	493IU
维生素E	1mg
烟酸	10mg
叶酸	99μg
维生素B_6	0.8mg
维生素B_{12}	4.7μg
锌	1.3mg
硒	37μg

苹果生姜配鲑鱼沙拉三明治

这是鲑鱼罐头的另一用法，丰俭由人，且可发挥鲑鱼这种高营养价值鱼类的多种优势。

制作4人份

小贴士

如果想要沙拉稠厚一些，可把鲑鱼酱轻轻搅拌一下；如果想要沙拉稀一些，可用力搅拌鲑鱼酱。

菜谱变变看

可以使用金枪鱼罐头代替鲑鱼。

- 将烤箱预热

1 罐	罐头鲑鱼（7.5 盎司或 213g），沥干	1 罐
1/4 杯	淡蛋黄酱	60ml
2 汤匙	大葱末	30ml
1/4 杯	苹果碎末	60ml
1 汤匙	鲜榨柠檬汁	15ml
1 茶匙	姜末	5ml
2 茶匙	咖喱粉	10ml
1/2 茶匙	卡宴辣椒	2ml
4 个	薄全麦汉堡面包，切成薄片	4 个
3 汤匙	姜汁	45ml
1 个	苹果去皮，切成 8 块（可选）	1 个
1 汤匙	液体蜂蜜	15ml

1. 将鲑鱼、蛋黄酱、大葱、苹果碎、柠檬汁、姜、咖喱粉和卡宴辣椒置入小碗内，混匀。
2. 把切成薄片的汉堡包放在烤盘上。每片面包涂上 1 茶匙（5ml）姜汁。将鲑鱼酱均匀涂在上面。如果你想换一换口味，可将一块苹果放在鲑鱼酱上面，涂上蜂蜜。
3. 烤制 4 ~ 5 分钟，或至鲑鱼酱变热即可。

▶ 健康小贴士

姜汁具有抗炎、止恶心的作用，能促进消化，对身体健康者也一样有用。

本菜谱由营养学家玛丽·苏·威丝曼友情提供。

每份所含营养成分	
能量	299cal
脂肪	10g
碳水化合物	37g
蛋白质	17g
维生素C	4mg
维生素D	248IU
维生素E	1mg
烟酸	6mg
叶酸	56μg
维生素B$_6$	0.1mg
维生素B$_{12}$	2.6μg
锌	1.1mg
硒	35μg

金枪鱼沙拉

这种水浸金枪鱼的绝妙用法，能把这种粗茶淡饭化腐朽为神奇，成为美味的周末午餐或速食小吃。

制作8份

小贴士

金枪鱼酱可用作绝妙馅料，供三明治、包子、皮塔面包使用，还是蔬菜沙拉或菠菜沙拉的绝佳配料。

如果你喜欢鲑鱼口味，也可用鲑鱼代替金枪鱼。

▶ 健康小贴士

酸奶和奶酪能提供人体需要的钙质，对于那些无福消受牛奶的人们，也可以接受酸奶和奶酪提供的钙质。

每份所含营养成分	
能量	196cal
脂肪	3g
碳水化合物	24g
蛋白质	17g
维生素C	7mg
维生素D	1IU
维生素E	0mg
烟酸	6mg
叶酸	7μg
维生素B$_6$	0.2mg
维生素B$_{12}$	1.3μg
锌	0.5mg
硒	36μg

- 将烤箱预热
- 备好大号烤盘

2 罐	水浸金枪鱼罐头（6 盎司或 170g），沥干	2 罐
1/4 杯	芹菜细末	60ml
1/4 杯	糖醋渍菜末或甜味料	60ml
1/4 杯	红色或绿色甜椒末（可选）	60ml
1/4 杯	淡蛋黄酱	60ml
2 汤匙	低脂原味酸奶	30ml
1 汤匙	柠檬汁或泡菜汁	15ml
1 根	法式长棍面包	1 根
1/2 杯	切达奶酪切丝	125ml

1. 将金枪鱼、芹菜、泡菜、甜椒（若使用）、蛋黄酱、酸奶和柠檬汁置于碗中，混匀。

2. 将法式长棍面包纵向切为两半。将每一半切成四等份，共 8 小块面包，放在烤盘上。在预热好的烤箱内烤制 1 ~ 2 小时，或烤至颜色变为金黄即可。

3. 将面包从烤箱中取出。在每片面包涂上金枪鱼酱，涂上奶酪。烤制 2 ~ 3 分钟，或至奶酪熔化变为金黄。

菜谱变变看

热金枪鱼沙拉包：将金枪鱼酱和奶酪丝填充在墨西哥薄饼内，将薄饼折叠，微波炉调为高火，加热30~45秒钟，或至奶酪熔化。

冷金枪鱼沙拉包：把奶酪丝或蔬菜末（比如紫甘蓝、胡萝卜、西葫芦、芝麻菜、芥末芽、羽衣甘蓝或菠菜）加入金枪鱼酱内，卷入墨西哥薄饼内，即可上桌。

本菜谱由营养学家贝弗·卡拉汉友情提供。

金枪鱼砂锅饭

21世纪，北美经典菜谱开始流行，即用超级谷物藜麦与糙米代替精制意面团，变化就在于此。

制作4份

小贴士

素食硬黄油，比如Earth Balance牌风味植物黄油棒，所含饱和脂肪仅为普通黄油的一半，且不含胆固醇。只要菜谱中用到黄油，就应该使用速食硬黄油这种有益心脏的美味黄油来代替普通黄油。

菜谱变变看

加入1/2杯（125ml）冷冻豌豆、大米混料。

每份所含营养成分	
能量	304cal
脂肪	6g
碳水化合物	42g
蛋白质	20g
维生素C	5mg
维生素D	57IU
维生素E	2mg
烟酸	8mg
叶酸	75μg
维生素B_6	0.5mg
维生素B_{12}	2.3μg
锌	1.9mg
硒	45μg

- 将烤箱预热至 350 ℉ （180℃）
- 10 英寸 ×8 英寸大小（25cm×20cm）加盖砂锅，涂少量食用油）

1 茶匙	葡萄子油	5ml
1 杯	洋葱末	250ml
1 杯	芹菜末	250ml
1 汤匙	欧芹末	15ml
1 茶匙	素食硬黄油或普通黄油	5ml
1 罐	水浸金枪鱼薄片罐头（6盎司或170g），沥干	1 罐
1/2 杯	长粒糙米	125ml
1/2 杯	冲洗干净的藜麦	125ml
2 杯	强化无麸质非乳制品米浆	500ml
	或脱乳糖的1% 牛奶	

1. 取煎锅加入食用油，中火加热。加入洋葱、芹菜和欧芹，炒 3 ~ 5 分钟，或炒至洋葱开始变为焦黄色。拌入素食硬黄油。关火。
2. 在备好的烤盘内，加入金枪鱼、糙米、藜麦和米浆，混匀。然后将其拌入洋葱混料内。
3. 在预热好的烤箱内加盖加热 45 分钟，或加热至大米与藜麦变软、收干汁液。揭开盖子，烤 5 分钟，或至表面变为棕色。

▶ 健康小贴士

糙米加藜麦这样的全谷物与金枪鱼进行配搭，为人体输送了供脑使用的能量，以及大量蛋白质。

龙虾土豆晚餐沙拉

当龙虾大量上市、价格适中时，这道沙拉就成了绝佳选择。如果手头没有新鲜龙虾，可以选用冷冻龙虾（解冻并沥干），甚至罐头龙虾。

制作4～6份

小贴士

如果想品尝到原汁原味的龙虾和土豆，就别加太多蛋黄酱。

菜谱变变看

烤制4～5尾龙虾，冷却后将龙虾肉从壳中取出，粗切为碎块。可用来代替龙虾肉。

5 杯	新马铃薯，切成丁，煮熟后冷却	1.25L
3 杯	龙虾肉，煮熟后，粗切为碎块	750ml
8 盎司	荷兰豆，斜切成细条	250g
4 根	大葱，切成葱末	4 根
	盐和现磨黑胡椒粉	
1 杯	蛋黄酱（大约量）	250ml
3 汤匙	鲜榨柠檬汁	45ml
1/2 杯	鲜莳萝碎末	125ml
1～2 棵	长叶莴苣	1～2 棵

1. 取一个大碗，放入土豆、龙虾、荷兰豆和大葱，混匀。加入盐和现磨黑胡椒粉。搅拌均匀，入味。
2. 另取一个碗，放入蛋黄酱和柠檬汁，混匀。加入土豆混料并搅拌均匀。如果需要更多蛋黄酱，那就再加上少许蛋黄酱，搅拌一下。加入莳萝，再次搅拌。
3. 盖上保鲜膜，冷藏 1 小时，最长 3 小时。将莴苣叶平均分配于每个餐盘上，叶上放好土豆泥。

> ▶ 健康小贴士
>
> 龙虾是维生素B_{12}的极佳来源。

每1/6份所含营养成分	
能量	337cal
脂肪	14g
碳水化合物	34g
蛋白质	18g
维生素C	39mg
维生素D	1IU
维生素E	1mg
烟酸	4mg
叶酸	59μg
维生素B_6	0.6mg
维生素B_{12}	1.0μg
锌	3.5mg
硒	55μg

虾仁豌豆配意面

这是一道非常简单的无麸质意面，在忙碌了一天之后可手到擒来，真是值得期待呀。

制作4～6份

小贴士

如果手头有新鲜罗勒与欧芹，就各取1汤匙（15ml），来代替干罗勒和干欧芹，再加上罗马诺奶酪。

12盎司	无麸质意面或带卷意面	375g
3汤匙	橄榄油	45ml
3～4瓣	蒜瓣，切成碎末	3～4瓣
1茶匙	干罗勒	5ml
1茶匙	干欧芹	5ml
少量	卡宴辣椒	少量
8盎司	冻虾仁，煮熟	250g
1杯	冻豌豆	250ml
1/4杯	烤罗马诺奶酪	60ml
	盐和现磨黑胡椒粉	

1. 备好一大锅沸水，按说明书煮好意面，直至软而不烂。沥干，保留2杯（500ml）煮意面用的水。将意面放回到锅内。

2. 在煎锅内加入橄榄油，文火加热。加入蒜末入味、罗勒、欧芹和卡宴辣椒，炒3～5分钟，或炒至大蒜变软且有香味溢出。加入虾仁和豌豆，炒5分钟，或炒熟为止。

3. 将虾仁混料加入意面。加入刚才留用的煮意面的水，量要足够，使意面变至理想软硬度，轻轻搅拌、定型。拌入罗马诺奶酪，加盐与胡椒入味。

▶ 健康小贴士

一定注意应购买有机或野生虾仁，因为一些养殖虾来路并不健康，它们老家的池塘里可没少加抗生素。

每1/6份所含营养成分

能量	352cal
脂肪	10g
碳水化合物	47g
蛋白质	19g
维生素C	5mg
维生素D	2IU
维生素E	2mg
烟酸	6mg
叶酸	156μg
维生素B_6	0.4mg
维生素B_{12}	0.6μg
锌	1.6mg
硒	5μg

虾仁蔬菜配全麦意面

这道菜具备地中海菜系的许多卓尔不群的特质，制作起来也不难。

菜谱变变看

其中一些蔬菜可有多种变化。可试用一下甜豌豆、荷兰豆或菠菜，来代替西蓝花；或用黄柿子椒或胡萝卜代替红柿子椒；还可试用什锦冻蔬菜。

此菜酱汁不太多。如果你偏爱酱汁丰富的菜肴，可加入少量香蒜酱或奶油番茄酱。如果使用的是香蒜酱，就不用加入意大利调味料了。

每份所含营养成分	
能量	331cal
脂肪	4g
碳水化合物	59g
蛋白质	20g
维生素C	59mg
维生素D	1IU
维生素E	2mg
烟酸	5mg
叶酸	86μg
维生素B_6	0.4mg
维生素B_{12}	0.6μg
锌	2.5mg
硒	18μg

4 杯	全麦意面（比如富西利面或笔尖面）	1L
1 汤匙	橄榄油	15ml
3 瓣	蒜瓣，切成末	3 瓣
1 个	西蓝花，切碎	1 个
1 个	红柿子椒，切成薄片	1 个
2 杯	葡萄番茄，切成两半	500ml
12 盎司	虾，去壳，去虾线，切成两半	375 g
1 茶匙	意大利调味料	5ml
1/2 茶匙	盐	2ml
1/2 茶匙	现磨黑胡椒粉	2ml

1. 按说明书煮好意面，直至有嚼头（嚼起来嫩），沥干。
2. 同时，取大煎锅中火加热。加入食物油，轻轻旋转倾斜煎锅使油均匀涂布。炒蒜末1分钟，小心不要炒糊了。加入西蓝花、红辣椒和番茄，炒5~7分钟，或炒至蔬菜嫩且脆。加入虾仁，炖一会，翻炒一下，直至虾仁变为不透明状，稍变褐色为止，约为4分钟。拌入意面、意大利调味料、盐和胡椒粉。

▶ 健康小贴士

此菜肴集全麦、橄榄油、柿子椒、西蓝花和蒜末于一身，真是有益于心血管的健康食谱——对于大脑长期健康至关重要。

本菜谱由营养学家贝斯·古尔德友情提供。

朝鲜蓟心和帕尔玛干酪配鲜虾意大利调味饭

这道传统美食中，意大利米所特有的紧致、果仁味道，与虾仁的多肉质感交相辉映。

小贴士

如果你没有时间，也搞不到制作海鲜汤的必要食材，就买些罐头食品或是海鲜粉（1茶匙或5ml，放在1杯或250ml沸水内，得到1杯或250ml海鲜汤）。但请注意，这些汤往往过咸，试试只用1/2茶匙（2ml）海鲜粉，看看如何。

每份所含营养成分	
能量	303cal
脂肪	4g
碳水化合物	49g
蛋白质	18g
维生素C	6mg
维生素D	2IU
维生素E	1mg
烟酸	6mg
叶酸	171μg
维生素B$_6$	0.3mg
维生素B$_{12}$	0.9μg
锌	1.7mg
硒	25μg

3 杯	即取即用的海鲜汤或鸡汤	750ml
1/2 汤匙	洋葱末	125ml
2 茶匙	蒜末	10ml
1 杯	意大利米	250ml
1 茶匙	干罗勒	5ml
1/2 罐	朝鲜蓟罐头（14盎司或398ml），沥干、切碎	1/2 罐
8 盎司	虾，去皮，去虾线，切碎	250g
1/4 杯	大葱末	60ml
1/4 杯	现磨低脂帕玛森乳酪	60ml
1/4 茶匙	现磨黑胡椒粉	1ml

1. 取炖锅，中大火加热，加入汤料煮沸，改为文火。在另一个不粘煎炖锅内，淋入蔬菜汁，用中大火煮洋葱末和蒜末3分钟，或煮至变软。加入米和罗勒，煮1分钟。

2. 用长柄勺向米中加入1/2杯（125ml）热汤；持续搅拌，避免粘锅。收干汁液后，另加入1/2杯（125ml）汤料。必要时减至小火，炖煮。重复上述步骤，加入热汤，持续搅拌，共计15分钟；炖煮结束前，最后一次加入1/4杯（60ml）之后，渐收干汤汁。

3. 加入朝鲜蓟心和虾；煮一下，必要时加入更多汤料，煮3分钟或至虾变红、米软而不烂。加入大葱、帕玛森乳酪和胡椒粉，即可上菜。

▶ **健康小贴士**

事实表明，朝鲜蓟具有降低胆固醇的功效。

辣味虾配藜麦

藏红花赋予此菜肴标志性风味。有了藜麦和虾，本身就是一道美味佳肴了。

制作4份

小贴士

藏红花价格不菲，用很少的量，就可得到独特的风味。

为尽可能保鲜，要将藜麦存放在密封容器内。若在冰箱冷藏，可保存6个月，若冷冻保存则可长达1年。

2 汤匙	橄榄油，分好份	30ml
1 个	洋葱，切成丁	1 个
1 个	绿甜椒，切碎	1 个
1/4 茶匙	切碎的藏红花丝，泡于 2 汤匙（30ml）沸水中	1ml
1/2 杯	水，或者即用即取的低钠蔬菜汤	125ml
1 罐	罐头装（14 盎司或 398ml）无盐番茄丁，带有汁液	1 罐
3/4 杯	藜麦，冲洗干净	175ml
12 盎司	虾，去皮，去虾线；若为冻虾，则要解冻	375g
4 瓣	蒜瓣，切成末	4 瓣
1 茶匙	柠檬皮碎	5ml
1/4 茶匙	卡宴辣椒	1ml
	现磨黑胡椒粉	
1/2 杯	干白葡萄酒	125ml
2 汤匙	鲜榨柠檬汁	30ml
1 杯	煮过的豌豆	250ml
	盐（可选）	

1. 取炖锅，加入 1 汤匙（15ml）食用油，中火加热 30 秒。加入洋葱和甜椒，炖，同时搅拌，直至变软，约 5 分钟。加入藏红花汁、水和番茄，煮至沸腾。拌入藜麦，改文火，加盖煮至藜麦变软，约需 15 分钟。关火，静置，加盖放置 5 分钟。用叉子打松。

每份所含营养成分	
能量	331cal
脂肪	10g
碳水化合物	37g
蛋白质	20g
维生素C	43mg
维生素D	2IU
维生素E	4mg
烟酸	4mg
叶酸	115μg
维生素B$_6$	0.6mg
维生素B$_{12}$	0.9μg
锌	2.3mg
硒	29μg

菜谱变变看

辣虾仁配小米：用等量小米替代藜麦。为得到最佳口味，烹制此菜肴前，要把小米洗净放入干燥煎锅内翻炒约5分钟。将小米拌入番茄酱内（第1步），重新煮沸。加盖，小火焖20分钟，然后关火，静置10分钟。

2. 取煎锅，加入余下的1汤匙（15ml）食用油，中火加热。加入虾仁，煮一下，同时搅拌，恰好至虾仁变红且不透明，需3～5分钟。加入蒜末、柠檬皮碎屑、卡宴辣椒和黑胡椒粉，入味。继续煮，同时搅拌，共1分钟。加入白酒和柠檬汁，煮沸。拌入豌豆，至煮熟。加盐入味（如果用盐作为调味料）。

3. 取一个深盘，沿着盘沿将藜麦摆放成一个圈，中央留空，用来摆放虾仁。

▶ 健康小贴士

豌豆属于豆类，并非仅仅起到提供淀粉或碳水化合物的作用：豌豆皂苷I、豌豆皂苷II和豌豆皂苷A、B几乎是豌豆所独有的抗炎化合物。

咖喱虾仁配胡萝卜条

处理成碎条状的胡萝卜赋予这道菜优雅外观和情趣。在糙米上面点缀些蒸芦笋，真是美不胜收的颜色搭配。

小贴士

先测试下自己给胡萝卜削皮的功夫，然后再展示给客人们吧。

虾仁是按照大小包装售卖的那种。包装袋上的数字表示每磅（454g）所含虾仁数量。例如，袋子上写着"21～25"就是说每磅（454g）含有21～25只虾；这种虾的体型已经很大了。若包装袋写着"51～61"，则虾的体型就小得多。

2磅	大虾，去皮，去虾线	1kg
6瓣	蒜瓣，剁碎	6瓣
3汤匙	咖喱粉	45ml
1汤匙	菜子油	15ml
6个	胡萝卜	6个
1罐	罐头（14盎司或398ml）装淡椰奶	1罐
1/2个	酸橙，榨汁	1/2个
1/4杯	新鲜香菜，切碎	60ml

1. 在大碗内，加入虾、大蒜、咖喱粉和油，混匀，要使虾表面均匀沾满调料，室温下腌30分钟。

2. 同时，胡萝卜去皮。使用蔬菜剥皮器，将胡萝卜的一面紧贴住剥皮器，切成较大胡萝卜条。翻转胡萝卜，不断切成条。若胡萝卜内芯太硬，就将其弃掉。剩余的胡萝卜也照此处理。得到6杯（1.5L）胡萝卜条。

3. 取大号煎锅，中火加热。加入半量的虾，煎1～2分钟，或至虾变红。将虾翻转，再煎1～2分钟，或煎至虾变硬。盛到盘中，保温。余下的虾也照此处理。

4. 把虾全部倒入煎锅内，加入胡萝卜条和椰奶，加热至沸腾。改为文火炖2分钟或至胡萝卜条变软，且虾变得不透明。淋上酸橙汁，撒上香菜。

▶ 健康小贴士

香菜是一种草本"驱风剂"——有助于餐后消化、有利于养胃。

本菜谱由坎迪斯·伊万可－布拓友情提供。

每份所含营养成分	
能量	143cal
脂肪	5g
碳水化合物	8g
蛋白质	16g
维生素C	4mg
维生素D	2IU
维生素E	3mg
烟酸	3mg
叶酸	34μg
维生素B$_6$	0.3mg
维生素B$_{12}$	1.3μg
锌	1.3mg
硒	34μg

虾仁炒蛋

这道海鲜炒鸡蛋可以作为便捷午餐或是晚餐。配上简单的绿色沙拉就更好了。

菜谱变变看

牡蛎炒蛋:

用6只去壳牡蛎,沥去汁水、拍干,来代替虾仁。翻炒1分钟,或翻炒至微熟,然后再加入鸡蛋液。

3个	大号鸡蛋	3个
2 汤匙	水	30ml
2 茶匙	鱼酱	10ml
1 汤匙	植物油	15ml
2 瓣	蒜瓣,切碎	2 瓣
1 根	小葱,切末	1 根
1 根	大葱	1 根
8 盎司	虾仁,切成小块	250g

1. 在碗里打入鸡蛋,加水和鱼酱,一起打散。
2. 将植物油加入 8 ~ 10 英寸(20 ~ 25cm)煎锅内,中大火加热。加入蒜末、小葱末、大葱末,翻炒 30 秒。加入虾仁,翻炒 1 分钟。
3. 加入鸡蛋混料。搅打虾仁,使其悬浮,煎 2 ~ 3 分钟,或煎至底部呈金黄。将鸡蛋饼翻面,再煎 2 分钟。

▶ 健康小贴士

虾仁是锌、铜和蛋白质的绝佳来源。最好能买到捕获的野生大虾,洁净水源养殖的大虾也行。

每份所含营养成分	
能量	258cal
脂肪	15g
碳水化合物	3g
蛋白质	25g
维生素C	2mg
维生素D	64IU
维生素E	4mg
烟酸	2mg
叶酸	62μg
维生素B$_6$	0.4mg
维生素B$_{12}$	2.0μg
锌	2.1mg
硒	58μg

泰式炒河粉

这是一道经典菜肴，可能绝大多数北美居民都很熟悉。此菜需要一些富有泰国风味的特色食材。

制作4份

小贴士

为使酸橙尽可能多出汁液，可将其加热约15分钟，在菜板上滚几分钟，然后榨汁。

为得到3汤匙（45ml）酸橙汁，需要2~3只酸橙。

8盎司	干米粉（中型）	250g
3汤匙	即取即用的鸡汤、冷食用番茄酱或烹饪用番茄酱	45ml
3汤匙	鲜榨橘汁或罗望子酱	45ml
2汤匙	鱼酱	30ml
2汤匙	棕榈糖或袋装红糖	30ml
1/2茶匙	辣椒酱	2ml
3汤匙	植物油，分好份	45ml
2个	大号鸡蛋，打散	2个
3瓣	蒜瓣，剁成末	3瓣
4盎司	虾，去壳，去虾线，切成小块	125g
4盎司	去骨鸡肉或猪肉，切成小块	125g
2杯	豆芽，分好份	500ml
2	大葱，剁碎	2
1/4杯	花生碎	60ml
1/4杯	鲜香菜叶，剁碎	60ml
	新鲜红辣椒，切成条（可选）	
1个	酸橙，切作瓣	1个

每份所含营养成分	
能量	579cal
脂肪	25g
碳水化合物	67g
蛋白质	26g
维生素C	16mg
维生素D	23IU
维生素E	4mg
烟酸	8mg
叶酸	113μg
维生素B$_6$	0.5mg
维生素B$_{12}$	0.7μg
锌	2.7mg
硒	31μg

1. 为使米粉变软，可将米粉放在大碗里，倒入热水浸没，保持10 ~ 12分钟，或泡至米粉变软但仍保持紧致感（夹一下试试）。用冷水冲洗，沥干。

2. 取小碗或量杯，加入鸡汤、酸橙汁、鱼酱、糖和辣椒酱，混匀。

3. 取炒锅或大号煎锅，加热，加入1汤匙（30ml）食用油。锅内加入打散的鸡蛋，搅动使其覆盖锅底。煎至定型，翻炒成块状。出锅备用。

一定注意要购买有机虾仁，或购买野生虾仁。

4. 把剩余的食用油加入炒锅内。加热后，加入蒜末、虾和鸡肉，翻炒2分钟，或至虾和鸡肉刚好煮熟。拌入米粉和备用的酱料，加热1～2分钟，或加热至米粉变软且未变成糊状。

5. 加入1杯（250ml）豆芽和炒好的鸡蛋，搅匀。

6. 将米粉置于餐盘上。加上余下的豆芽、葱末、花生、香菜和辣椒（如果使用的话），饰以酸橙瓣。

▶ 健康小贴士

罗望子通常用来治疗胃肠疾病和肝脏疾病。

清蒸鲜虾酿豆腐配西蓝花

如果你想多吃些豆腐，以发挥其保健作用，那么这道传统粤菜的改良版本会让你明白，这味道是极其鲜美的！

制作4份

小贴士

把豆腐装盘前，可要确保你的蒸锅能放得下豆腐。

- **中大火预热蒸锅**

8 盎司	虾，切成粗块	250g
1 茶匙	姜末	5ml
1/2 杯	荸荠，切成细末	125ml
2 汤匙	大葱，切成细末	30ml
1 个	大号鸡蛋的蛋清，打散	1 个
1/4 茶匙	盐	1ml
1 汤匙	玉米淀粉	15ml
1 磅	软豆腐，沥干	500g
2 杯	西蓝花茎，切成一口大小的小块	500ml
2 汤匙	酱油	30ml
1 汤匙	即用即取的鸡汤	15ml
2 茶匙	芝麻油	10ml
少量	砂糖	少量

1. 取大碗，放入虾、姜末、荸荠细末、葱末、蛋清、盐和玉米淀粉，混匀，备用。

2. 将豆腐纵向切为两半，将每一半对半切开，成为 1/2 寸（1cm）厚的片。用纸巾吸干水。将切好的豆腐单层摆放在盘子中央（见左侧小贴士），外围摆放一圈西蓝花茎。舀一份（约 1 汤匙或 15ml）虾酱置于每片豆腐上面，用勺背压紧，使虾酱紧密附在豆腐上。将盘子放入预热好的蒸锅内，加盖，蒸 5 分钟，或蒸至虾酱干结。

3. 取小炖锅，中高火加热，加入酱油、肉汤、芝麻油和糖，加热至沸腾。将加工好的酱汁均匀浇在蒸好的豆腐和西蓝花上面，即可上菜。

▶ 健康小贴士

豆腐可提供异黄酮，这是一种能够提升心血管健康水平的化合物。

每份所含营养成分	
能量	175cal
脂肪	7g
碳水化合物	11g
蛋白质	18g
维生素C	35mg
维生素D	1IU
维生素E	1mg
烟酸	2mg
叶酸	93μg
维生素B$_6$	0.3mg
维生素B$_{12}$	0.6μg
锌	1.6mg
硒	30μg

肉菜

甘薯洋葱配迷迭香鸡胸肉

本菜通过两种方式，充分发挥了迷迭香的迷人芳香。

小贴士

额外多做一份迷迭香黄油，要做成小圆柱形，用保鲜膜包裹，冰箱内冷藏。临用时切成小片，塞入整只烤鸡或童子鸡的鸡胸，或加在烤肉表面上。

若你购买的整片鸡胸肉且带有脊骨，可用厨房用剪刀剔除脊骨。

如果本菜减半制作2人份，也同样简单易行。

每份所含营养成分	
能量	251cal
脂肪	9g
碳水化合物	15g
蛋白质	26g
维生素C	5mg
维生素D	10IU
维生素E	1mg
烟酸	13mg
叶酸	16μg
维生素B_6	1.1mg
维生素B_{12}	0.3μg
锌	0.9mg
硒	38μg

- 烤箱预热至375℉（190℃）
- 备好13英寸×19英寸（33cm×23cm）烤盘，涂上食物油

2个	甘薯（约1.5磅或750g）	2个
1个	洋葱	1个
1$\frac{1}{2}$茶匙	新鲜迷迭香碎块（1/2茶匙或2ml的干迷迭香，弄碎）	7ml
	盐和现磨黑胡椒粉	
4片	带骨鸡胸	4片

迷迭香黄油

2汤匙	黄油	30ml
1瓣	大块蒜瓣，剁碎	1瓣
1茶匙	柠檬皮碎	5ml
2茶匙	鲜迷迭香末（3/4茶匙或3ml的干迷迭香，弄碎）	10ml
1/4茶匙	盐	1ml
1/4茶匙	现磨黑胡椒粉	1ml

1. 甘薯去皮，洋葱去皮，切成薄片。摆在准备好的烤盘内。用迷迭香和盐、胡椒腌一下，入味。

2. 迷迭香黄油：在小碗中放入黄油、大蒜、柠檬皮、迷迭香、盐和胡椒，捣碎混匀。分成4份。

3. 将鸡胸肉放在案板上，鸡皮面向上。去掉鸡皮下面所有脂肪。按下鸡胸骨，使鸡胸略放平。仔细松解鸡胸处的鸡皮，将迷迭香黄油塞在鸡皮下，轻拍，使其分布均匀。

4. 将鸡肉摆放在蔬菜上。烤45～55分钟，或烤至蔬菜变软、鸡肉焦黄，即可。

▶ **健康小贴士**

迷迭香含有迷迭香酸，这种化合物可帮助身体进行解毒反应。

土豆三味鸡

在烹饪过程中鸡腿通常保持湿润，这就更有利于吸收本菜肴的特色风味。

制作8份

小贴士

烤制香菜子：把香菜子铺在干燥煎锅内，中火加热，反复翻炒，使其均匀受热，直至香菜子略黑且有香味溢出，需4～5分钟。冷却后用香料粉碎机将其磨成粉。

小豆蔻的快速脱壳法：将整个豆荚完整放在香料粉碎机内或搅拌缸内，选脉冲模式，按几下按钮，就能使豆蔻壳松脱了，然后弃掉豆蔻壳就行了。

每份所含营养成分	
能量	349cal
脂肪	13g
碳水化合物	28g
蛋白质	30g
维生素C	32mg
维生素D	7IU
维生素E	2mg
烟酸	11mg
叶酸	43μg
维生素B_6	0.8mg
维生素B_{12}	0.5μg
锌	3.3mg
硒	20μg

6个	土豆	6个
16个	鸡腿，去骨、去皮（约4磅或2kg）	16个
1/4 杯	植物油	60ml
1/3 杯	香菜子，新近烤制好，并用香料粉碎机磨成粉（见左侧小贴士）	75ml
1/4 杯	小豆蔻子，粗粗地捣碎（见左侧小贴士）	60ml
1 汤匙	黑胡椒粒，粗粗地捣碎	15ml
1¼ 茶匙	盐（按食用者口味决定）	6ml
	圣女果，切成两半	

1. 炖锅内加入沸水，煮整只带皮土豆至其变软，20 ～ 25分钟。沥干。冷却至可以处理，去皮，每个土豆切成4块。备用。

2. 冲洗鸡肉，拍干。在大煎锅或炖锅（带有密闭锅盖）内，中大火加热食用油，然后加入鸡肉。

3. 将香菜子粉、豆蔻子、胡椒和盐混合，均匀洒在鸡肉上。减至中火。盖上锅盖，不时颠几下锅，防止粘锅。不要翻炒（煎鸡肉过程中，鸡肉会释放出相当多的水分）。8 ～ 10分钟后，即收干汁液后，加入土豆。将鸡肉和土豆煎至褐色。若鸡肉未熟，可加入 2 ～ 3 汤匙（30 ～ 45ml）水。加盖，小火加热，直至土豆变软、鸡肉里面的肉变成白色，需要 10 ～ 12 分钟。

4. 上菜：盛入盘中，饰以切成两半的圣女果。

▶ 健康小贴士

几个世纪以来在阿育吠陀医药中，人们用小豆蔻治疗消化不良。

红椒鸡肉面条

如果你还没尝试过红椒鸡肉（在匈牙利餐馆里，称作paprikash鸡肉），你就错过这一美味了。这个菜谱可以让你完全掌握这道菜肴的制作方法。

制作4份

小贴士

当煎锅内的鸡肉糜或火鸡肉糜呈棕色时，不会像其他肉糜那样呈细密状。如何解决这一问题呢？把煎好的鸡肉放入料理机内，将其打成碎末。

1 磅	瘦鸡肉糜或瘦火鸡肉糜	500g
1 汤匙	黄油	15ml
1 个	洋葱，切碎	1 个
8 盎司	蘑菇，切成块	250g
1 汤匙	红椒	15ml
2 汤匙	普通面粉	30ml
1 1/3 杯	即用即取鸡汤	325ml
1/2 杯	酸奶油	125ml
2 汤匙	新鲜莳萝或欧芹，切碎	30ml
	盐和现磨黑胡椒粉	
8 盎司	意大利宽面条，或宽鸡蛋面	250g

1. 取大号不粘煎锅，中火加热，煎鸡肉，用木勺打碎，共5分钟，或煎至鸡肉不再呈现粉红色为止。移入碗内。

2. 在煎锅内熔化黄油。加入洋葱、蘑菇和红椒；煎一下，不时翻炒，共3分钟，或煎至蔬菜变软。

3. 撒上面粉，拌入鸡肉汤，然后把鸡肉倒回煎锅内。加热至沸腾，翻炒，直至达到稠厚状态。调小火，加盖，焖5分钟。关火，拌入酸奶油（若加热时加入奶油，会干结）和莳萝，加盐和胡椒入味。

4. 同时，在大煮锅内用加盐沸水煮面条，直至面条变软、筋道。上桌即可。

▶ 健康小贴士

红椒来自柿子椒家族，但多种柿子椒拿来当辛辣料使用并售卖，并不是很辣（但有些品种确实很辣）。红椒富含类胡萝卜素，比如叶黄素和玉米黄素。

每份所含营养成分	
能量	501cal
脂肪	17g
碳水化合物	56g
蛋白质	32g
维生素C	2mg
维生素D	7IU
维生素E	1mg
烟酸	16mg
叶酸	178μg
维生素B$_6$	0.8mg
维生素B$_{12}$	0.9μg
锌	3.2mg
硒	50μg

蒜香鸡

在泰国，这道菜肴会用完整带皮鸡块制作，但本书使用的是无骨无皮鸡胸肉。可以把剩余的蒜香鸡加在沙拉或三明治里。

制作4份

菜谱变变看

蒜香豆腐：12盎司（375g）老豆腐，切成1/2英寸（1cm）见方的小块，以代替鸡肉。可以有蔬菜版本，就是用豆酱替换鱼酱。卤汁内浸泡共3小时。每一面烤制3~4分钟，或烤至颜色金黄。

• **料理机**

4 瓣	蒜瓣，去皮	4 瓣
2 个	小葱头，去皮	2 个
1 杯	袋装新鲜香菜，含叶、茎和根	250ml
3 汤匙	鲜榨酸橙汁或柠檬汁	45ml
2 茶匙	鱼酱	10ml
1 茶匙	现磨黑胡椒粉	5ml
4 片	无骨无皮鸡胸肉（每块约 6 盎司或 175g）	4 片

1. 在料理机内，将大蒜、葱、香菜、酸橙汁、鱼酱和胡椒混匀，加工为均匀的糊状（腌菜汁）。
2. 将鸡胸肉放在浅盘内。在鸡胸肉上面撒上腌菜汁，翻转鸡肉，使两面都沾上腌菜汁。加盖，冰箱内腌制 2 小时或一夜。
3. 烤肉架预热至高温。
4. 将鸡肉从腌菜汁中取出，弃掉腌菜汁。烤制鸡肉，每一面 6 分钟，或烤至鸡肉不再呈现粉红色，小心不要烤糊。随时可上桌，热、温、冷均可。

▶ 健康小贴士

大蒜对血胆固醇有益，特别是用前现切碎的鲜蒜。

每份所含营养成分	
能量	205cal
脂肪	5g
碳水化合物	3g
蛋白质	37g
维生素C	7mg
维生素D	9IU
维生素E	0mg
烟酸	18mg
叶酸	10μg
维生素B$_6$	1.3mg
维生素B$_{12}$	0.4μg
锌	1.1mg
硒	55μg

红咖喱鸡肉配脆豌豆腰果

这道菜辛辣美味，满足你对泰国咖喱的欲望。

制作4份

小贴士

如果找不到酸橙叶，可以使用1/2汤匙（2ml）酸橙皮碎末代替，并在第二步加入酸橙汁即可。

如果将腰果放入料理机内打成粗粉（不要打得太细，否则会成为油状），则腰果就能赋予酱料以最佳质地。你需要使用的体积可能不止1/4杯（60ml），这要看你用的料理机型号如何。剩余的坚果粉可冷冻保存，备用。

1 汤匙	植物油	15ml
1 个	红甜椒或黄甜椒，切成细条	1 个
1 杯	甜豌豆或冻豌豆	250ml
2 片	野酸橙叶（见左侧小贴士）	2 片
1/4 杯	盐烤腰果，磨碎或切碎（见左侧小贴士）	60ml
1 汤匙	袋装红糖或棕榈糖	15ml
1 罐	椰奶罐头（14 盎司或 400ml）	1 罐
1/4 杯	水	60ml
1 汤匙	泰式红咖喱酱	15ml
1 磅	去骨去皮鸡胸肉或鸡腿肉，切成细条	500g
2 汤匙	鲜榨酸橙汁	30ml
	盐	
	盐烤腰果	
	鲜薄荷叶和／或泰式罗勒	
	酸橙块	

1. 取大号煎锅，中火加热。加入红椒、豆子和酸橙叶翻炒，直到红椒开始变软，约需 1 分钟。加入磨好的腰果、红糖、椰奶、水和咖喱酱；加热至沸腾，翻炒混匀。减至小火，煮一会，不断翻动，直到食材稍变稠厚，这需要大约 2 分钟。

2. 翻炒鸡肉，焖一会，再翻炒。将火调小，文火焖一下，不断翻炒，直到鸡肉里面不再呈现红色，豆子变得软而不烂，这大约需要 5 分钟。若不想要酸橙叶，可以弃掉。拌入酸橙汁，加盐入味。撒上腰果粉、薄荷和／或罗勒，上面再饰以能挤出汁液的酸橙块，就可以上桌啦。

每份所含营养成分	
能量	328cal
脂肪	29g
碳水化合物	16g
蛋白质	5g
维生素C	47mg
维生素D	0IU
维生素E	1mg
烟酸	2mg
叶酸	52μg
维生素B$_6$	0.2mg
维生素B$_{12}$	0.0μg
锌	1.4mg
硒	2μg

▶ 健康小贴士

椰奶是良好的载体，可吸收、承载咖喱酱里面的有益化合物。

咖喱鸡肉沙拉包

鸡肉沙拉从来没有像这样灵动过——这就是一丁点的咖喱粉起到的神奇作用。

制作10份

小贴士

将这种鸡肉沙拉塞入迷你皮塔饼里，制成美味的开胃菜。也可当做三明治馅料，制作裸麦粉粗面包。

若你手头没有加工好的鸡肉备用，可从超市买到加工好的鸡肉。

你也可以用加工好的火鸡肉。

3 杯	熟鸡肉丁	750ml
1 杯	芹菜末	250ml
1 杯	红葡萄或绿葡萄，无子的，切成两半	250ml
1/2 杯	烤好的杏仁薄片	125ml
1 汤匙	鲜榨柠檬汁	15ml
3/4 茶匙	咖喱粉	3ml
2/3 杯	淡蛋黄酱	150ml
	盐和现磨黑胡椒粉	
10 片	莴苣叶	10 片
10 张	大（10英寸或25cm）墨西哥薄饼	10 张

1. 取一个大碗，加入鸡肉、芹菜末、葡萄、杏仁、柠檬汁、咖喱粉和蛋黄酱，加入盐和胡椒入味。
2. 在每片墨西哥薄饼上面放一片莴苣叶。将上述准备好的鸡肉酱料均匀涂在每片莴苣叶的中央。从底部卷起莴苣叶，把墨西哥薄饼包裹起来。

▶ 健康小贴士

来自咖喱粉所含姜黄根的姜黄素类化合物，具有抗炎作用，所以非常有益健康。本菜谱还含有脂肪酸，脂肪酸来自蛋黄酱。蛋黄酱和胡椒粉一样，都非常有利于姜黄素类化合物的吸收。

本菜谱由谢丽尔·雷恩友情提供。

每包所含营养成分	
能量	403cal
脂肪	15g
碳水化合物	46g
蛋白质	21g
维生素C	5mg
维生素D	3IU
维生素E	2mg
烟酸	9mg
叶酸	107μg
维生素B_6	0.3mg
维生素B_{12}	0.1μg
锌	1.2mg
硒	29μg

姜味柠檬汁火鸡肉饼配蔓越莓米饭

此菜谱结合了两种常见的食物——蔓越莓和火鸡。但在这道菜当中，这一组合却以独特方式发挥作用，不含麸质，而且充满了价值极高的植物营养成分。

制作4份

小贴士

如果你想要更辣一点，可以使用辣椒代替甜椒，来煨制火鸡肉。

一个中等大小的橙子，能贡献1.5汤匙（22ml）橙子皮、1/3至1/2杯（75～125ml）橙汁。

蔓越莓米饭

1¼ 杯	水，或者即用即取的低盐鸡汤	300ml
1 茶匙	橙皮碎末	5ml
2 汤匙	鲜榨橘子汁	30ml
3/4 杯	长粒糙米，洗净、沥干	175ml
1/3 杯	蔓越莓干	75ml

火鸡肉饼

2 汤匙	高粱面	30ml
1 汤匙	玉米淀粉	15ml
1 茶匙	辣椒面	5ml
1/2 茶匙	现磨黑胡椒粉	2ml
4 块	火鸡肉饼（共重约 12 盎司或 375g）	4 块
2 汤匙	橄榄油，分好份	30ml
1 汤匙	黄油，分好份	15ml
2 瓣	蒜瓣，剁碎	2 瓣
1 汤匙	姜末	15ml
1 杯	即用即取低钠鸡汤	250ml
1 汤匙	鲜榨柠檬汁	15ml

1. 蔓越莓米饭：取一个有密封锅盖的大号炖锅，加入水和橙汁，中火加热至沸腾。拌入大米，加热至沸腾。减至小火，盖上锅盖，焖一会，直至大米变软，水已收干，大约需要50分钟。关火，用餐叉搅拌。拌入蔓越莓和橙皮，保温。

2. 火鸡肉饼：取一个盘子或塑料袋，放入高粱面、玉米淀粉、辣椒和胡椒粉，混匀。加入火鸡肉，搅拌，直至火鸡肉被完全包裹，即可。若有剩余，可留用。

每份所含营养成分

能量	385cal
脂肪	13g
碳水化合物	43g
蛋白质	25g
维生素C	7mg
维生素D	2IU
维生素E	2mg
烟酸	8mg
叶酸	18μg
维生素B$_6$	0.7mg
维生素B$_{12}$	0.5μg
锌	2.2mg
硒	29μg

菜谱变变看

姜味柠檬汁鸡肉饼配蔓越莓米饭：可以用等量鸡肉饼替换火鸡肉饼。

3. 取大号煎锅，加入 1 汤匙（15ml）食用油和 1.5 茶匙（7ml）黄油，中高火加热至黄油熔化。加入 2 块肉饼，加热至棕黄色，约需要 2 分钟。翻动肉饼，直到肉饼里面不再呈现粉红色，这也需要 2 分钟左右。将肉饼盛到盘子里，保温。用余下的肉饼、食用油和黄油，按上述步骤操作。减至中火。

4. 煎锅内加入蒜、姜，加热、翻炒 1 分钟。加入剩余的面粉混料，加热、翻炒 1 分钟。加入肉汤、柠檬汁和积在盘中的火鸡汁液，加热、翻炒，直至变得稠厚，约需 2 分钟。将汁液倒在肉饼上。加在蔓越莓米饭上面，即可上菜。

▶ 健康小贴士

蔓越莓富含抗氧化剂。火鸡不仅富含蛋白质，而且是重要的B族维生素来源，比如烟酸、维生素B_6和维生素B_{12}，还有锌元素。锌是一种免疫保护剂，是很难以从膳食中获取的。人体能够利用火鸡里的锌和其他肉类中的锌，与非肉类来源相比，是利用起来更为高效的方式。

柠檬香草烤猪肉

这一香辣四溢的烤猪肉是为了丰富你餐桌上的美味而准备。

小贴士

如果你在控制自己的盐摄入量，那就找找低钠酱油吧。

3 汤匙	椰奶	45ml
3 汤匙	柠檬香草末	45ml
2 瓣	蒜瓣，剁碎	2 瓣
1 根	大葱，剁成细末	1 根
2 汤匙	鱼酱（鱼露）	30ml
1 汤匙	酱油	15ml
1 汤匙	砂糖	15ml
2 茶匙	芝麻油	10ml
1/2 茶匙	新鲜红辣椒，剁成粗粒	2ml
1/2 茶匙	现磨黑胡椒粉	2ml
1 份	猪里脊肉（约12盎司或375g），改刀，横向切成 1/2 英寸（1cm）宽的细条	1 份

1. 向碗里加入椰奶、柠檬香草末、大蒜、大葱、鱼酱、酱油、糖、芝麻油、辣椒和胡椒粉，混匀。
2. 在盘子里摆好猪肉条。在肉上面倒些腌菜汁，翻动猪肉，使猪肉各个面都浸到腌菜汁。加盖，腌制，冷藏数小时。
3. 烤猪肉，每面烤 4 ~ 6 分钟，或至肉色不再呈现粉红色。

▶ 健康小贴士

柠檬香草富含精油，精油在体内具有抗氧化、抗炎等多种作用。

每份所含营养成分	
能量	168cal
脂肪	8g
碳水化合物	6g
蛋白质	19g
维生素C	1mg
维生素D	9IU
维生素E	0mg
烟酸	6mg
叶酸	11μg
维生素B$_6$	0.7mg
维生素B$_{12}$	0.5μg
锌	1.8mg
硒	27μg

瑞士俏牛排

瑞士牛排让你回忆起寒冷的冬日里温暖的厨房、冒着热气的炉火和可口的食物。虽然往事不能重来，但这道菜却可时时陪伴你。

制作8份

小贴士

可以在前一天晚上把这道菜品中的一部分预先准备好。完成第二步，在煎锅里倒入1汤匙（15ml）食用油，加热，然后再把洋葱、胡萝卜和芹菜炒软。加盖，放在冰箱里过夜。第二天早上，煎制牛排至棕黄色（第一步），或略过这一步，直接把牛排放在砂锅内。按步骤继续烹制。另一种做法是，在夜间烹制牛排，冰箱内冷藏过夜。临用时，放到大号煎锅内煎10分钟，直至牛排熟透，且酱料冒泡。

每份所含营养成分	
能量	224cal
脂肪	8g
碳水化合物	11g
蛋白质	26g
维生素C	14mg
维生素D	0IU
维生素E	2mg
烟酸	8mg
叶酸	21μg
维生素B$_6$	0.9mg
维生素B$_{12}$	4.9μg
锌	4.7mg
硒	37μg

• 慢炖锅

1 汤匙	植物油	15ml
2 磅	圆牛排或煨牛排	1kg
2 个	洋葱，剁成细末	2 个
1/4 杯	切成窄条的胡萝卜	60ml
1/4 杯	切成窄条的芹菜	60ml
1/2 茶匙	盐	2ml
1/4 茶匙	现磨黑胡椒粉	1ml
2 汤匙	普通面粉	30ml
1 罐	番茄罐头（28盎司或796ml），沥干切碎，留1/2 杯（125ml）番茄汁备用	1 罐
1 汤匙	伍斯特酱	15ml
1 片	月桂树叶	1 片

1. 煎锅内放油，中高火加热。放入牛排，必要时可先将牛排切成块，两面都煎至棕黄色。移入慢炖砂锅内。

2. 减至中低火。锅内加入洋葱、胡萝卜、芹菜、盐和胡椒粉。加盖，烹至蔬菜变软，约需8分钟。在蔬菜表面淋上面粉，加热1分钟，同时搅拌。加入番茄、备用的番茄汁和伍斯特酱。加热至沸腾，同时搅拌，直至牛排有点变厚。加入月桂树叶。

3. 将番茄混合料倒在牛排上，小火焖8～10小时，或高火焖4～5小时，直至肉质变软。弃掉月桂树叶。

▶ 健康小贴士

虽然没有必要每天都吃牛肉，但牛肉确实是血红蛋白铁的极佳来源，极容易吸收，有助于维持体内血红蛋白于正常水平，对于老年人和有贫血病史者尤其如此。

牛肉西蓝花

这种传统煎炒菜肴有正宗的调料，包括蚝油，可将牛肉醇香发挥到极致。

小贴士

当烹制炸炒菜肴时，要把食材切成小块，大小基本一致，这样就能快速烹制，各食材所需烹制时间也相同。烹制开始前，要把酱料食材准备就绪，放在伸手可及的地方。

1 磅	牛腰肉，切成细条	500g
1/4 杯	酱油	60ml
2 汤匙	玉米淀粉，分好份	30ml
1 瓣	蒜瓣，拍碎	1 瓣
1 片	薄姜片，剁碎	1 片
2 汤匙	红花油，分好份	30ml
2 个	洋葱，切成块	2 个
3 个	大胡萝卜，切成硬币大小圆片	3 个
1 个	西蓝花，切成小朵	1 个
$1\frac{1}{4}$ 杯	水，分好份	300ml
1 汤匙	蚝油	15ml
1 茶匙	砂糖	5ml

1. 将牛肉放入中号碗内。另取一个碗，放入酱油、1 茶匙（15ml）玉米淀粉、蒜、姜，混匀，洒在牛肉表面。
2. 在炒锅或不粘煎锅内，放入 1 茶匙（15ml）食用油，高火加热。加入牛肉，煎至金黄色。备用。
3. 在炒锅内，将剩余的食用油大火加热。加入洋葱，炒 1 分钟。加入胡萝卜、西蓝花和 1 杯水（250ml），加盖，煮 4 分钟。
4. 把剩余的水、蚝油、剩余的玉米淀粉和糖混匀。把酱料倒入锅中，加热直至稠厚顺滑。把肉重新加到炒锅内，再次加热至推荐食用温度。

每1/6份所含营养成分	
能量	216cal
脂肪	8g
碳水化合物	17g
蛋白质	21g
维生素C	94mg
维生素D	2IU
维生素E	3mg
烟酸	6mg
叶酸	87μg
维生素B$_6$	0.8mg
维生素B$_{12}$	0.7μg
锌	3.6mg
硒	26μg

▶ 健康小贴士

西蓝花含有多种重要的抗癌、防衰老化合物，这道菜所含营养完备。

这一菜谱由 M·凯西·戴克友情提供。

姜橙汁牛肉

这道菜用新鲜香菜那样的芳香调料，中和了牛肉的油腻。

小贴士

"后腿眼肉"是一种瘦牛肉，腌一下再烹制，能最大程度上提高其嫩度。

注意：翻炒时一定不要挤压牛肉，否则它会冒热气，而不会烤成棕色。如果你的煎锅较小，则可能需要分三批将牛肉煎至棕色。

菜谱变变看

可以用改好刀的荷兰豆代替蘑菇。

每份所含营养成分	
能量	289cal
脂肪	14g
碳水化合物	13g
蛋白质	26g
维生素C	26mg
维生素D	2IU
维生素E	1mg
烟酸	10mg
叶酸	38μg
维生素B_6	0.9mg
维生素B_{12}	4.9μg
锌	4.7mg
硒	38μg

2 汤匙	姜末	30ml
1 汤匙	蒜末	15ml
1 茶匙	现磨黑胡椒粉	5ml
2 汤匙	菜子油，分好份	30ml
1 汤匙	海鲜酱	15ml
1 磅	腌制好的后腿眼肉，切成 3 英寸 × 1/2 英寸（7.5cm × 1cm）的肉条	500g
1 汤匙	玉米淀粉	15ml
1 汤匙	碎橙皮	15ml
3/4 杯	橙汁	175ml
2 杯	蘑菇罐头	500ml
2 汤匙	鲜香菜碎	30ml

1. 取浅碗 1 个，加入姜、蒜、胡椒粉、1 汤匙（15ml）食用油和海鲜酱。加入牛肉，混匀。加盖，冰箱内冷藏至少 4 小时，最长 12 小时。
2. 把牛肉上的腌汁沥干，弃掉腌汁。用纸巾将牛肉拍干。取大煎锅，中火加热。加入半块牛肉，煎 3 ~ 4 分钟，或煎至略变棕黄。移入碗内，备用。按上述步骤处理余下牛肉。
3. 取小碗一个，加入玉米淀粉和橙汁，混匀。
4. 将余下的食用油加入煎锅，翻炒蘑菇 3 ~ 4 分钟，或翻炒至略变棕黄。将牛肉回锅，加入上述酱汁。拌入玉米淀粉混料，加热，同时翻炒，约 3 分钟，或翻炒至汤汁变稠厚。饰以橙皮和香菜。

▶ 健康小贴士

香菜含有称作"生物类黄酮"的有益人体健康的化合物。

本菜谱由膳食专家詹妮弗·加鲁什友情提供。

奶油玉米馅牧羊人派

对许多人来说，牧羊人派是老口味了。这道菜去掉了一切平淡无奇之处，保留了黑胡椒、辣椒和蒜香的独特风味。

制作6份

小贴士

可以在前一天晚上，把这道菜品中的一部分预先准备好。把土豆切碎，加盖，放在冰箱里冷藏。完成第1～2步，将烹制好的肉和洋葱混料分别过水冷却。冰箱内过夜。第二天早上，按第3步所述步骤继续烹制。

• 慢炖锅

1 汤匙	植物油	15ml
1 磅	瘦牛肉糜	500g
2 个	洋葱，切成细末	2 个
4 瓣	蒜瓣，拍碎	4 瓣
2 茶匙	辣椒面	10ml
1 茶匙	盐（可选）	5ml
1/2 茶匙	黑胡椒粉	2ml
2 汤匙	普通面粉	30ml
1 杯	牛肉浓汤（未稀释）	250ml
2 汤匙	番茄酱	30ml
1 罐	奶油型玉米罐头（19 盎司或 540ml）	1 罐
4 杯	碎土豆块，加1汤匙（15ml）黄油，1/2茶匙（2ml）盐（可选）和1/4茶匙（1ml）现磨黑胡椒粉，入味	1L
1/4 杯	切达干酪，切丝	60ml

1. 取煎锅，放油，中大火加热。加入牛肉，煎一下，同时用勺背轻敲牛肉，直至牛肉的橙红色褪去。使用漏勺沥出汁液，将牛肉转入砂锅慢炖。

2. 减至中火。向锅内加入洋葱，翻炒，直至洋葱变软。加入大蒜、盐（若使用）和胡椒粉，加热，翻炒，共1分钟。在上述调料上撒面粉，翻炒加热1分钟。加入牛肉汤和番茄酱，翻炒混合加热，直至变得稠厚。

3. 将上述混合调料加入慢炖砂锅内。把玉米均匀撒在混合调料上，最上面放土豆碎块。撒上奶酪，加盖，小火加热4～6小时，或大火加热3～4小时，直到熟透且无气泡为止。

每份所含营养成分	
能量	366cal
脂肪	14g
碳水化合物	38g
蛋白质	23g
维生素C	21mg
维生素D	19IU
维生素E	1mg
烟酸	7mg
叶酸	65μg
维生素B$_6$	0.6mg
维生素B$_{12}$	1.9μg
锌	4.8mg
硒	18μg

▶ 健康小贴士

牛肉富含铁和B族维生素，对于人体多种功能来说都是至关重要的，也包括对脑功能。

蓝纹奶酪馅甜辣肉糜糕

来自卡宴辣椒的热辣恰好被奶油般的奶酪所消解，这就是恰如其分的现代经典。

制作10份

小贴士

确保将辣椒面均匀分布在肉质混合馅料内。

如果你想过把瘾，试着用用最多4茶匙（20ml）辣椒面。

这种肉糜糕可制成绝妙的午餐三明治。把肉糜糕放在隔热午餐盒内，备好冰袋，就可保证肉糜糕不变质了。

菜谱变变看

使用超瘦猪肉糜代替牛肉糜。

- 将烤箱预热至 350 ℉（180℃）
- 9 英寸 ×5 英寸（23cm×12.5cm）金属面包盘

1 磅	超瘦牛肉糜	500g
1 个	大个鸡蛋，打散	1 个
3/4 杯	天然麸皮	175ml
1/3 杯	打成碎末的蔓越莓干	75ml
1/3 杯	打成碎末的杏干	75ml
2 茶匙	卡宴辣椒	10ml
1 茶匙	现磨黑胡椒粉	5ml
1/2 茶匙	盐	2ml
$1\frac{1}{2}$ 盎司	蓝纹奶酪，切成 6 片	45g

1. 取大碗一个，加入牛肉、鸡蛋、麸皮、蔓越莓、杏干、辣椒、黑胡椒粉和盐，混匀。
2. 将 3/4 量的牛肉糜松散塞入面包盘内。在中央开一条 1 英寸（2.5cm）宽、1/2 英寸（1cm）深的凹槽。把蓝纹奶酪小片均匀放于凹槽内，用余下的牛肉糜覆盖在上面，要覆盖住蓝纹奶酪。
3. 用预热好的烤箱烤制 25 ~ 30 分钟，或烤至插入肉糜中央的即时温度计显示 160 ℉（71℃）。静置 10 分钟，然后切块。

> ### ▶ 健康小贴士
>
> 蔓越莓是抗氧化剂的极佳来源。

本菜谱由营养学家卡特琳·Ng友情提供。

每份所含营养成分	
能量	121cal
脂肪	4g
碳水化合物	11g
蛋白质	12g
维生素C	0mg
维生素D	2IU
维生素E	1mg
烟酸	3mg
叶酸	8μg
维生素B$_6$	0.2mg
维生素B$_{12}$	1.1μg
锌	2.7mg
硒	13μg

藜麦辣肉糜糕

既有牛肉糜，又有意大利香肠，这绝对算得上肉类主菜。此外，这道菜又加上了藜麦和多种调料与香草，让它摆脱了家常便饭的平淡无奇，跻身于21世纪的时尚厨房。

小贴士

为突出藜麦那迷人的坚果风味，要把藜麦在干燥煎锅（或你平时使用的蒸锅）里中火炒制约4分钟，要不时翻炒，直至香味溢出。

菜谱变变看

用小米替代藜麦。为了得到最佳风味，可在干燥煎锅内炒制5分钟，要不断翻炒直至香味溢出。完成第一步之后，用低火把小米焖20分钟，之后关火，静置10分钟。

每份所含营养成分	
能量	221cal
脂肪	8g
碳水化合物	15g
蛋白质	22g
维生素C	27mg
维生素D	12IU
维生素E	2mg
烟酸	4mg
叶酸	57μg
维生素B_6	0.5mg
维生素B_{12}	1.7μg
锌	4.2mg
硒	18μg

- 将烤箱预热至350 ℉（180℃）
- 9英寸 ×5英寸（23cm×12.5cm）面包盘
- 即时读数型温度计

3/4 杯	水	175ml
1/2 杯	即用即取低钠牛肉汤或水	125ml
3/4 杯	藜麦，冲洗干净（见左侧小贴士）	175ml
1 磅	超瘦牛肉糜	500g
8 盎司	意大利香肠，去掉肠衣，剁碎	250ml
1 个	洋葱，剁成碎末	1 个
1 个	红甜椒，剁成碎末	1 个
1/2 杯	欧芹，剁成碎末	125ml
2 个	大个鸡蛋，打散	2 个
1 杯	低钠番茄酱，分好份	250ml
1 汤匙	甜椒面	15ml
1 汤匙	孜然粉	15ml
1 茶匙	香菜子粉	5ml
1/2 茶匙	盐	2ml
1/4 茶匙	卡宴辣椒	1ml

1. 将水和牛肉汤加入炖锅，加热至沸腾。加入藜麦，再次加热至沸腾。加盖，小火焖15分钟。关火，加盖，静置5分钟。使用前用餐叉搅拌。
2. 取一个大碗，放入牛肉糜、香肠、洋葱、甜椒、欧芹、鸡蛋、2汤匙（30ml）番茄酱、红椒、孜然、香菜、盐、辣椒和藜麦，用手抓匀。移至面包盘内，把剩下的2汤匙（30ml）番茄酱浇在牛肉表面。在预热好的烤箱内烤制，直至温度计显示的温度达到165 ℉（75℃），约需1小时。

▶ 健康小贴士

调料有助于促进消化，包括促进胃酸的产生和口中唾液的分泌。在消化高蛋白膳食方面，这一点尤为重要。

牛肉藜麦高能汉堡

这种汉堡包添加了一些传统调料，加入的藜麦也是效力十足。

2/3 杯	藜麦，冲洗干净	150ml
1 杯	水	250ml
1/3 杯	烤肉调味酱	75ml
1 磅	超瘦牛肉糜	500g
1/2 杯	大葱细末	125ml
2 茶匙	孜然粉	10ml
1/2 茶匙	细海盐	2ml
1/4 茶匙	现磨黑胡椒粉	1ml
2 茶匙	橄榄油	10ml
4 个	汉堡包用面包（若需要，可选择无麸皮原料），切开、烤好	4 个

制作4份

小贴士

对于牛肉糜，要尽可能少搅拌；过度搅拌会导致肉饼太硬。要尽可能用全麦或多麦粒原料制成的面包来制作汉堡包。

菜谱变变看

可用火鸡瘦肉糜或超瘦猪肉糜，来代替牛肉糜。

推荐选用的配料

切成薄片的奶酪（比如薄切达片，或格吕耶尔奶酪）或山羊奶酪碎片

大番茄片

嫩菠菜、芝麻菜或嫩豆瓣菜

其他种类的烤肉酱料

1. 取中号炖锅，加入藜麦、水和烤肉酱。中火加热至沸腾。减至小火，加盖，焖 12 ~ 15 分钟，或焖至收干汁液。关火，冷却至室温。
2. 取大碗，加入藜麦、牛肉、大葱、孜然、盐和胡椒粉。做成 3/4 英寸（2cm）厚的小饼。
3. 取大号深煎锅，加入食用油中火加热。加入做好的小饼，烙 4 分钟。翻转过来，再烙 4 ~ 5 分钟，或烙至不再呈现粉红色。
4. 把小饼夹在烤好的面包片中间。饼上可涂抹推荐的配料。

每份所含营养成分	
能量	441cal
脂肪	12g
碳水化合物	49g
蛋白质	33g
维生素C	3mg
维生素D	3IU
维生素E	2mg
烟酸	9mg
叶酸	106μg
维生素B$_6$	0.6mg
维生素B$_{12}$	2.6μg
锌	7.0mg
硒	31μg

▶ 健康小贴士

无麸皮面包有多种成分。要找到那些含有糙米面或画眉草面粉，而不是含有木薯淀粉或大米淀粉的，因为含有后面两种成分的食材血糖指数很高。

鹰嘴豆杏干炖羊羔肉

虽然有些人无福消受羊肉，但羊肉对于另一些人来说的确是一种美味。这种甜辣口味的炖肉不但带给你最好的羊羔肉，而且添加了奇妙的植物营养成分。

制作6份

小贴士

买一个3磅（1.5kg）的羊腿或羊肩，烤一下，就能得到1.5磅（750g）的无骨羔羊肉。

小火慢炖：按照步骤1，将羊肉放入炖锅中。完成步骤2，再拌入番茄和肉汤，熬至沸腾。然后移入炖锅中。加盖，小火炖6小时，或大火炖3小时，直到羊肉接近软烂。加入鹰嘴豆、杏和蜂蜜。加盖，小火炖1个小时，或大火炖30分钟。

每份所含营养成分	
能量	419cal
脂肪	11g
碳水化合物	52g
蛋白质	31g
维生素C	14mg
维生素D	0IU
维生素E	2mg
烟酸	9mg
叶酸	106μg
维生素B_6	0.8mg
维生素B_{12}	3.0μg
锌	5.8mg
硒	30μg

2 汤匙	橄榄油（大约量）	30ml
$1^1/_2$ 磅	精瘦的无骨羊肉，切成 1 英寸（2.5cm）见方的块	750g
5 个	胡萝卜，去皮，切成厚片	5 个
1 个	洋葱，切碎	1 个
3 瓣	蒜瓣，切成碎末	3 瓣
1 茶匙	姜、孜然、肉桂和姜黄，各自磨成粉	5ml
1/2 茶匙	盐	2ml
1/2 茶匙	现磨黑胡椒粉	2ml
1 罐	番茄丁罐头，含果汁（14 盎司或 398ml）	1 罐
1 杯	备用的鸡汤（大约）	250ml
1 罐	鹰嘴豆罐头（19 盎司或 540ml），洗净、沥干	1 罐
1/2 杯	杏干或无花果干，切成粗粒	125ml
1/4 杯	液态蜂蜜	60ml

1. 在荷兰锅中，用中大火加热 1 汤匙（15ml）油。将羊肉放入锅中，若需要可多加一些食物油。将羊肉炒成金黄色，再盛入盘中。
2. 减至中火。加入胡萝卜、洋葱、大蒜、姜、孜然、肉桂、姜黄、盐和胡椒粉。炒 5 分钟或直至洋葱变软即可。
3. 加入番茄、肉汤和羊羔肉，再加上所有剩余的汤汁，煮至沸腾。减至中火，加盖，焖 1.5 小时，直到羊肉变软。
4. 加入鹰嘴豆、杏干和蜂蜜。必要时可再加些肉汤。加盖，焖 30 分钟，直到羊肉变得软烂。

▶ 健康小贴士

蜂蜜具有抗癌性，含有咖啡酸苯乙酯这种强效抗氧化剂。

配菜

橙味红椒西蓝花

忘掉咸味奶酪酱吧——我们这道水果和蔬菜组合，是对西蓝花的完美补充。

小贴士

虽然按照北美口味，仅仅使用西蓝花的"花"，但亚洲菜系烹饪的时候普遍还会用到西蓝花的茎。所以，可不要扔掉茎哟。用削皮刀把皮削掉，然后将心切成薄片或条状。

1 茶匙	桔皮碎末	5ml
1/3 杯	橙汁	75ml
1/2 茶匙	玉米淀粉	2ml
1 汤匙	橄榄油	15ml
4 杯	小的西蓝花和花茎，切成 1.5 英寸 ×0.5 英寸（4cm×1cm）的长条	1L
1 个	红甜椒，切成 2 英寸 ×0.5 英寸（5cm×1cm）的长条	1 个
1 瓣	蒜瓣，切碎	1 瓣
1/4 茶匙	盐	1ml
1/4 茶匙	现磨黑胡椒粉	1ml

1. 在玻璃量杯中，将橙汁和玉米淀粉搅拌均匀，备用。

2. 将油倒入一个较大的不粘煎锅中，大火加热。加入西蓝花，红椒和大蒜。加热，翻炒 2 分钟。

3. 加入橙汁混料，加盖，煮 1 ~ 2 分钟，或煮到蔬菜变熟且口感较脆。撒上桔皮，加盐和黑胡椒入味。即可上菜。

▶ 健康小贴士

西蓝花和黑胡椒看起来是双赢组合，提供了丰富的维生素A、维生素C和叶酸。

每份所含营养成分

能量	78cal
脂肪	4g
碳水化合物	10g
蛋白质	3g
维生素C	113mg
维生素D	0IU
维生素E	2mg
烟酸	1mg
叶酸	70μg
维生素B$_6$	0.2mg
维生素B$_{12}$	0.0μg
锌	0.4mg
硒	2μg

香拌四季豆胡萝卜

这道菜的热量稍高，但对于那些喜欢在日常饮食中添加一些香料的人来说，这是一种很好的方式，给四季豆和胡萝卜带来全新口感。

小贴士

　　印度料理最重要的一点，便是使用辣味十足的辣椒。新鲜的青辣椒，或者任何类似的辣椒，都可以不辱使命。现在北美容易买到的新鲜的泰国辣椒，那么按食谱要求的半量使用即已足够。若要应急，墨西哥辣椒也是不错的。

2 汤匙	植物油	30ml
1 茶匙	芥菜子	5ml
1 茶匙	孜然粒	5ml
1 汤匙	蒜末	15ml
1 汤匙	切碎的青辣椒（见左侧小贴士）	15ml
1/4 杯	烤花生碎	60ml
1/4 杯	不加糖的新鲜的或冷冻的椰肉，分好份	60ml
1/2 茶匙	姜黄粉	2ml
1/2 茶匙	卡宴辣椒	2ml
8 盎司	四季豆，切成 2 英寸（5cm）的段	250g
8 盎司	胡萝卜（2～3 个），去皮，按对角线切成 1/4 英寸（0.5cm）厚的块	250g
1 茶匙	盐适量（或按食用者口味）	5 ml

1. 将油和部分芥菜子倒入一个可密闭加盖的煎锅里，大火加热，直至一些芥菜子开始飞溅。加入剩余的芥菜子，并迅速盖紧盖子。

2. 几秒后芥菜子不再四处飞溅，揭开盖子，减至中火，加入孜然粒，翻炒 30 秒。加入大蒜、青辣椒、花生碎和 3 汤匙（45ml）的椰肉。将火调小，防止烧干，再翻炒 2 分钟。加入姜黄和卡宴辣椒，再翻炒 1 分钟（必要时加入 1.5 汤匙或 7ml 的水）。不要让香料烧焦。

3. 加入四季豆和胡萝卜，加盐拌匀，洒上一汤匙（15ml）水。加盖，中火煮 5 分钟。减至小火，翻炒。加盖，直至蔬菜变软，需 5～8 分钟。

4. 用剩余的椰肉摆盘。

每份所含营养成分	
能量	94cal
脂肪	7g
碳水化合物	7g
蛋白质	2g
维生素C	6mg
维生素D	0IU
维生素E	1mg
烟酸	1mg
叶酸	21μg
维生素B$_6$	0.1mg
维生素B$_{12}$	0.0μg
锌	0.5mg
硒	1μg

▶ 健康小贴士

　　卡宴辣椒和青辣椒都属于辣椒，它们具有改善循环、促进消化的作用。

姜黄味西蓝花四季豆

这道香味四溢的菜肴，含有许多有益健康的食材，比如大蒜和姜黄。

制作4份

小贴士

如果想让这道菜更辣一些，请在放大蒜时再加入1/2茶匙（2ml）切碎的新鲜红辣椒或青辣椒。

2 汤匙	植物油	30ml
3 瓣	蒜瓣，剁成末	3 瓣
3 杯	小西蓝花	750ml
2 汤匙	切碎的新鲜香菜叶	30ml
1 汤匙	鱼酱	15ml
1 茶匙	砂糖	5ml
1/2 茶匙	姜黄粉	2ml
1/4 杯	水	60ml
1 杯	四季豆片（1 英寸或 2.5cm 的片状）	250ml
4 根	大葱，切片	4 根

1. 取炒锅或大号煎锅，中大火加热，放食用油。加入大蒜，翻炒 15 秒。然后加入西蓝花翻炒 1 分钟。
2. 加入香菜、鱼酱、砂糖、姜黄和水。盖上盖子煮 3 分钟，加入四季豆。加盖，焖 2 ~ 3 分钟，或煮至蔬菜变软。拌入葱末，再焖 1 分钟。

▶ 健康小贴士

姜黄具有很强的抗氧化效果，其含有的一种化合物是姜黄素，其防癌作用正在研究之中。

每份所含营养成分	
能量	101cal
脂肪	7g
碳水化合物	8g
蛋白质	3g
维生素C	44mg
维生素D	0IU
维生素E	1mg
烟酸	1mg
叶酸	60μg
维生素B$_6$	0.2mg
维生素B$_{12}$	0.0μg
锌	0.4mg
硒	1μg

素炒甘蓝

这道简单易学的菜肴，具有某些亚洲菜系和中东菜系的常见基调，使最具营养的绿色素菜充满活力。

小贴士

芝麻酱常用于中东菜系，是用于鹰嘴豆泥这道菜的一种食材。这道菜用磨碎的芝麻做成，为菜肴增添一抹坚果的风味。

如果你的家人不喜欢辣椒酱，那就不要加了。

1 汤匙	植物油	15ml
1 茶匙	芝麻油	5ml
4 杯	甘蓝菜切成丝（预先去掉中心坚硬的部分）	1L
2 根	青蒜（仅使用白色和浅绿色部分），切成丝	2 根
1 汤匙	芝麻酱	15ml
2 茶匙	辣椒酱	10ml
2 茶匙	酱油	10ml
	现磨白胡椒或黑胡椒粉	

1. 取炒锅或大号煎锅，大火加热植物油和芝麻油。加入甘蓝丝和青蒜，翻炒 3 ~ 5 分钟，或至变软。
2. 将芝麻酱、辣椒酱和酱油混合，倒在蔬菜上面。加入胡椒入味。趁热享用。

▶ 健康小贴士

芝麻油和芝麻酱能够提供大量芝麻酚，这是一种抗氧化剂。

这道菜由营养学家格里·卡斯滕提供。

每份所含营养成分	
能量	126cal
脂肪	7g
碳水化合物	14g
蛋白质	4g
维生素C	88mg
维生素D	0IU
维生素E	1mg
烟酸	1mg
叶酸	52μg
维生素B_6	0.3mg
维生素B_{12}	0.0μg
锌	0.5mg
硒	2μg

新奥尔良炖洋葱

这道菜虽然比较费时，但是慢火烹饪与其他工作可是并行不悖的，所以还是很值得期待的。

小贴士

　　洋葱的天然糖分含量很高，慢炖的过程就会催生出来，就像这个食谱中的橙汁一样，只要愿意挤，总还是有的。如果你将这个食谱减半，用1.5～3.5夸脱的炖锅，请确保烹饪时锅里可以放得下整颗洋葱。

- 容量至少为 5 夸脱的炖锅

2～3个	洋葱	2～3个
6～9粒	整粒丁香	6～9粒
1/2 茶匙	盐	2ml
1/2 茶匙	黑胡椒碎	2ml
少量	干百里香	少量
	橙皮碎和橙汁（出自 1 个橙子）	
1/2 杯	速溶蔬菜汤	125ml
	切碎的新鲜欧芹（可选）	
	辣椒酱（可选）	

1. 将丁香和洋葱置入慢炖砂锅内，撒上盐、胡椒、百里香和橙子皮。将橙汁和蔬菜汤倒在洋葱上面，加盖，小火煮 8 个小时或大火煮 4 个小时，直到洋葱变软。
2. 用漏勺将洋葱移入盘中，并放在 250°F（120℃）的烤箱中保温。将汤汁倒入炖锅中，并用中火加热，熬至体积缩小一半。
3. 上桌之前，将整个洋葱切成 4 瓣。放入一个深盘中，淋上酱汁。如需要，撒上欧芹，并加入辣椒酱。

每份所含营养成分	
能量	13cal
脂肪	0g
碳水化合物	3g
蛋白质	0g
维生素C	2mg
维生素D	0IU
维生素E	0mg
烟酸	0mg
叶酸	6μg
维生素B$_6$	0.0mg
维生素B$_{12}$	0.0μg
锌	0.1mg
硒	0μg

▶ 健康小贴士

　　洋葱中的有益成分往往位于表层，所以当去除纸样表层时，请尽可能珍惜一下那些宝贵的可食用部分吧。

烤甜椒

弥漫于辣椒上的蒜香，会让你的客人回味无穷。

制作3 ~ 4份

小贴士

常备这些用途广泛的辣椒是不错的选择，因为它们可以在很多食谱中使用。使用颜色各异、种类繁多的辣椒，黄的、红的、橙的、绿的，每一种变化都为意大利面和沙拉带来了非凡的活力。

在辣椒冷却后，如果一些辣椒皮粘在辣椒肉上，用你的手指把它剥掉即可。

用香醋腌制辣椒可以延长辣椒的保质期。

- 预热烤箱至 350 ℉（180℃）
- 13 英寸 ×9 英寸（33cm×23cm）的烤盘，抹油

3 个	甜椒，去子去筋，切成4 瓣	3 个
2 汤匙	蒜油	30ml
1 汤匙	大蒜粉	15ml
	盐和现磨黑胡椒粉	

1. 把甜椒放在提前准备好的烤盘里。在每片甜椒的两面都刷上蒜油，撒上大蒜粉、盐和胡椒粉，入味。在预热好的烤箱里烤 45 ~ 50 分钟，或烤至很软很皱。
2. 请将烤好的甜椒移到另一个碗里，盖上盘子，冷却到室温，甜椒皮会自然地剥离下来（见左侧小贴士）。储存在密闭容器中，冷藏4 天。

菜谱变变看

香醋腌辣椒：把去皮的烤甜椒切成4 瓣，加入1/2 杯（125ml）的香醋，将表面沾满香醋。加盖，冷藏8 小时，最多1 周。

大蒜腌辣椒：取去皮烤甜椒和切成薄的2 瓣大蒜，再加1/4 杯特级初榨橄榄油。腌制数小时或过夜，然后弃掉大蒜。加入海盐和新鲜的黑胡椒粉入味，即可上桌。

每份所含营养成分

能量	97cal
脂肪	7g
碳水化合物	7g
蛋白质	1g
维生素C	11mg
维生素D	0IU
维生素E	3mg
烟酸	1mg
叶酸	42μg
维生素B$_6$	0.3mg
维生素B$_{12}$	0.0μg
锌	0.3mg
硒	1μg

▶ **健康小贴士**

葱属植物，比如说大蒜，对心脑血管健康好处多多。

奶酪焗西葫芦

这道菜带你享受下厨的乐趣；但没准，这就是你梦寐以求的味道！

小贴士

为了方便起见，请在利乐品牌中寻找一款速溶蔬菜汤。打开后可以储存在冰箱里长达1周。

- **请预热烤箱至** 350 ℉（180℃）

3/4 杯	即取即用的低盐蔬菜汤	175ml
2 个	小西葫芦，纵切成两半	2 个
2 根	大葱，切碎	2 根
2 瓣	蒜瓣，切成末	2 瓣
1 个	西红柿，切丁	1 个
1/2 茶匙	干罗勒	2ml
1/2 茶匙	干百里香	2ml
1/4 茶匙	辣椒酱	1ml
3/4 杯	切达干酪切丝	175ml

1. 取大号煎锅，用中大火将肉汤煮沸。减至中火，加入切成两半的西葫芦，皮面朝上。煮 2 ~ 3 分钟或至变软。将西葫芦取出，冷却。将多余的汤汁倒掉。

2. 用勺子舀出西葫芦肉，只留一层外壳，将西葫芦肉切碎。取一个大碗，将西葫芦肉碎与大葱、蒜、番茄、罗勒、百里香和辣椒酱混合在一起。在西葫芦的外壳中填满混料，表面涂好奶酪。将填满混料的西葫芦放在烤盘上。

3. 在预热好的烤箱中烤 10 分钟，或至奶酪熔化。

每份所含营养成分	
能量	107cal
脂肪	7g
碳水化合物	5g
蛋白质	6g
维生素C	16mg
维生素D	5IU
维生素E	0mg
烟酸	1mg
叶酸	25μg
维生素B$_6$	0.2mg
维生素B$_{12}$	0.2μg
锌	0.9mg
硒	3μg

▶ 健康小贴士

西葫芦富含纤维，还有镁和钾。

本菜谱由劳瑞·伊文斯友情提供。

意大利南瓜炒蘑菇

意大利南瓜以其面条般质地闻名遐迩。它的烹饪方法和各种南瓜一样，与意大利面酱汁的搭配也不成问题。

小贴士

意大利南瓜的长相很好识别，就是长圆的形状和淡黄色的外观。它的烘烤和微波处理都轻而易举。为了保持丝束完好无损，一定要将面瓜纵向切成两半。

用这道菜加上糙米做成盖饭，然后享受清淡一餐吧。

每份所含营养成分	
能量	181cal
脂肪	7g
碳水化合物	27g
蛋白质	7g
维生素C	14mg
维生素D	24IU
维生素E	1mg
烟酸	5mg
叶酸	64μg
维生素B$_6$	0.4mg
维生素B$_{12}$	0.3μg
锌	1.1mg
硒	4μg

• 预热烤箱至 350 ℉（180℃）

1 个	意大利南瓜（约 3.5 磅或 1.5kg）	1 个
2 汤匙	黄油或人造黄油	30ml
2 杯	蘑菇，切成片	500ml
1 根	大葱，切碎	1 根
1 根	小茎欧芹，切碎	1 根
2 杯	西红柿，切碎（大约 4 小块）	500ml
2 汤匙	普通面粉（中筋面粉）	30ml
1 杯	牛奶	250ml
1/2 杯	切达干酪切丝	125ml
1 茶匙	干牛至	5ml
1/2 茶匙	大蒜粉	2ml
1/2 茶匙	盐	2ml
1/4 茶匙	现磨黑胡椒粉	1ml
	磨碎的帕玛森乳酪	

1. 把南瓜纵切成两半。切缘朝下放在烤盘上，置入预热好的烤箱内烤 25 ~ 30 分钟。或用水煮，同样要将切缘朝下放置，加盖，在 2 英寸（5cm）深的水里煮 20 分钟。

2. 取煎锅，中大火加热，在锅中加入黄油熔化，放入蘑菇、大葱、欧芹和西红柿，炒 5 分钟，或至变软。拌入面粉，均匀地倒入牛奶。不断搅拌翻炒，直至浓稠。拌入切达干酪和调味料，搅拌至奶酪熔化。

3. 把酱汁淋在南瓜上，撒上适当的帕玛森乳酪，即可上桌。

▶ 健康小贴士

除了具有营养价值外，南瓜是一种有益健康且易耐受的膳食纤维的绝好来源。

这道菜由马丁·安布罗斯－蔡斯友情提供。

极品白米饭

虽是信手拈来的简约之品，却因咖喱与香料的加盟成为上乘之作。

制作8份

小贴士

真正的印度香米来自喜马拉雅山脉的山麓。在一些超市的散装箱中有大米可供你选择，上面写着"印度香米"，但它通常来自加州，而且不适用于这个食谱。一定要选用印度或巴基斯坦的印度香米才行。

米饭应该盛放在盘子里，而不是碗里。因为新鲜的米饭的重量会使底部的米饭变成糊状。

每份所含营养成分

能量	156cal
脂肪	3g
碳水化合物	31g
蛋白质	3g
维生素C	0mg
维生素D	0IU
维生素E	0mg
烟酸	2mg
叶酸	119μg
维生素B$_6$	0.2mg
维生素B$_{12}$	0.0μg
锌	0.5mg
硒	9μg

- 带有密封锅盖的大号煎锅

2 杯	印度香米（见左侧小贴士）	500ml
1 汤匙	食用油	15ml
2 茶匙	盐	10ml

1. 将大米放入盛有大量冷水的碗中，手指用力搅拌。将淘米水倒掉。重复这个步骤 4 ~ 5 次，直到水变得澄清为止。用 4 ~ 5 英寸（7.5 ~ 10cm）深的冷水浸泡至少 15 分钟，最多 2 小时。
2. 取大号炖锅，中高火将油加热。将大米沥干，放入炖锅中。将大米搅匀，加入 3.5 杯（875ml）冷水和盐。
3. 将密封的盖子盖上，用大火煮沸。减至最低火，继续煮。盖上盖子，中途不要揭开盖子查看，持续煮 25 分钟。
4. 关火，略敞开盖子，让蒸汽溢出，放置 5 分钟。用叉子轻轻抖松，小心地用勺子舀到盘子里，上桌。

▶ 健康小贴士

大米通常被认为是一种低致敏性的食物，许多人对小麦、奶制品、大豆和其他食物过敏，但一般不会对大米产生不良反应。

番茄蛋皮包家常炒饭

如今煎锅很受欢迎。这道菜提供了一种极好的天然调味料，你自行控制咸淡就行。

制作6份

- 将烤箱预热至 350 ℉（180℃）

3 杯	熟红米或糙米饭，或糙米和野生米的混合米饭（见左侧小贴士）	750ml
1 汤匙	橄榄油	15ml
8 盎司	热或温的意大利香肠，去掉肠衣	250g
1 个	洋葱，切碎	1 个
4 根	芹菜茎，切丁	4 根
2 个	青甜椒，切成碎末	2 个
4 瓣	蒜瓣，切碎	4 瓣
1 汤匙	辣椒粉	15ml
2 茶匙	香菜子	10ml
1 茶匙	干牛至	5ml
1/2 茶匙	盐（或按食用者口味）	2ml
	现磨黑胡椒粉	
1¹/₂ 杯	低钠番茄酱	375ml
2 个	大个鸡蛋，打散	2 个
8 盎司	马苏里拉奶酪切片（可选）	250g

1. 在铸铁或其他耐高温的煎锅中，放油，用中火加热 30 秒。加入香肠、洋葱、芹菜和甜椒，用勺子翻炒，并拨散香肠，至蔬菜变软，香肠不再呈现粉色，约需 7 分钟。加入大蒜、辣椒粉、香菜子、牛至、盐和黑胡椒粉入味，翻炒 1 分钟。加入煮熟的米饭，继续翻炒，直到变热。熄火。

2. 取 1 个碗，放入鸡蛋和番茄酱，混合。均匀地摊在平底锅中的米饭上面。将切片的马苏里拉奶酪（如果选用）均匀地铺在上面。将锅放入预热好的烤箱之中，烤至表面变硬，奶酪熔化（如果选用），大约需要 15 分钟。

▶ 健康小贴士

香菜是一种天然的助消化剂。

每份所含营养成分	
能量	253cal
脂肪	8g
碳水化合物	33g
蛋白质	13g
维生素C	39mg
维生素D	14IU
维生素E	2mg
烟酸	3mg
叶酸	42μg
维生素B$_6$	0.5mg
维生素B$_{12}$	0.5μg
锌	1.8mg
硒	10μg

咖喱炒饭

　　大多数炒饭会加少许调料，但是这个食谱加了咖喱酱和胡椒。这本身就能作为烤鱼或肉类的绝佳搭配，但为了菜肴更加丰盛你也可以加入鸡蛋和鸡肉。

<table>
<tr><td colspan="4">制作4份</td></tr>
<tr><td>2 汤匙</td><td>植物油</td><td>30ml</td></tr>
<tr><td>1 个</td><td>洋葱，切碎</td><td>1 个</td></tr>
<tr><td>4 瓣</td><td>蒜瓣，切碎</td><td>4 瓣</td></tr>
<tr><td>1 汤匙</td><td>生姜末</td><td>15ml</td></tr>
<tr><td>1 1/2 杯</td><td>蘑菇，切成薄片</td><td>375ml</td></tr>
<tr><td>2 茶匙</td><td>红咖喱酱</td><td>10ml</td></tr>
<tr><td>1 茶匙</td><td>砂糖</td><td>5ml</td></tr>
<tr><td>1/4 茶匙</td><td>姜黄粉</td><td>1ml</td></tr>
<tr><td>1/4 茶匙</td><td>现磨黑胡椒粉</td><td>1ml</td></tr>
<tr><td>1/2 杯</td><td>四季豆，切成碎末</td><td>125ml</td></tr>
<tr><td>4 杯</td><td>熟米饭</td><td>1L</td></tr>
<tr><td>2 汤匙</td><td>鱼酱</td><td>30ml</td></tr>
<tr><td>2 汤匙</td><td>切碎的新鲜香菜叶</td><td>30ml</td></tr>
<tr><td>2 根</td><td>大葱，切碎</td><td>2 根</td></tr>
</table>

1. 取炖锅或大号煎锅，中大火加热，放油。加入洋葱、大蒜和生姜，翻炒 1 分钟或直至变软、香味四溢。

2. 加入蘑菇，翻炒 2 分钟。加入咖喱酱、糖、姜黄和黑胡椒，炒 30 秒。

3. 加入四季豆和米饭，翻炒 3 ~ 4 分钟，至透熟。加入鱼酱、香菜和大葱，翻炒均匀。

▶ 健康小贴士

　　米饭的优点在于它广受人们喜爱，没听说有谁跟米饭闹情绪或对它过敏的。

每份所含营养成分	
能量	339cal
脂肪	8g
碳水化合物	61g
蛋白质	7g
维生素C	6mg
维生素D	2IU
维生素E	1mg
烟酸	5mg
叶酸	128μg
维生素B$_6$	0.3mg
维生素B$_{12}$	0.1μg
锌	1.1mg
硒	18μg

甜点和饮料

极品巧克力蛋糕

这是一份可以见证爱情的巧克力蛋糕。

小贴士

将上釉的蛋糕放在蛋糕柜里或塑料包装袋中，于室温下保存。用锡纸或保鲜膜将其松散包好，最长可存放3天。用保鲜膜将冷却的未上釉的蛋糕包好，之后用锡纸包裹，使其完全封闭，冻存，最长可保存6个月。让蛋糕在室温下解冻4～6个小时，上釉，然后上桌。

每份所含营养成分	
能量	426cal
脂肪	22g
碳水化合物	58g
蛋白质	6g
维生素C	0mg
维生素D	22IU
维生素E	1mg
烟酸	1mg
叶酸	39μg
维生素B$_6$	0.1mg
维生素B$_{12}$	0.2μg
锌	1.1mg
硒	7μg

- 10 英寸（25cm）的平底烤盘，撒上不粘的面粉

1 杯	半甜巧克力豆	250ml
3/4 杯	无糖可可粉（非荷兰制）	175ml
1 茶匙	速溶浓缩粉	5ml
3/4 杯	沸水	175ml
2 杯	袋装淡红糖	500ml
1 茶匙	小苏打	5ml
1 茶匙	盐	5ml
5 个	大个鸡蛋，室温下储藏	5 个
1 杯	酸奶油（见第 333 页小贴士）	250ml
3/4 杯	无盐黄油，软化型	175ml
1 汤匙	香草精	15ml
1^3/$_4$ 杯	通用面粉（中筋面粉）	425ml
	巧克力酱釉（见第 349 页食谱）	

1. 取一个大碗，将巧克力豆、可可粉和速溶浓缩粉混匀。加入沸水搅拌至巧克力熔化，混匀。冷却 20 分钟。

2. 与此同时，预热烤箱至 350°F（180°C）

3. 在可可粉混料中，加入红糖、小苏打、盐、鸡蛋、酸奶油、黄油和香草精混料。用电动搅拌机高速搅拌 2 分钟，直到混料变蓬松。加入面粉，中速搅拌 1 分钟。用刮刀刮净碗边和底部，高速搅打 1 分钟。

4. 将面糊均匀地铺在准备好的平底烤盘中。

5. 在预热好的烤箱中，烘烤大约 60 分钟，或者烤至中间插入一根生的意大利面，可以粘出一些潮湿的面包屑为止。在铁丝架上冷却 10 分钟，然后把蛋糕倒在架子上直至完全冷却。用勺子在冷却的蛋糕上涂上釉料，使它顺着蛋糕的边缘滴落下来。

小贴士

请使用全脂（而非低脂）酸奶油。低脂酸奶油会改变蛋糕的口感和质地。

制作一杯
(250 ml)

每1 汤匙 (15 ml)所含营养成分

能量	80cal
脂肪	6g
碳水化合物	9g
蛋白质	1g
维生素C	0mg
维生素D	1IU
维生素E	0mg
烟酸	0mg
叶酸	2μg
维生素B_6	0.0mg
维生素B_{12}	0.0μg
锌	0.2mg
硒	1μg

菜谱变变看

墨西哥巧克力蛋糕：加入1.5茶匙（7ml）肉桂粉、¼茶匙（1ml）卡宴辣椒粉和红糖。省略釉料，在已冷却的蛋糕上撒上2汤匙（30ml）糖霜（糖粉）。

▶ **健康小贴士**

非荷兰制式加工的不加甜味剂的巧克力和可可豆，其黄酮醇含量会更高，而黄酮醇正是这种食物有益健康的关键因素。

巧克力酱、蛋糕釉料

1/3 杯	稠奶油或稀奶油（35％）	75ml
1 汤匙	（白色或金色）淡味玉米糖浆	15ml
1¼ 杯	半甜巧克力豆	300ml
1/2 茶匙	香草精	2ml

1. 取小炖锅，加入奶油和玉米糖浆，中火慢炖。

2. 将巧克力豆放在一个耐热的大碗中，倒入热奶油混料。放置3分钟，或直到巧克力全部熔化。加入香草精，打匀。冷却10分钟，直到稍变浓稠为止。

稀摩卡糖霜肉桂蛋糕

这是一款美味的肉桂蛋糕，加上一层摩卡糖霜，更加活力四射了。

小贴士

如果使用立式搅拌机，请将高速搅拌时间缩短1分钟。

把奶油蛋糕在蛋糕盒里保存，或用箔纸或蜡纸松散包好，然后放在冰箱里，最长保存3天。

用保鲜膜将冷却后的单个蛋糕坯子包起来，然后用箔纸包好，将蛋糕完全封闭，冷冻保存，最长可达6个月。让蛋糕在室温下解冻2～3个小时，再涂上奶油，然后上桌。

每份所含营养成分	
能量	447cal
脂肪	26g
碳水化合物	49g
蛋白质	5g
维生素C	0mg
维生素D	34IU
维生素E	1mg
烟酸	1mg
叶酸	38μg
维生素B_6	0.0mg
维生素B_{12}	0.3μg
锌	0.5mg
硒	5μg

- 将烤箱预热至 350 ℉（180℃）
- 2 个 9 英寸（23cm）的圆形金属烤盘，撒上烘烤用不粘面粉

2 杯	普通面粉（中筋面粉）	500ml
2 杯	砂糖	500ml
2 茶匙	肉桂粉	10ml
1 茶匙	小苏打	5ml
1 茶匙	发酵粉	5ml
1/2 茶匙	盐	2ml
4 个	大个鸡蛋，室温下储藏	4 个
1 杯	无盐黄油，软化型	250ml
1 杯	酸奶油	250ml
2 茶匙	香草精	10ml
1/2 杯	牛奶	125ml

稀摩卡糖霜（见第 335 页食谱）

1. 取大碗，将面粉、糖、肉桂粉、小苏打、发酵粉和盐搅拌在一起。
2. 在面粉混料中加入鸡蛋、黄油、酸奶油和香草精。使用搅拌机中低速搅拌 1 分钟，直至完全混合。用刮刀刮净碗边和底部。高速搅拌 2 分钟。加入牛奶，低速搅拌 15 ～ 30 秒，直至混匀。
3. 把面糊均匀地铺在事先准备好的烤盘里，平均分好份。
4. 在预热好的烤箱中烘烤 27 ～ 32 分钟，或者烘烤至牙签插入中间，可以粘出一些潮湿的蛋糕屑。在铁丝架上冷却 10 分钟。用刀在烤盘边缘划上一圈，然后将蛋糕翻转过来放在架子上彻底冷却。
5. 将一层蛋糕平面朝上，放在蛋糕盘或浅盘中。将 3/4 杯（175ml）的糖霜均匀地撒在表面。放置第二层蛋糕，平面朝下。将剩余的糖霜撒在蛋糕的顶部和边缘。在上桌前，请至少冷藏 1 个小时。

小贴士

　　请选用天然可可粉，其巧克力风味浓郁且纯正。

每1 汤匙 (15 ml)所含营养成分	
能量	138cal
脂肪	11g
碳水化合物	10g
蛋白质	1g
维生素C	0mg
维生素D	9IU
维生素E	0mg
烟酸	0mg
叶酸	1μg
维生素B$_6$	0.0mg
维生素B$_{12}$	0.1μg
锌	0.1mg
硒	0μg

稀摩卡糖霜

1 杯	糖粉	250ml
1/2 杯	无糖可可粉（非荷兰制）	125ml
1/8 茶匙	盐	0.5ml
1/4 杯	牛奶	60ml
2 茶匙	速溶咖啡粉	10ml
2 茶匙	香草精	10ml
2 杯	稠奶油或稀奶油（35%）	500ml

1. 取大碗，将糖粉、可可粉、盐、牛奶、速溶咖啡粉和香草精搅拌均匀。加盖，冷藏 1 小时。
2. 在冷藏好的可可混料中加入奶油。用电动搅拌器，中高速搅拌，中途可停下来，刮净碗边，直至成型。立即食用。

▶ 健康小贴士

　　肉桂经证实具有调节血糖的作用——当你把它加入本食谱介绍的甜点中时，是非常有益的。

巧克力辣椒纸杯蛋糕

在这里，巧克力和辣椒碰撞出绝妙火花。如果你在寻找一款活力四射的纸杯蛋糕，一定非它莫属了！

**制作12份
纸杯蛋糕**

小贴士

制作当天食用，口味最佳。

- 将烤箱预热至 350℉（180℃）
- 12 份玛芬托盘，内衬纸衬垫

1¼ 杯	普通面粉（中筋面粉）	300ml
1/2 杯	无糖可可粉，过筛	125ml
1 汤匙	安祖辣椒面（或 1 茶匙或 5ml 的干红辣椒面）	15ml
2 茶匙	极细速溶咖啡或法式烤咖啡	10ml
3/4 茶匙	发酵粉	3ml
1/4 茶匙	盐	1ml
1 杯	砂糖	250ml
1/3 杯	植物油	75ml
1 个	大个鸡蛋	1 个
1 茶匙	香草精	5ml
3/4 杯	白脱牛奶	175ml
1 汤匙	速溶咖啡豆	15ml
1/2 杯	半甜巧克力豆	125ml
	巧克力软糖霜（见下页）	

1. 取小碗，放入面粉、可可粉、辣椒粉、咖啡粉、发酵粉和盐，混匀。
2. 取大碗，放入糖、植物油、鸡蛋和香草精，搅匀。在另一个碗里，将白脱牛奶和速溶咖啡搅匀。
3. 依次拌入面粉混料和牛乳混料至食用油混料中，搅拌至顺滑。加入巧克力，混匀。
4. 将面糊舀进准备好的纸杯中。烘烤 22 ~ 27 分钟，或者直到蛋糕顶部轻轻一碰就会弹回来为止。将平底锅在架子上冷却 10 分钟。将蛋糕从锅中取出，放在架子上静置至完全冷却。将糖霜撒在冷却后的纸杯蛋糕顶部。

每杯蛋糕所含营养成分	
能量	397cal
脂肪	18g
碳水化合物	55g
蛋白质	5g
维生素C	0mg
维生素D	9IU
维生素E	1mg
烟酸	1mg
叶酸	29μg
维生素B$_6$	0.1mg
维生素B$_{12}$	0.1μg
锌	0.3mg
硒	2μg

小贴士

剩余的糖霜可以放入密闭容器中，在冰箱里保存几天。让它变软，搅拌至顺滑后再摊开。

菜谱变变看

如果你想要糖霜不那么甜，可以减少1/2杯（125ml）糖粉。

要想和素食者分享这种糖霜，可以用人造黄油替代黄油，用巧克力酒或朗姆酒替代巧克力奶油利口酒。

每1 汤匙 (15 ml)所含营养成分	
能量	75cal
脂肪	4g
碳水化合物	9g
蛋白质	1g
维生素C	0mg
维生素D	3IU
维生素E	0mg
烟酸	0mg
叶酸	0μg
维生素B$_6$	0.0mg
维生素B$_{12}$	0.0μg
锌	0.0mg
硒	0μg

巧克力糖霜

- 料理机

1½ 杯	糖粉	375ml
3/4 茶匙	无糖可可粉，过筛	3ml
1/2 杯	无盐黄油，室温储藏	125ml
2 汤匙	巧克力奶油利口酒	30ml
1 汤匙	浓滴滤咖啡或牛奶	15ml
少量	盐	少量

1. 用料理机加工糖粉、可可粉、黄油、巧克力利口酒、咖啡和盐，直至顺滑。必要时刮净两侧。
2. 在冷却的杯子蛋糕上，撒上糖霜。

▶ **健康小贴士**

巧克力中的养生化合物可以阻断那些导致动脉粥样硬化的化学过程。动脉粥样硬化是一种使动脉老化的退行性变。

意大利乳清干酪柠檬乳焗蛋泡加蓝莓

奶油般顺滑的柠檬乳和甜美蓝莓，如此可爱地藏在清脆爽口的焗蛋泡里。

· 制作8份

小贴士

与冷藏鸡蛋相比，储存于室温下的鸡蛋蛋清更容易打发蛋泡。

- **烤箱预热至400℃（200℉）**
- **烤盘2个，衬以羊皮纸**
- **双层蒸锅**

焗蛋泡的制作

2 个	大个鸡蛋蛋清，室温下	2 个
1/4 茶匙	塔塔粉	1ml
少量	盐	少量
1/2 杯	砂糖	125ml
1/2 茶匙	柠檬香精	2ml

意大利乳清干酪柠檬乳

4 个	大个鸡蛋蛋黄	4 个
1/3 杯	砂糖	75ml
2 汤匙	柠檬皮碎屑	30ml
1/3 杯	鲜榨柠檬汁	75ml
2 汤匙	无加氢处理的人造黄油	30ml
1 杯	淡味意大利乳清干酪	250ml
2 杯	蓝莓	500ml
8 片	新鲜薄荷	8 片

每份所含营养成分

能量	207cal
脂肪	8g
碳水化合物	29g
蛋白质	6g
维生素C	10mg
维生素D	35IU
维生素E	1mg
烟酸	0mg
叶酸	21μg
维生素B$_6$	0.1mg
维生素B$_{12}$	0.3μg
锌	0.7mg
硒	12μg

1. 焗蛋泡：在羊皮纸上用钢笔或铅笔画4个直径3英寸（7.5cm）的圆圈标记线。把羊皮纸翻过来，所以标记线就位于下方了。把烤盘放在一边备用。

2. 取大碗，使用电动搅拌器，用高速挡，将蛋清、塔塔粉和盐打匀，直至能拉出小尖。反复加糖，每次2汤匙（30ml），每次加入之后打30秒至1分钟，使糖与蛋清完全结合，期间不时用刮刀刮净碗边。搅打至出现硬而光洁的小尖。拌入柠檬香精。

3. 将焗蛋泡平均摊在烤盘上画好的4个圆圈内，铺满整个圆圈。用勺背在每个圆圈中央做一个压痕（为使填充物稳固），然后将焗蛋泡从圆圈中央向外围摊开，形成4个小峰（像王冠的尖）。

可提前3天做好焗蛋泡。放在密封容器内，室温下保存，备用。

4. 将烤盘置入预热好的烤箱内，立即将箱温降至 250 ℉（120℃），烤制 30 分钟。关掉烤箱，将焗蛋泡留在炉内 3 ~ 4 小时，或过夜，使其完全干燥。

5. 凝乳：在双层蒸锅加好慢煮用水，蛋黄加糖搅打 1 分钟。拌入柠檬皮和柠檬汁。蒸，不时搅打，共蒸 3 ~ 4 分钟，或蒸至混料稠厚，能覆盖于勺背上。关火，拌入人造黄油，每次 1 汤匙（15ml），每次彻底混好，然后再加下一次。静置冷却 10 分钟。

6. 将意大利乳清干酪加入凝乳混料内。移入碗内，用保鲜膜封好，冰箱内保存至少 4 小时，直至冷透，或保存至 24 小时。

7. 每份盘中放置一个焗蛋泡。围绕焗蛋泡均匀摊好凝乳，每个焗蛋泡上放几颗蓝莓和一片薄荷。

▶ 健康小贴士

蓝莓富含原花色素，这种色素具有强效抗氧化性质，有利于保护视网膜（眼底）健康。

本菜谱由营养学家玛丽·苏·威丝曼友情提供。

黑巧克力慕斯

慕斯听起来是一个复杂的食谱，好像只有经验丰富的法国糕点师才能掌握似的，但事实上在你家的后厨这样美妙绝伦的慕斯也可信手拈来。

制作8份

小贴士

糖粉在液体中可以很快溶解，它有时被贴上"速溶水果糖粉"的标签。如果找不到的话，你可以在食品料理机中加工砂糖，将其磨细。

用新鲜的树莓和薄荷来点缀慕斯。

更多版本

用1汤匙（15ml）的橙味利口酒来代替香草精。

8 盎司	苦甜巧克力，切碎	250g
2½ 杯	稠厚奶油或 35% 稀奶油，分好份	625ml
3 汤匙	细糖粉（见左侧小贴士）	45ml
2 茶匙	香草精	10ml

1. 在一个微波炉专用碗里，将巧克力和 1/2 杯（125ml）的奶油混合在一起。微波炉高火加热 60 秒，或加热至奶油变热，巧克力变软，几乎熔化。请一直搅拌，直到完全熔化，变得顺滑。静置稍冷却。
2. 在一个中等大小的碗中，用电动搅拌器将剩余的奶油、糖和香草精搅拌至发泡。用橡胶刮刀将熔化的巧克力混合物倒入搅打过的奶油混合物中。
3. 将奶油冻倒入小杯子里。冻上数小时后即可食用。

▶ 健康小贴士

巧克力中的脂肪只要没有和其他成分混合，比如焦糖或氢化脂肪，就对心脏有益，或至少对心脏无影响。

每份所含营养成分	
能量	422cal
脂肪	43g
碳水化合物	15g
蛋白质	5g
维生素C	0mg
维生素D	20IU
维生素E	1mg
烟酸	0mg
叶酸	11μg
维生素B$_6$	0.0mg
维生素B$_{12}$	0.1μg
锌	2.9mg
硒	3μg

香草枫糖酸奶酱佐夏季水果沙拉

充分利用夏天新鲜、丰富、美味的浆果。这是一份完美的早餐，也是一份爽口的甜点。

制作4份

小贴士

这种奇妙的酸奶酱搭配可以作为水果的蘸料，谷物的浇汁，或者作为可丽饼或薄饼的酱汁。它和普通的酸奶油也很配。

1 杯	蓝莓	250ml
1 杯	树莓	250ml
1 杯	切片草莓	250ml
1 杯	黑莓或萨斯卡通浆果	250ml
1/4 杯	烤碎榛子（可选）	60ml

香草枫酸奶酱

1/4 杯	低脂香草酸奶	60ml
1/4 杯	淡酸奶油	60ml
1 汤匙	纯枫糖浆	15ml
少量	肉桂粉	少量

1. 在碗中，轻轻地混合蓝莓、树莓、草莓和黑莓。
2. 调料：在另一个小碗里，将酸奶、酸奶油、枫糖浆和肉桂粉混合在一起。立即食用，或加盖冷藏3天。
3. 在每个碗中放置一杯（250ml）浆果混合物。用2汤匙（30ml）调味料和2茶匙（10ml）榛子碎（如果选用的话）。

▶ 健康小贴士

这是一种很好的方法来摄入我们每天所需的水果。

这个食谱由营养学家玛丽·苏·威斯曼友情提供。

每份所含营养成分	
能量	113cal
脂肪	3g
碳水化合物	22g
蛋白质	3g
维生素C	44mg
维生素D	8IU
维生素E	1mg
烟酸	1mg
叶酸	31μg
维生素B_6	0.1mg
维生素B_{12}	0.2μg
锌	0.7mg
硒	2μg

超级抗氧化奶昔

这种常见的奶昔富含多种抗氧化物，并且甜度很足，可以承载和平衡菠菜的味道。

制作2份

小贴士

杏仁奶有多种多样的口味，这道菜一定要选用纯杏仁奶。

- **搅拌机**

1 杯	散装嫩菠菜	250ml
1 杯	冷冻樱桃、蓝莓或黑莓	250ml
1 杯	纯杏仁奶	250ml

1. 将嫩菠菜、樱桃和杏仁奶放入搅拌机中，搅拌直至顺滑。倒入2个玻璃杯中，立即食用。

▶ **健康小贴士**

除了含有丰富的蛋白质以外，杏仁奶还富含维生素E，这是一种重要的抗氧化剂，能维持心脏和大脑的正常工作，还能让你保持健康的气色。

每份所含营养成分	
能量	69cal
脂肪	1g
碳水化合物	14g
蛋白质	1g
维生素C	5mg
维生素D	50IU
维生素E	6mg
烟酸	1mg
叶酸	29μg
维生素B_6	0.0mg
维生素B_{12}	0.0μg
锌	0.6mg
硒	0μg

闪电C果汁

这种充满动感的果汁使你两眼炯炯有神，也可以让你一整天都精神焕发。

制作1~2份

小贴士

为了保证欧芹的新鲜，请将它用几层纸巾包起来，并放在塑料袋里。储藏在冰箱里温度最高的地方——比如保存黄油的地方，或是冰箱门处。

- 榨汁机

1个	葡萄柚，切成适合榨汁机管口的大小	1个
2个	橙子	2个
6枝	欧芹嫩枝	6枝
3个	猕猴桃	3个

1. 将葡萄柚、橙子、欧芹和猕猴桃放入榨汁机中，搅打，并倒入1个大的或者2个略小的玻璃杯中。

▶ **健康小贴士**

欧芹含有大量的维生素C，是为数不多的全年都有供应的新鲜蔬菜之一。

每份所含营养成分	
能量	171cal
脂肪	1g
碳水化合物	43g
蛋白质	3g
维生素C	217mg
维生素D	0IU
维生素E	2mg
烟酸	1mg
叶酸	85μg
维生素B_6	0.2mg
维生素B_{12}	0.0μg
锌	0.4mg
硒	1μg

樱桃汁

这种以樱桃为主要原料的果汁融合了另外2种水果和有益于消化系统的茴香。

制作1份

小贴士

全熟的樱桃最好立即使用，或可在冰箱里最长保存2天。

- 榨汁机

1 杯	去核樱桃	250 ml
1/4 个	新鲜茴香的球茎	1/4 个
1 杯	葡萄	250 ml
1/2 个	酸橙	1/2 个

1. 将樱桃、茴香、葡萄和酸橙加入到榨汁机中，榨汁，倒入玻璃杯中。

▶ 健康小贴士

樱桃含有丰富的抗氧化成分，可以保护包括大脑在内的人体多个组织。

每份所含营养成分	
能量	187cal
脂肪	1g
碳水化合物	48g
蛋白质	3g
维生素C	32mg
维生素D	0IU
维生素E	0mg
烟酸	1mg
叶酸	26μg
维生素B$_6$	0.2mg
维生素B$_{12}$	0.0μg
锌	0.3mg
硒	1μg

滑溜甜菜

这是一种让你勇往无前的甜菜汁，加上大蒜一路随行，力度就更强大了。

制作2份

小贴士

将未洗过的甜菜装入塑料袋中，放进冰箱，最长可储藏10天。临榨汁前再洗净。

• 榨汁机

2个	甜菜	2个
1瓣	蒜瓣	1瓣
1个	苹果	1个
1汤匙	榆树粉	15ml

1. 将甜菜、大蒜和苹果放入榨汁机中，榨汁并加入榆树粉，搅拌。然后倒入玻璃杯中。

▶ 健康小贴士

甜菜中的胆碱有绝佳的护肝功效，而榆树粉使这种果汁的排毒效果更加显著。

每份所含营养成分	
能量	85cal
脂肪	0g
碳水化合物	21g
蛋白质	2g
维生素C	9mg
维生素D	0IU
维生素E	0mg
烟酸	0mg
叶酸	92μg
维生素B$_6$	0.1mg
维生素B$_{12}$	0.0μg
锌	0.3mg
硒	1μg

蒲公英"灌篮高手"

蒲公英叶作为沙拉原料和容易烹饪的食材而名声显赫。这道菜把蒲公英叶与其他健康食材混在一起。

制作1份

小贴士

从春天到秋天，在超市和农贸市场，你都可以买到蒲公英叶。

• 榨汁机

1/2 杯	新鲜的蒲公英叶	125ml
1/4 个	卷心菜，切成适合榨汁机管口的大小	1/4 个
2 个	苹果	2 个
1 根	1 英寸（2.5cm）新鲜蒲公英的根茎	1 根

1. 将蒲公英叶子、卷心菜、苹果和蒲公英根茎放入榨汁机搅拌，然后倒入玻璃杯中。

▶ 健康小贴士

众所周知，蒲公英的根茎有益于肝脏，而叶子则会增强肾脏的功能，因此饮用这种果汁是最佳的自然解毒方法。

每份所含营养成分	
能量	260cal
脂肪	1g
碳水化合物	66g
蛋白质	5g
维生素C	142mg
维生素D	0IU
维生素E	2mg
烟酸	1mg
叶酸	148μg
维生素B_6	0.4mg
维生素B_{12}	0.0μg
锌	0.7mg
硒	2μg